KILLERBODY

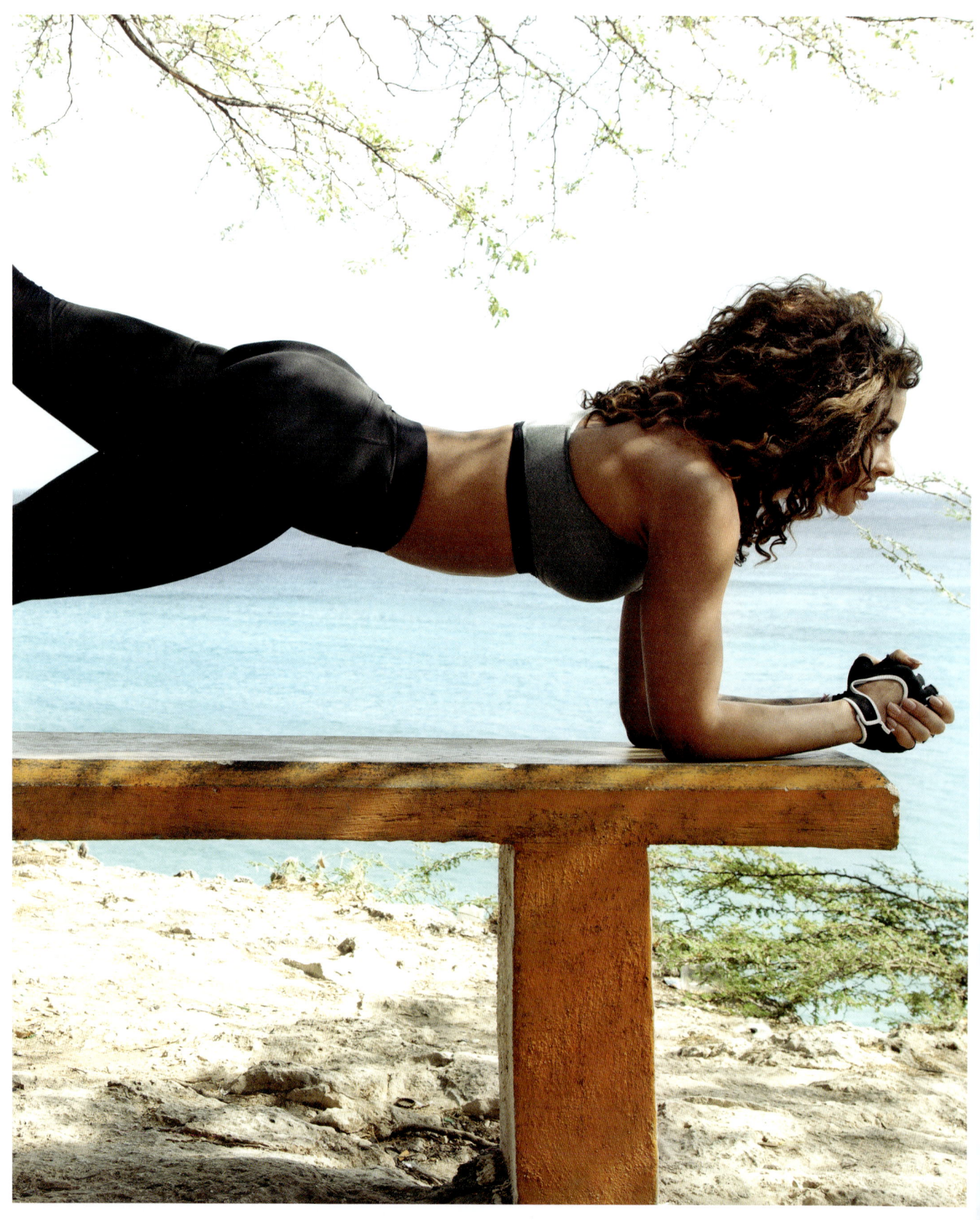

Fajah Lourens

KILLERBODY

Schlank und sexy in 12 Wochen

Aus dem Niederländischen von Ingrid Ostermann

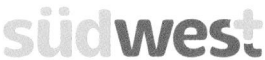

ISBN 978-3-517-09615-5

1. Auflage 2017
© der deutschen Erstausgabe 2017 by Südwest Verlag, München, in der
Verlagsgruppe Random House GmbH, Neumarkter Str. 28, 81673 München
Copyright der niederländischen Originalausgabe: © Fajah Lourens & Kosmos Uitgevers,
Utrecht/Antwerpen

Originaltitel: Killerbody Dieet
All rights reserved

Redaktionsleitung: Dr. Harald Kämmerer

Projektleitung: Stefanie Heim

Mitarbeit am Text: Anke Langelaan, Nanneke Schreurs, Daphne Groothuyse

Ernährungs- und Trainingspläne: Wesley van Staveren

Übersetzung aus dem Niederländischen: Ingrid Ostermann

Layout: Autobahn

Satz: Jürgen Kiermeier, LAYER-CAKE grafikkreativkonzeption, Glonn

Fotografien: Martika de Sanders (Cover, S. 2, 23, 59, 151), Frans Schreurs (S. 29, 153–179),
Sven ter Heide (S. 30, 180–189), Rob Woo (S. 61, 98–132)

Illustrationen: Sam Looman (S. 16)

Umschlaggestaltung der Originalausgabe: Autobahn

Umschlaggestaltung der deutschen Erstausgabe: Reinhard Soll unter Verwendung eines
Fotos von © Martika de Sanders

Druck und Bindung: DZS Grafik, Ljubljana
Printed in Slovenia

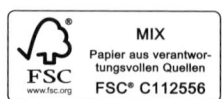

Verlagsgruppe Random House FSC® N001967

Inhalt

Motivation   6
Einführung   8

I ZIELSETZUNG   12
Checkliste   14
Welcher Körpertyp bist du?   16

II ERNÄHRUNG   22
Wie wirken Kohlehydrate?   27
Meine persönlichen Ernährungstipps   29
Cellulite   31
So bereitest du dein Essen vor   35
Wie hältst du dein Gewicht?   36
Auch gesunde Nahrungsmittel können
   deinem Ziel im Weg stehen!   40
Iss dein Fett weg! Refeed!   41
Intermittierendes Fasten   44
Gesundes Fleisch aus
   artgerechter Tierhaltung   47
BCAA und andere
   Nahrungsergänzungsmittel   49
Eiweißzufuhr bei vegetarischer
   Ernährung   52
Omega-3-Fettsäuren   53
Östrogendominanz   54
Wie kriegst du das alles hin?   56

III TRAINING   58
Training für den Po   60
Wie bekommst du einen schönen
   runden Po?   62
Bauchmuskeln   63
Wie wirst du Winkearme los?   66
Cardiotraining –
   eine gute Idee oder nicht?   68

Aufbauphase   69
Abnehmphase   73
Wie viele Proteine benötigst du
   zum Trainieren?   75
Eiweißshakes   77
Alkohol und Training   79
Training während der Schwangerschaft   81

IV ERNÄHRUNGS- & TRAININGSPLÄNE   82
Diät für den Killerbody   83
Abnehm-Diät Phase 1   86
   Phase 2   88
   Phase 3   90
Sport-Diät Phase 1   92
   Phase 2   94
   Phase 3   96
Home-Workout Phase 1 Tag 1   98
   Tag 2   102
   Tag 3   106
Home-Workout Phase 2 Tag 1   110
   Tag 2   114
   Tag 3   118
Home Workout Phase 3 Tag 1   122
   Tag 2   124
   Tag 3   128
Effektiv trainieren:
   Variation und Fokus   133
Trainieren im Fitnessstudio   135
Trainingspläne fürs Fitnessstudio   136

V REZEPTE   150
Einkaufslisten   190
Austauschliste   191

Quellen   192

6
Motivation

Wenn
du dir die Fotos von
mir in diesem Buch oder auf
den sozialen Netzwerken anschaust,
siehst du eine **Erfolgsgeschichte**. Darüber
freue ich mich und bin auch extrem stolz
darauf! Um das zu erreichen, habe ich sehr hart
und **diszipliniert** gearbeitet. Den Weg, der mich
zu diesem Resultat geführt hat, würde ich allerdings
nicht als Erfolgsgeschichte bezeichnen, im Gegenteil.
Meiner Meinung nach ist er jedoch ein ausgezeichnetes
Beispiel dafür, wie man eine negative in eine **positive
Entwicklung verändern** kann. Deshalb möchte ich
meine Geschichte mir dir teilen. Ich hoffe, dass
sie dich **motiviert** und dir **hilft**, insbesondere,
wenn du – so wie ich – eine schwierige
Ausgangposition hast. **Wenn ich es
geschafft habe, kannst du
es auch!**

Vor vier Jahren fragte mich der niederländische Zweig der Klinikclowns-Stiftung, ob ich für sie den New York Marathon laufen würde, um Spenden zu sammeln. Zu dieser Zeit machte ich gerade so gut wie keinen Sport und fand, dass ein Marathon die ideale Gelegenheit wäre, um das Ganze mal wieder in Angriff zu nehmen. Wenn ich für so eine große Sache ein Jahr lang trainieren muss, dann gebe ich danach sicher nicht auf und bleibe dauerhaft dran – so mein Gedanke.

Allerdings war ich keine Läuferin und musste bei null anfangen. Ich dachte bei mir: 42 Kilometer, das schaffe ich nie und nimmer. Zum Glück bemerkte ich schließlich, dass ich schon viel weiter lief, als ich gedacht hatte, weil meine Laufuhr versehentlich auf Meilen statt Kilometer eingestellt war. Als ich schließlich 17 Kilometer am Stück schaffte, wurde ich völlig unerwartet gefragt, ob ich bei der Reality-show „Expedition Robinson" mitmachen wollte. Ich musste dafür 33 Tage auf einer einsamen Insel leben, mit extrem wenig Essen auskommen und schwere Prüfungen bestehen. Zurück zu Hause war meine Kondition futsch. Ich hatte auf der Insel elf Kilo abgenommen und aß nun unkontrolliert alles, auf das ich Appetit hatte.

Trotzdem wartete ein anspruchsvolles Trainingsprogramm auf mich, denn es waren nur noch drei Monate bis zum Marathon in New York. Also lief ich in den folgenden Monaten jede Woche 55 Kilometer. Dadurch bekam ich wieder einen Riesenhunger. Ich dachte, dass ich wegen des harten Trainings alles essen könnte, was ich wollte, mit dem Ergebnis: ausufernde Cellulite und anwachsende Fettpolster. Ich war vermutlich der erste Mensch, der vom Marathon-Training schlapp und dick wurde.

Mit dem, was ich heute aufgrund meiner Killerbody-Diät weiß, erscheint es mir logisch, dass es mir damals so schlecht ging. Beim Laufen von Langstrecken wird das Stresshormon Cortisol ausgeschüttet und infolgedessen im Körper Fett gespeichert. Außerdem aß ich viele Sojaprodukte, welche die Produktion von Östrogen anregen, wodurch mehr Fett in den Beinen gespeichert und Cellulite gefördert wird. Da ich zudem mehr Kalorien aufnahm als verbrannte und mein Körper diese nach der Robinson-Erfahrung gut festhielt, sah ich bald alles andere als top aus. Kurz vor meiner Abreise nach New York kam eine Knieverletzung hinzu und als Krönung wurde der Marathon (2012) dann wegen eines Erdbebens abgesagt. Tja, was soll ich sagen? … Ich habe eine Menge gelernt!

Nach diesem ganzen Drama beschloss ich, das Ruder herumzureißen. Als Druckmittel für mich selbst legte ich einen Instagram-Account an: Wenn ich ein Vorher-Foto posten würde, musste ich schließlich auch ein Nachher-Foto hochladen. Und es hat funktioniert. Ich bin in Form, bin glücklich und habe keine Fressanfälle mehr.

Und obendrein kann ich andere mit meinem gesunden Lebensstil motivieren. Was könnte schöner sein?

Einführung

Yeahhh, super! Du hast den ersten Schritt auf dem Weg zu deinem Killerbody gemacht, indem du dieses Buch gekauft hast.

Das Gute an meinem Buch ist, dass du damit verschiedene Wege einschlagen kannst. Was ist dein Ziel? Abnehmen, Muskelmasse aufbauen oder dich einfach gesünder ernähren? Egal was deine persönliche Motivation ist oder welche Vorstellung du davon hast, was ein Killerbody ist, mit diesem Buch bekommst du die Informationen, die du brauchst, um dein Ziel (endlich) zu erreichen. Ich habe es vor dem Hintergrund meiner eigenen Erfahrungen geschrieben. Ich weiß inzwischen ziemlich genau, was funktioniert und was nicht. In dieser Einführung streife ich die wichtigsten grundsätzlichen Erfahrungen und Fallen, auf die ich im Laufe des Buches aber auch noch genauer eingehen werde. Ich hoffe, dass dir meine Erfahrungen helfen, deinen Killerbody Wirklichkeit werden zu lassen. Los geht's!

Ziele

Um deine Ziele zu erreichen, musst du sie erst einmal formulieren: Schreib als Erstes dein Gewicht und deine Körpermaße auf. Im weiteren Verlauf wiederholen wir das alle zwei Wochen. Außerdem machst du jeweils zwei Fotos von dir wie hier unten:

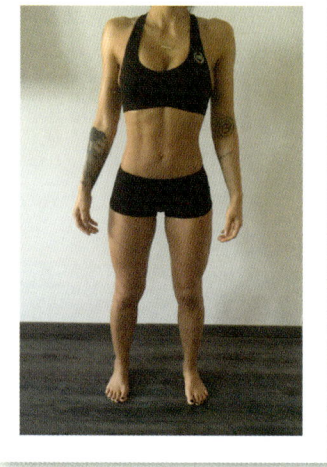

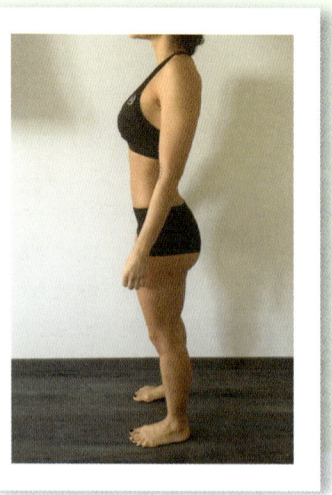

So kannst du jederzeit einschätzen, wie viel näher du deinem Ziel schon gekommen bist. Das ist ein entscheidender Teil des Gesamtprozesses! Die Fotos sollen dich nämlich motivieren, wenn du durchhängst. Der Blick in den Spiegel hilft dann nicht unbedingt weiter, da sieht man den Unterschied manchmal gar nicht mehr. Auf Fotos sind Veränderungen des Körpers viel besser zu erkennen.

Diäten

Dieses Buch enthält zwei verschiedene Diätprogramme: die Abnehm-Diät (unterteilt in drei Phasen) und die Sport-Diät. Jede der Phasen dauert einen Monat: Du machst also einen Monat lang die Phase-1-Diät, danach die Phase-2- und schließlich die Phase-3-Diät. Insgesamt also zwölf Wochen. Wenn du nach drei Monaten dein Wunschgewicht erreicht hast, sorgen wir zusammen dafür, dass du es auch hältst (siehe S. 36ff.).

Tipp: Die Phase-1-Diät ist ein gutes Beispiel dafür, wie du den Rest deines Lebens essen könntest, ohne zuzunehmen, mit einer gesunden Regelmäßigkeit, mit ausreichend Proteinen, Fetten, Gemüse und Obst sowie maßvoll Kohlehydraten. Während der Diätphase nimmst du weniger Kalorien auf, als dein Körper pro Tag braucht. Wenn du dein Wunschgewicht erreicht hast, kannst du die Kalorienmenge langsam wieder auf das normale Maß erhöhen. Weiter hinten im Buch erkläre ich, wie du deinen täglichen Kalorienbedarf ermittelst.

Wenn du nach zwölf Wochen dein Wunschgewicht noch nicht erreicht hast und dein Körperfettanteil über 24 % liegt, kannst du wieder mit Phase 1 oder 2 anfangen. Sollte dein Körperfettanteil schon unter 24 % liegen, du aber noch nicht zufrieden sein, setze Phase 3 fort.

Die Sport-Diät ist nur etwas für Menschen mit einem Körperfettanteil unter 24 % und für Menschen, die viel Sport treiben. Sie ist nicht die Anschluss-Diät an die Abnehm-Diät.

Als Ergänzung zu den Diäten habe ich für euch Listen erstellt, mit denen ihr Nahrungsmittel austauschen könnt. Wenn du etwas nicht magst (oder verträgst), kannst du als Ersatz etwas anderes von der Liste wählen. Aber aufgepasst, du darfst Fette nur mit Fetten und Proteine nur mit Proteinen ersetzen, nicht über Kreuz.

BEISPIEL

Wenn du keinen weißen Fisch magst oder verträgst, dann ersetzt du ihn durch Huhn. Eine Avocado hingegen kannst du nicht durch Huhn ersetzen, denn Avocado enthält in erster Linie Fette und Huhn vor allem Proteine.

„DAS EINZIGE, DAS DU BRAUCHST, SIND EIN SPRINGSEIL, EINEN STUHL UND EIN GYMNASTIKBAND."

Die Trainingsprogramme für zu Hause sind für drei Tage pro Woche gedacht. Du darfst jederzeit mehr trainieren, zum Beispiel einen Tag eine Einheit extra oder andere sportliche Aktivitäten einplanen.

Training

Mein Buch bietet drei verschiedene Trainingsprogramme, die du prima zu Hause ausführen kannst. Das Einzige, was du brauchst, sind ein Springseil, einen Stuhl und ein Gymnastikband. Alle Trainingsprogramme absolvierst du vier Wochen lang, nach einem Monat beginnt das nächste Programm. Wenn du lieber im Fitnesscenter trainierst, findest du ab S. 135 auch dazu passende Trainingspläne. Diese enthalten Einheiten für zwei, drei, vier oder fünf Tage. Du bestimmst selbst, welches Training du machen willst, abhängig davon, wie oft du normalerweise trainierst. Du entscheidest natürlich auch selbst, an welchen Wochentagen du trainierst.

Rückschläge

Vor drei Jahren habe ich angefangen, mich nach dem Killerbody-Programm zu ernähren, aber denk bloß nicht, dass ich seitdem nie einen Rückfall gehabt hätte. Es ist mehr als einmal passiert, dass ich mir einen Nachtisch gegönnt und anschließend zwei Wochen lang zu viel gegessen habe oder mich sogar einen ganzen Monat lang habe gehen lassen. Wenn ich aus irgendwelchen Gründen nicht trainieren kann, gelingt es mir nie, weniger zu essen, obwohl das natürlich so sein sollte. Vielleicht kommt dir das bekannt vor? Inzwischen weiß ich, wie ich mich innerhalb kurzer Zeit wieder aufrapple, wenn ich einen Rückfall hatte – indem ich mir diese Frage stelle: Warum lässt du dich so gehen? Wenn du weißt, warum du etwas tust, kannst du es leichter vermeiden. Bei mir hat es oft den Grund, dass etwas Unangenehmes passiert ist. Schokolade scheint dann so eine Art Allheilmittel. Aber wie lang bleibt der Geschmack eigentlich im Mund? Wir erfinden lauter kleine Ausreden, um es uns schönzureden. „Das eine Stückchen macht doch nichts; ich trainiere immer fleißig, also habe ich es mir verdient; morgen ist ein neuer Tag, dann fange ich wieder neu an" und so weiter und so fort.

Dabei macht genau dieses eine Stückchen sehr wohl etwas aus, denn es ist ein Hindernis auf dem Weg zu deinem Ziel. Für mich ist es eine große Hilfe, ein Foto von mir aus der Zeit vor der Killerbody-Diät auf meinem Smartphone dabei zu haben. Wenn ich dann sündigen will, gucke ich schnell auf das Foto. Da ich so nicht mehr aussehen will, stopfe ich mich nicht mehr voll. Und wenn ich mal unglücklich bin, höre ich einfach schöne Musik.

Naschmomente einplanen

Logisch, dich vollzustopfen ist nicht gut für dich, trotzdem darfst du ab und zu naschen. Wichtig: Plane deine Naschmomente ein. Schließlich hat dauernd irgendwer Geburtstag, jede Tasse Kaffee verlangt nach einem Keks dazu, schwupp, und schon hast du zu viel Zucker für diesen Tag eingenommen. Ein Keks hat schnell 80 Kalorien, für die du eine halbe Stunde im Fitnesscenter trainieren musst. Also, plane deine Naschmomente gut, dann kannst du sie auch viel mehr genießen.

Cheatmeal

Ab jetzt hast du deinen Kalender zur Hand und planst einmal wöchentlich ein Cheatmeal (Schummelmahlzeit im Sinne von Schlemmermahlzeit) ein. Der Deutlichkeit halber: eine Schlemmermahlzeit, keinen Schlemmertag! Allerdings erst nach den ersten zwölf Wochen. Wenn du abnehmen möchtest, solltest du während der gesamten Diätphase unterhalb deines täglichen Kalorienbedarfs bleiben und nicht denken: Ich habe die Diät fünf Tage eingehalten, jetzt kann ich am Wochenende schlemmen. So funktioniert es leider nicht.

Wenn du ohne Cheatmeal auskommst, versuch dich daran zu halten, bis dein Körperfettanteil deutlich gesunken ist, meistens in den letzten vier Wochen der Diät. Die allermeisten von uns schaffen das allerdings nicht (also kein Grund, sich schuldig zu fühlen) und brauchen so einen Moment zum Sündigen, schon allein, um sich darauf freuen zu können. Wenn du zu dieser Sorte Mensch gehörst, kannst du einmal pro Woche ein Stückchen Schokolade oder einen kleinen Keks essen. Du wirst nicht auf der Stelle dick, du solltest dir nur bewusst sein, dass es so länger dauert, bis du dein Ziel erreichst. Kurz und gut, wenn es ohne geht, ist das am besten!

Saboteure

Kennst du diese Leute, die immer wieder versuchen, dich runterzuziehen? Die Sachen sagen wie „Ein Keks schadet wirklich nicht!" oder „Trinkst du kein Gläschen Wein mit, wie ungemütlich?" oder „Was für ein Umstand, immer dein eigenes Essen mitzunehmen, dass du da Lust zu hast!" oder „Jetzt gehst du aber wirklich zu weit, kannst du dein Leben überhaupt noch genießen?" Solche Leute nennt man Saboteure. In der Regel sind das Menschen, die selbst nicht die Disziplin aufbringen, um abzunehmen oder Sport zu treiben, und sich deshalb besser fühlen, wenn du auch „versagst" und das Gläschen Wein einfach mittrinkst. Stell dich also auf solche Personen ein. Wenn du zu einer Verabredung gehst, bei der du vermutest, dass du in Versuchung gebracht werden wirst, sorge dafür, dass du ohne Hunger erscheinst. Bringe außerdem immer und überall dein eigenes Essen mit und gehe auf die eventuelle Kritik anderer einfach nicht ein. Du weißt ja, wofür du das tust, und das ist die Hauptsache!

Sei stark, du kannst das! Erst recht, nachdem du mein Buch gelesen hast!

I

ZIELSETZUNG

Noch einmal:
Spitzenmäßig, dass du
dieses Buch gekauft hast und
dich auf den Weg zu deinem Killerbody
machst! Wir werden uns zusammen
ehrgeizige, aber dennoch **realistische Ziele**
setzen. Mit diesem Buch kann ich dir helfen,
diese Ziele auch tatsächlich zu erreichen – dank
eines **gesunden Lebensstils** mit **viel Sport**
und **bewusstem Essen**. Das ist die beste und
einzige Methode, um auf eine akzeptable
Weise einen Killerbody zu bekommen
und, vielleicht noch wichtiger,
auch zu behalten.

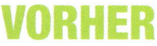

VORHER

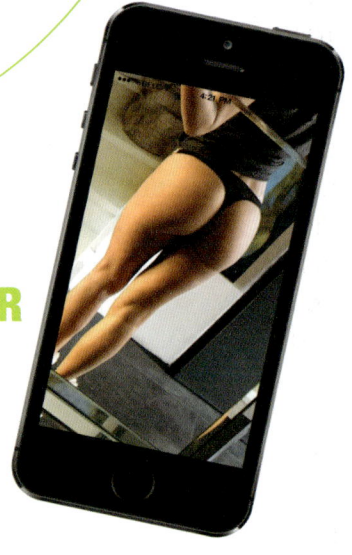

NACHHER

Während der Killerbody-Diät halten wir uns zwölf Wochen lang an ein aufeinander abgestimmtes Ernährungs- und Trainingsprogramm. Ich sage es gleich ehrlich: Es wird nicht immer einfach sein, sich daran zu halten. Wir alle haben viel um die Ohren, das weiß ich als Freiberuflerin und Mutter von zwei Kindern nur allzu gut. Aber das sollte kein Hinderungsgrund sein! Es geht nämlich so gut wie nie darum, zu wenig Zeit zu haben, sondern um die richtige Prioritätensetzung. Ich selbst stehe um halb sieben auf, um mein Trainingsprogramm zu absolvieren, so dass ich danach den Tag mit meinen Kindern beginnen kann. Kurz und gut: Es muss dir etwas wert sein, einen Killerbody zu bekommen. Die richtige Motivation ist daher extrem wichtig!

„ES GEHT NICHT DARUM, ZEIT ZU HABEN, SONDERN PRIORITÄTEN ZU SETZEN."

Es ist deine Aufgabe, die Ernährungs- und Trainingspläne zwölf Wochen lang so ehrlich und kontinuierlich wie möglich durchzuhalten. Wenn dir das gelingt, wirst du schon nach drei Wochen die ersten Erfolge sehen; und ich verspreche dir, dass dich das zusätzlich motivieren wird. Nach den ersten Wochen wird es also zumindest mental einfacher, dabeizubleiben und letztendlich dein Ziel zu erreichen.

Du solltest auf jeden Fall alle zwei Wochen deinen Hüft-, Taillen-, Bein- und Armumfang messen und notieren. So kannst du jederzeit nachvollziehen, ob du noch im Plan liegst oder eventuell dein Ernährungs- und Trainingsprogramm anpassen musst, um dein gesetztes Ziel zu erreichen. Darüber hinaus siehst du die Entwicklungen deines Körpers auf einen Blick. Wie gesagt: Resultate = Motivation! Das hilft dir durchzuhalten.

TIPP

Mach alle zwei Wochen ein Foto von dir, um die Veränderungen an deinem Körper zu dokumentieren. Du kannst die Fotos auch mit dem Hashtag **#MKBM (MyKillerBodyMotivation)** posten. Ich selbst habe so viele positive Reaktionen erhalten, die mich motivierten durchzuhalten! Außerdem schaffst du dir damit eine Art Kontrolle von außen, da die anderen es mitbekommen, wenn du nichts mehr postest (also vermutlich aufgegeben hast). Und wenn du meinst, dass es dir hilft, bitte einfach um Feedback!

Aber zurück zum Anfang. Du brauchst ein Ziel, auf das du hinarbeitest, das ist also der wichtigste Schritt. Dabei solltest du im Hinterkopf behalten, dass es realistisch sein muss. Was für dich realistisch ist, hängt von verschiedenen Faktoren ab: Welchen Körpertyp hast du oder treibst du bisher schon Sport? Um realistische Ziele zu definieren und richtig zu essen und zu trainieren, fülle die folgende Checkliste aus:

Checkliste

	ZU BEGINN	NACH 2 WOCHEN	NACH 4 WOCHEN
GEWICHT			
TAILLENUMFANG			
HÜFTUMFANG			
OBERSCHENKEL RECHTS			
OBERSCHENKEL LINKS			
RECHTER OBERARM			
LINKER OBERARM			

NACH **6** WOCHEN	NACH **8** WOCHEN	NACH **10** WOCHEN	NACH **12** WOCHEN

Welcher Körpertyp bist du?

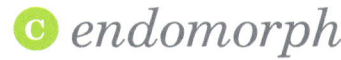

Ⓐ *ektomorph*   Ⓑ *mesomorph*   Ⓒ *endomorph*

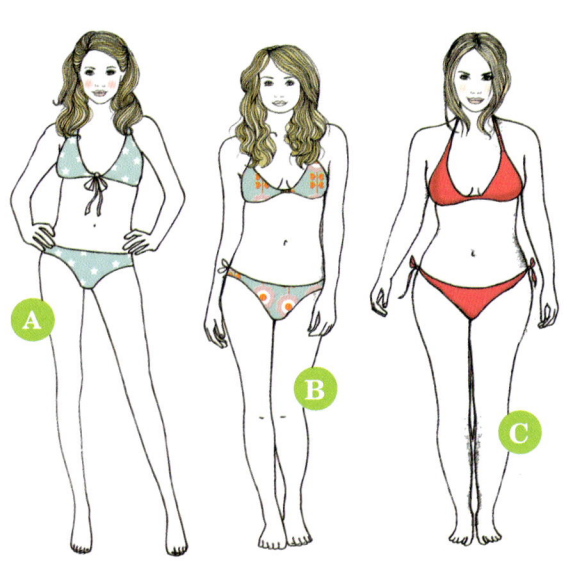

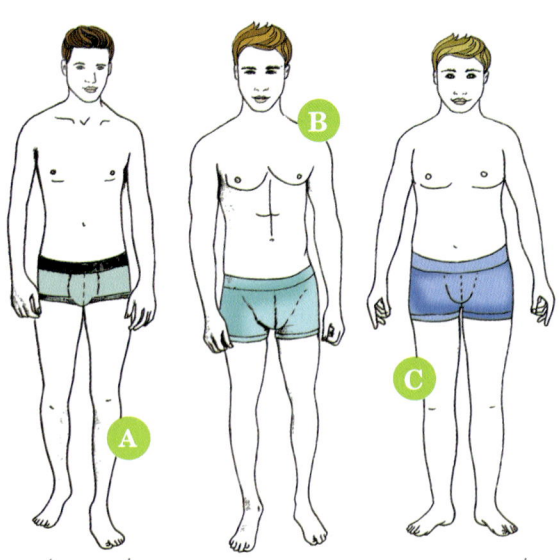

Bevor du mit der Killerbody-Diät beginnst, solltest du wissen, welcher Körpertyp du bist. Dein Körperbau und damit Stoffwechseltyp hat erheblichen Einfluss darauf, wie du auf Ernährungspläne und Trainingsprogramme reagierst. Um ein optimales Ergebnis zu erzielen, sollten sie auf deinen Körpertyp abgestimmt sein. Es wäre doch jammerschade, wenn du im Spiegel keine Veränderung siehst!

Nimm also deinen Körper in Augenschein und achte auf diese drei Aspekte: Körperbau, Körperabmessungen und Zusammensetzung (Fett/Muskeln). Natürlich ist kein Körper wie der andere, aber auf Grundlage des Verhältnisses dieser drei Aspekte zueinander unterscheidet man zwischen drei verschiedenen Körpertypen: ektomorph, mesomorph und endomorph. Das klingt jetzt vielleicht ein bisschen Sci-Fi (ich habe mir die Bezeichnungen nicht selbst ausgedacht, sie stammen von Dr. William H. Sheldon, der sie in den 1930er-Jahren definierte), aber glücklicherweise ist die Beschreibung sehr gut nachvollziehbar. Vereinfacht dargestellt könnte man sagen: Der ektomorphe Körpertyp hat wenig Fettgewebe, aber auch wenig Muskelmasse, der mesomorphe Typ hat eine gut ausgebildete Muskulatur und der endomorphe Typ neigt zu Übergewicht. Alle drei erläutere ich im Folgenden etwas ausführlicher:

Der ektomorphe Körpertyp

Menschen dieses Typs sind meistens schlank, zeichnen sich durch einen schmalen Körperbau aus und müssen sich anstrengen, um zuzunehmen oder Muskelmasse aufzubauen. Sie haben beste Voraussetzungen für Ausdauersportarten (z. B. Marathonlaufen) oder für eine Karriere als Topmodel.

DIE WICHTIGSTEN MERKMALE:
- schmale Schultern und Hüften
- schmales Gesicht, hohe Stirn
- dünne Arme und Beine, schmale Brust und flacher Bauch
- schwache und schmale Gelenke
- trockene Muskelmasse und sehr geringer Körperfettanteil
- schneller Stoffwechsel (Metabolismus)

Wer einen ektomorphen Körperbau hat, baut weniger schnell Muskelmasse auf und kann diese auch nur mit Anstrengungen halten. Mit einem darauf abgestimmten Ernährungs- und Trainingsprogramm kann man zum Glück trotzdem einen Killerbody bekommen!

TRAINING FÜR DEN EKTOMORPHEN KÖRPERTYP
Frequenz/Periodisierung
Verwende ein Programm, bei dem du pro Training ein bis zwei Muskelgruppen trainierst, also zum Beispiel eine große Muskelgruppe (Brust, Beine oder Rücken) oder zwei kleinere Muskelgruppen (Bizeps, Trizeps, Hamstring, Waden, Bauchmuskeln oder Schultern). Jede Muskelgruppe sollte einmal pro Woche trainiert werden. Halte zwischen den Trainingseinheiten ausreichende Ruhepausen ein. Eine Muskelgruppe, in der du noch vom letzten Mal Muskelkater hast, sollte nicht trainiert werden. Wechsle alle vier bis sechs Wochen das Trainingsprogramm und erhöhe oder verändere jedes Mal den Intensitätsgrad. Fordere deinen Körper mit kurzen, aber knackigen Einheiten.

Sätze/Wiederholungen
Leg die Latte hoch und führe funktionelle Übungen aus. Diese erfordern einen komplexen Bewegungsablauf, an dem mehrere Muskelgruppen und Gelenke beteiligt sind, und bringen folgende Vorteile mit sich:

- Tiefer gelegenes Muskelgewebe wird mittrainiert.
- Es werden mehr Kalorien verbrannt.
- Der Körper in seiner Gesamtheit wird schneller trainiert.
- Die Koordinationsfähigkeit, die Reaktionsschnelligkeit und der Gleichgewichtssinn werden verbessert.
- Die Muskelbalance und Stabilität der Gelenke werden optimiert.
- Die Verletzungsgefahr beim Training sinkt.
- Der Puls bleibt hoch.
- Man kann länger trainieren, da die Muskeln langsamer ermüden.
- Man kann schwerere Gewichte heben und so mehr Kraft aufbauen.

Trainiere jede Muskelgruppe in 6 bis 8 Sätzen à 5 bis 10 Wiederholungen! Achte darauf, dass du nicht übertrainierst. Das würde sich negativ auf den Muskelaufbau auswirken.

Intensität/Volumen

Um die Intensität zu erhöhen, kannst du mit schwereren Gewichten trainieren. Zwischen den Sätzen mindestens 60 Sekunden pausieren, zwischen den Trainingseinheiten einzelner Körperpartien mindestens 5 Minuten. Ab und zu kannst du sogenannte Intensitätstechniken einsetzen, diese jedoch bitte nicht überbewerten. Einige Beispiele:

- Erzwungene Wiederholungen: Wenn du selbst nicht mehr kannst, hilft dir ein Trainingspartner, die letzten Wiederholungen auszuführen. Er unterstützt dich gerade so weit, dass du in der Lage bist weiterzumachen.
- Supersätze: Es werden zwei Übungen direkt hintereinander ausgeführt.
- Tri-Sets: Drei verschiedene Übungen werden direkt hintereinander ohne Pause ausgeführt

Regeneration/Erholung

Eine längere Regenerationsphase erfordert mehrere Ruhetage. Aufgrund des hohen Stoffwechsels benötigen Menschen mit einem ektomorphen Körperbau täglich mindestens acht Stunden Schlaf. Ein kleiner Mittagsschlaf ist ideal. Du solltest keinesfalls trainieren, wenn du übermüdet oder nicht richtig regeneriert bist.

Cardio

Das Cardiotraining solltest du auf ein Minimum beschränken, auf keinen Fall mehr als dreimal wöchentlich, denn ein häufigeres Training reduziert den Aufbau von Muskelmasse. Ausdauertraining solltest du nur mit geringer Intensität und nicht länger als 20 Minuten ausführen.

ERNÄHRUNG FÜR DEN EKTOMORPHEN KÖRPERTYP

Eine gesunde, ausgewogene Ernährung, unterstützt durch Nahrungsergänzungsmittel, ist essenziell. Am besten isst du fünf bis sieben kleine Mahlzeiten (einschließlich Shakes/Getränke zur Gewichtszunahme) pro Tag, ungefähr alle zweieinhalb bis drei Stunden. Zucker solltest du vermeiden, insbesondere die einfachen bzw. schnellen Zucker, die zum Beispiel in Limonade, Schokoriegeln, Kuchen, Süßigkeiten, Säften und Eiscreme enthalten sind. Iss lieber Nahrungsmittel, die einen niedrigen bis mittleren glykämischen Index haben (kurz GI – gibt an, wie sehr der Blutzucker nach dem Verzehr eines kohlehydrathaltigen Lebensmittels ansteigt), beispielsweise Bohnen, Mais, Süßkartoffeln, Hafer, Naturreis und Vollkornprodukte. Trinke jeden Tag einen hochwertigen Multivitamin-Mineralstoff-Drink und zusätzlich mindestens 2,5 Liter Wasser. 90 Minuten vor dem Schlafengehen solltest du einen Eiweißshake zu dir nehmen.

Der mesomorphe Körpertyp

Menschen dieses Typs sind athletisch gebaut, haben einen muskulösen Körper mit „erwachsener" Ausstrahlung. Im Grunde ist dies der „perfekte" Typ, den die meisten anderen gerne hätten. Mesomorphe Typen können leicht Gewicht reduzieren und ebenso leicht Muskelmasse aufbauen. Sie sind in der Regel weder über- noch untergewichtig. Ich weiß, es ist nicht ganz fair.

DIE WICHTIGSTEN MERKMALE:

- großer Kopf, breite Schultern und schmale Taille (keilförmig)
- muskulöser Körper mit kräftigen Unterarmen und Oberschenkeln
- sehr geringer Körperfettanteil
- beste genetische Voraussetzungen für den Muskelaufbau
- langer Rumpf, große Brust, gutes Schulter-Hüft-Verhältnis (V-Form bei Männern, Sanduhrform bei Frauen)

Menschen mit mesomorphem Körperbau können in der Regel essen, was sie wollen, und wenn sie des Öfteren ein Training ausfallen lassen, hat das nicht gleich negative Auswirkungen auf ihre Muskelmasse. Dank dieses Geschenks von Mutter Natur können sie sehr abwechslungsreich essen und trainieren. Dennoch, für einen echten Killerbody müssen auch sie hart und diszipliniert arbeiten.

TRAINING FÜR DEN MESMORPHEN KÖRPERTYP

Frequenz/Periodisierung

Der Körper mesomorpher Typen spricht sehr gut auf hartes Training an, bei dem Grundübungen mit Isolationsübungen (nur ein Gelenk wird bewegt) kombiniert werden. Je variationsreicher die Übungen/der Trainingsplan, desto besser für den Muskelaufbau. Trainiere daher mit unterschiedlichem Schweregrad und wechsle diesen alle drei bis vier Wochen (schwer/leicht), um den Kraftzuwachs zu stimulieren.

Sätze/Wiederholungen

Beginne dein Training mit explosiven Grundübungen mit schweren Gewichten (um deine Kraft für Bewegungsabläufe zu erhöhen), bevor du die Muskeln mit Isolationsübungen trainierst. Bei den meisten Muskelgruppen empfehlen sich 8 bis 12 Wiederholungen. Aufgrund seiner natürlichen Anlage sollte sich der mesomorphe Typ vor Übertraining hüten: Die Annahme, häufigeres Training würde die Muskeln schneller wachsen lassen, ist nämlich nicht richtig.

Intensität/Volumen

Der mesomorphe Typ sollte darauf achten, dass er seinen Körper immer wieder durch unterschiedliche Trainingsintensitäten, Übungen, Sätze, Gewichte, die Zahl der Wiederholungen und Dauer der Ruhepausen stimuliert. Er sollte abwechselnd leichte, mittlere und schwere Trainingstage einlegen und dies im Wechsel mit langsamen und schnellen Wiederholungen kombinieren.

Regeneration/Erholung

Auch wenn der mesomorphe Typ einen natürlichen Vorteil hat, wird sein Muskelaufbau durch nicht ausreichende Ruhepausen negativ beeinträchtigt. Empfehlenswert sind siebeneinhalb bis neun Stunden Schlaf pro Nacht. Auch sollte er es vermeiden, Körperteile oder Muskelgruppen, die noch nicht ausreichend regeneriert sind, zu trainieren. Es kann nicht schaden, einen Ruhetag einzulegen, sollten Motivation, Energie oder Kraft mal nicht optimal in Form sein.

Cardio

Für ein optimales Muskelwachstum sollte ein Pensum von drei Cardiotrainingseinheiten pro Woche von jeweils 20 bis 30 Minuten nicht überschritten werden. Ideal ist ein Warm-up von etwa 5 Minuten, dann 15 bis 20 Minuten Cardio, mit 5 Minuten Cool-down abschließen.

ERNÄHRUNG FÜR DEN MESOMORPHEN KÖRPERTYP

Iss am besten viele verschiedene magere, aber proteinreiche Lebensmittel wie Huhn (ohne Haut), Pute, Ei, Rindfleisch und (weißen) Fisch. Trink mindestens 2,5 Liter Wasser pro Tag. Achte darauf, dass du nicht zu viel in zu kurzer Zeit willst. Hör auf deinen Körper, sei geduldig, aber beharrlich.

Der endomorphe Körpertyp

Menschen mit endomorphem Körperbau werden als relativ stämmig oder stattlich bezeichnet. Der Körper wirkt meistens weich und rund, die Statur ist kräftig. Abnehmen und den Körperfettanteil zu reduzieren fällt ihnen schwer, Muskelmasse aufbauen hingegen leicht.

DIE WICHTIGSTEN MERKMALE:

- breite Hüften und schmale Schultern (birnenförmig)
- viel Fett, über den ganzen Körper verteilt, auch an den Oberarmen und -schenkeln
- schmale Hand- und Fußgelenke, die (leider) andere, kräftigere Körperpartien betonen
- langsamer Stoffwechsel (Metabolismus)
- schnelle Gewichtszunahme, Fettreduzierung nur langsam möglich
- neigt zu Fettdepots

Beim endomorphen Körpertyp helfen nur eine strenge Diät und viel körperliche Bewegung. Du solltest am besten viele kleine Mahlzeiten über den ganzen Tag verteilt essen.

TRAINING FÜR DEN ENDOMORPHEN KÖRPERTYP

Frequenz/Periodisierung

Der endomorphe Typ muss häufig trainieren, dabei sollten zur Fettverbrennung insbesondere aerobe Übungen (erhöhen den Puls und die Atemfrequenz) ausgeführt werden. Mache jeweils 3 bis 5 Übungen pro Muskelgruppe, mit den Bauchmuskeln beginnen. Zwischen Ganzkörpertraining und Splittraining abwechseln: Bei einem Ganzkörpertraining wird der gesamte Körper, beim Splittraining werden nur einige Muskelgruppen trainiert. Das Trainingsziel ist, den Stoffwechsel anzukurbeln und den Körperfettanteil auf ein Minimum zu reduzieren. Traue dich ruhig zu variiieren, Abwechslung tut deinem Körpertyp gut, außerdem bekommst du so heraus, welche Übungen bei dir am effektivsten funktionieren.

Sätze/Wiederholungen
Du solltest überwiegend mit hoher Intensität, mittleren Gewichten und kurzen Ruhepausen zwischen den Sätzen trainieren. Maximal 8 Sätze pro Körperteil. Für den Oberkörper sollest du die Übungen 9- bis 12-mal wiederholen, für Beine/Waden 12- bis 25-mal.

Intensität/Volumen
Fokussiere dich auf hochintensive Trainings mit isometrischen Übungen (Muskeln werden durch Druck und Zug, nicht Bewegung, angespannt) und Supersätze (2, 3 oder eine ganze Serie an Übungen ohne Zwischenpausen ausführen). Mit diesen Übungen kannst du deine Muskeln am besten aufbauen und definieren. Beim letzten Satz jedes Körperteils wählst du am besten einen sogenannten Drop-Satz (eine Übung wird mehrmals ohne Pause ausgeführt, dabei wird jedes Mal das Gewicht reduziert, d. h. „gedropt").

Regeneration/Erholung
Trainiere regelmäßig, aber achte darauf, dass zwischen den Trainingseinheiten für einzelne Körperteile mindestens 48 Stunden liegen. Endomorphe Typen haben einen langsameren Stoffwechsel und daher auch einen geringeren Schlafbedarf. In der Regel sollten 7,5 Stunden Schlaf täglich ausreichen.

Cardio
Cardiotraining ist für endomorphe Typen essenziell. Mit niedriger bis mittlerer Intensität verbrennst du am meisten Fett. Vermeide Übungen, die die Gelenke stark belasten. Das Cardiotraining sollte minimal dreimal pro Woche für 30 Minuten stattfinden, davon sollten 20 Minuten in deiner individuellen Trainings-Herzfrequenzzone ausgeführt werden (diese liegt unter deinem maximalen Puls, lass dir von einem Personal Trainer dabei helfen, deine Herzfrequenzzone zu ermitteln), 5 Minuten Warm-up und 5 Minuten Cool-down.

ERNÄHRUNG FÜR DEN ENDOMORPHEN KÖRPERTYP

Iss fettarm, nur magere Milch- und Eiweißprodukte. Vermeide Snacks am Abend; wenn es doch sein muss, iss zumindest etwas Gesundes. Du musst auf deine tägliche Kalorienaufnahme achten. Vermeide Getränke, die Zucker und/oder Alkohol enthalten. Trink viel Wasser, mindestens 2,5 Liter am Tag.

II
ERNÄHRUNG

Die meisten
Menschen denken, dass
Abnehmen nur eine Frage von
mehr Bewegung und weniger Naschen
ist. **Ach, wäre es nur so einfach.** Um
erfolgreich, gesund und dauerhaft abzunehmen
und dabei auch noch einen Killerbody zu
bekommen, **braucht es mehr**. Und dieses
Mehr wird zu 80 % von unserer **Ernährung**
bestimmt. Zentral ist dabei ein ausgewogenes
Verhältnis der benötigen **Nährstoffe**. Wenn
dieses Verhältnis nicht stimmt, kannst
du trainieren, bist du umfällst, und
wirst deine Ziele trotzdem nicht
erreichen!

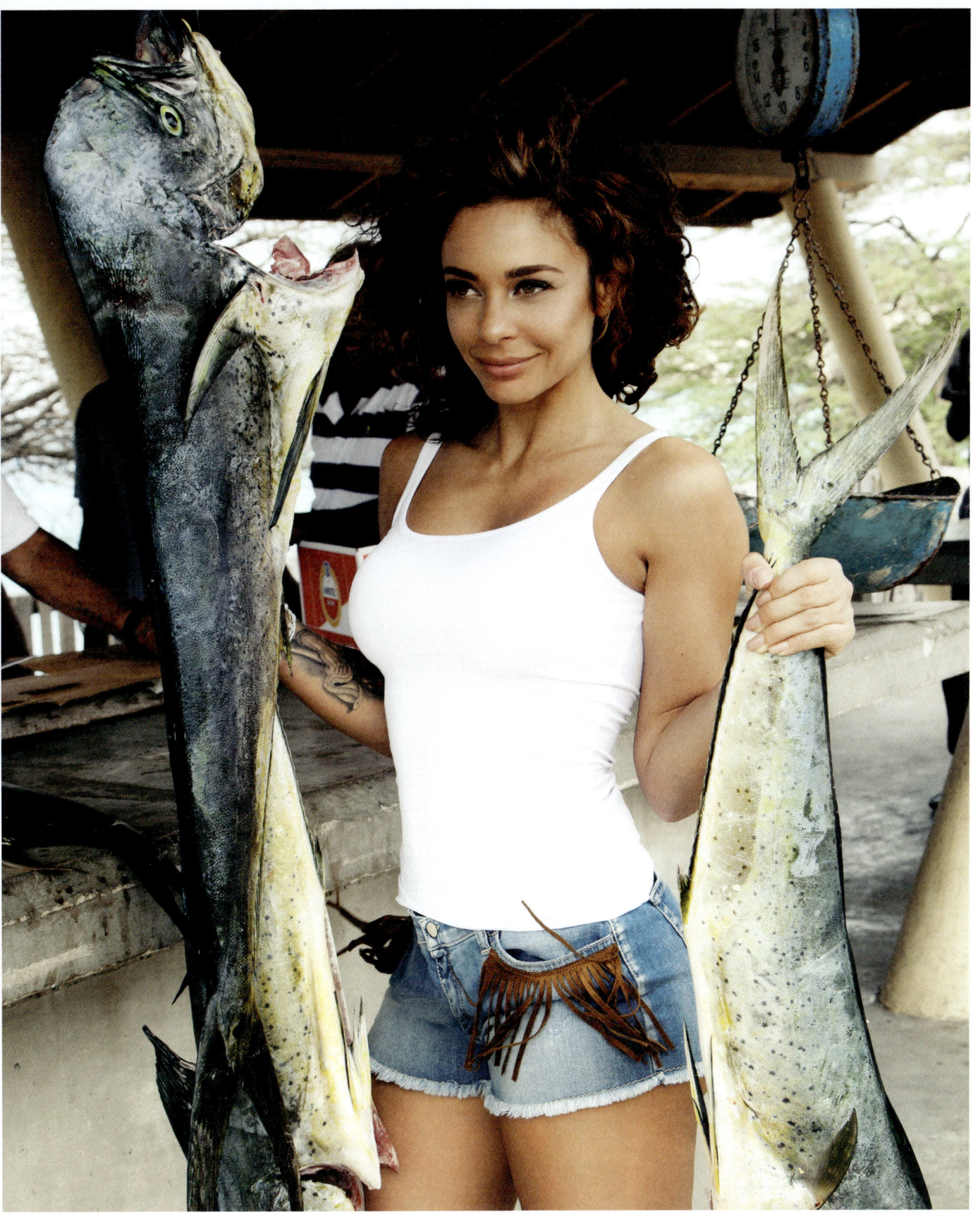

Ein individuell auf deine Bedürfnisse abgestimmter Ernährungsplan ist das A und O, da sich ein Mangel an essenziellen Nährstoffen negativ auf deine sportlichen Leistungen auswirken und somit deinen Zielen im Weg stehen kann. Heutzutage gibt es so viele Hypes, man denke nur an Superfood und die Vielzahl an Nahrungsergänzungsmitteln. Alles tolle Produkte, ohne Zweifel, viel entscheidender ist jedoch, eine ordentliche Basisernährung. Sie ist das Fundament unseres Körpers. Die Quintessenz von „richtig essen" ist, frische, gesunde und weitestgehend unbehandelte und unverarbeitete Lebensmittel zu verwenden. Glaube mir: Du wirst völlig neue Welten entdecken, wenn du all die industriell verarbeiteten und raffinierten Nahrungsmittel beiseitelässt. Je mehr du dich mit dem richtigen Essen auseinandersetzt, desto eher wirst du einen Blick dafür entwickeln und – nettes Extra – desto besser wird es dir schmecken. Zur Inspiration findest du im hinteren Teil des Buches unkomplizierte und vor allem superleckere Rezepte (ab S. 150)!

Basisernährung

Die Basisernährung setzt sich aus folgenden Bausteinen zusammen: Kohlehydraten, Fetten, Proteinen, Vitaminen und Mineralstoffen. Wenn diese Stoffe in einem ausgewogenen Verhältnis in deiner Ernährung enthalten sind, steht dir die nötige Energie für dein Training zur Verfügung. Dein individueller Energiebedarf wird durch dein Gewicht, Geschlecht, Alter und nicht zuletzt davon, wie und wie viel du dich täglich bewegst, bestimmt.

Ist deine Energiebilanz „positiv", verbrauchst du weniger Energie, als du zu dir nimmst; die überschüssige Energie wird vom Körper gespeichert (Gewichtszunahme!). Ist deine Energiebilanz hingegen „negativ", verbrauchst du Energie aus solchen Fettdepots (Gewichtsreduzierung!). Wir arbeiten hier auf ein ausgeglichenes Verhältnis von Energieaufnahme und -verbrauch hin; kurz gesagt daran, mit gesunder Ernährung die Energie aufzunehmen, die dein Körper für seine tägliche Bewegung benötigt.

„ERFOLGREICH GEWICHT ZU VERLIEREN, HÄNGT ZU 80 % VON DER RICHTIGEN ERNÄHRUNG AB."

Wenn du nicht nur ins Gleichgewicht (Abnehmen!) kommen, sondern außerdem einen Killerbody willst, musst du bei der Ernährung einige weitere Punkte beachten. Für Muskelaufbau ist eine positive Energiebilanz und für Fettabbau eine negative Energiebilanz erforderlich, daher ist es so wichtig, dass du dir deiner persönlichen Zielsetzung absolut bewusst bist. Aber bevor wir hierauf in den folgenden Kapiteln näher eingehen, müssen wir erst mehr über die Basisernährung wissen. Folgende drei Nährstoffgruppen bilden ihren Kern: Proteine, Kohlehydrate und Fette, die sogenannten Makronährstoffe.

Makronährstoffe oder auch Makros

Google mal „If It Fits Your Macros" und du wirst unzählige Treffer erhalten. Aber was sind diese Makros eigentlich? Die verschiedenen Nährstoffe (Proteine, Kohlehydrate und Fette, Vitamine und Mineralstoffe) werden für die unterschiedlichen Prozesse der Körperfunktionen wie Aufbau, Regeneration und Energiebereitstellung benötigt. Proteine, Kohlehydrate und Fette werden Makronährstoffe genannt, abgekürzt Makros. Der Bedarf an diesen Nährstoffen ist individuell verschieden. Darüber hinaus benötigt unser Körper auch die sogenannten Mikronährstoffe, also Vitamine, Mineralstoffe und Spurenelemente. Diese Stoffe liefern keine Energie, sind jedoch für den reibungslosen Ablauf vieler Stoffwechselprozesse unerlässlich.

Proteine

Die Funktion von Proteinen, also Eiweiß, ist vor allem der Erhalt und der Aufbau von Muskelgewebe sowie der Schutz vor Muskelabbau. Sie sind also essenziell für einen muskulösen, durchtrainierten Körper! Proteine sind aus 20 verschiedenen Aminosäuren aufgebaut. Einen Teil davon (die nicht essenziellen Aminosäuren) kann unser Körper selbst herstellen, die anderen (die essenziellen Aminosäuren) müssen über die Nahrung zugeführt werden. Wichtige Lieferanten essenzieller Aminosäuren sind tierische Proteine. Kein einziges Lebensmittel enthält alle Aminosäuren, darum benötigen wir verschiedene Lebensmittel als Proteinlieferanten. Untersuchungen belegen, dass Proteinmahlzeiten im Vergleich zu Mahlzeiten mit Schwerpunkt auf Kohlehydraten oder Fetten das beste Sättigungsgefühl bewirken. Wenn du also viele proteinreiche Nahrungsmittel auf deinen Speiseplan setzt, läufst du weniger Gefahr, schnell wieder Hunger zu haben. Das bedeutet allerdings nicht, dass Kohlehydrate oder Fette unwichtig wären!

PROTEINLIEFERANTEN
(1 GRAMM PROTEIN = 4 KCAL)
- mageres Fleisch (Huhn, Pute und Rind)
- Fisch
- Eier
- Nüsse, Getreide und Hülsenfrüchte
- Quark

Kohlehydrate

Kohlehydrate sind ein wichtiger Energielieferant für unseren Körper und vor allem unser Gehirn. Der Kohlehydratbedarf eines Menschen ist unter anderem von seinem Geschlecht und Lebensstil abhängig. Kohlehydrate werden schnell in Glukose umgesetzt und diese wird vom Körper schnell zur Verbrennung herangezogen. Während dieses Stoffwechselprozesses wird die Energie freigesetzt, die du benötigst. Glukose kann aber auch in der Leber und den Muskeln in Form von Glykogen zwischengespeichert werden; das ist besonders praktisch für Situationen, in denen man schnell Energie braucht. Kohlehydrate enthalten Kalorien, und aufgenommene Energie, die nicht verbraucht wird, wird gespeichert – und das setzt an. Das solltest du im Blick behalten.

**KOHLEHYDRATLIEFERANTEN
(1 GRAMM KOHLEHYDRATE = 4 KCAL)**

- Kartoffeln
- Getreideprodukte wie Brot, Nudeln und Reis
- Obst
- Hülsenfrüchte

„AUFGENOMMENE ENERGIE, DIE NICHT VERBRAUCHT WIRD, SETZT AN."

Fette

Fett wird im Zusammenhang mit Übergewicht oft als der große Übeltäter ausgemacht. Dennoch sind Fette ein wichtiger Bestandteil einer gesunden Ernährung. Fett liefert Energie und enthält häufig wichtige Mikronährstoffe wie die Vitamine A, D und E sowie die essenziellen Aminosäuren Linolsäure und Alpha-Linolensäure. Insbesondere bei Frauen können Fette einen positiven Effekt auf den Hormonhaushalt sowie auf das Herz und die Blutgefäße haben. Je mehr Fett Frauen zu sich nehmen, desto mehr Östrogen und Testosteron produziert der Körper. Diese Hormone werden als anabol bezeichnet, was so viel bedeutet wie dass sie den Aufbau von Muskelgewebe fördern. Beachte: Der tägliche Fettbedarf von Männern und Frauen ist unterschiedlich und Fette haben mehr Kalorien als Proteine und Kohlenhydrate. Darüber hinaus sollte man wissen, dass Fette gesättigte und ungesättigte Fettsäuren enthalten.

**FETTLIEFERANTEN
(1 GRAMM FETT = 9 KCAL)**

- fetter Fisch (Aal, Makrele, Hering, Sardinen, Lachs)
- Nüsse und Samen
- Avocado
- Öle
- Butter

TIPPS

- Iss jeden Tag viel Gemüse! Es enthält viele Vitamine, Mineralstoffe und vor allem sättigende Ballaststoffe.
- Trink ausreichend: täglich mindestens zwei Liter (Wasser). Vermeide gezuckerte Getränke wie Erfrischungsgetränke und Säfte.
- Verwende bevorzugt Vollkornprodukte: Vollkornnudeln, Naturreis, Vollkornbrot usw.
- Schränke die Aufnahme von überflüssigen Kalorien aus unnötigen Snacks und Alkohol ein.
- Kaufe keine Nahrungsmittel, die du nicht essen solltest, denn wenn sie erst mal da sind, werden sie auch aufgebraucht.
- Pro Nacht solltest du 7 bis 9 Stunden schlafen, das ist für die Regeneration deines Körpers ideal. Während des Schlafs produziert der Körper Wachstumshormone, die wiederum den Muskelaufbau fördern und den Körper stimulieren, Energie aus Fettreserven zu verbrennen.

Wie wirken Kohlehydrate?

Über Kohlehydrate wird heutzutage viel diskutiert. Sie sollen beispielsweise dick machen. Gelegentlich hört man: „Sie sind im Prinzip das gleiche wie Zucker." Meistens wird darauf mit „Aber jeder Mensch braucht Kohlehydrate" reagiert. Ich könnte noch viele weitere Beispiele für diese kontroverse Diskussion nennen. Daher möchte ich einen Abschnitt speziell den Kohlehydraten widmen.

Einfach versus komplex

Gleich vorab: Kohlehydrat ist nicht gleich Kohlehydrat. Es ist jedoch ziemlich schwierig, die Unterschiede auf eine verständliche Art zu vermitteln. Eine Erklärungsmethode ist die Unterteilung in einfache und komplexe Kohlehydrate. Sie unterscheiden sich in ihrem molekularen Aufbau und darin, wie schnell sie ins Blut übergehen. Einfache Kohlehydrate sind vor allem in Einfachzuckern (Monosaccharide) und in Zweifachzuckern (Disacchariden) enthalten. Diese wiederum sind Hauptbestandteile von Fructose (Fruchtzucker), Laktose (Milchzucker) und Saccharose (Kristallzucker). Zu den Lieferanten komplexer Kohlehydrate, auch Vielfachzucker oder Stärke genannt, zählen Hülsenfrüchte, Kartoffeln, Reis und Getreideprodukte.

Der glykämische Index

Die Weltgesundheitsorganisation und die Ernährungs- und Landwirtschaftsorganisation der Vereinten Nationen empfehlen Kohlehydrate anhand ihres glykämischen Index (GI-Wert) zu unterscheiden. Kohlehydrathaltige Lebensmittel werden dabei mit einem Wert zwischen 1 und 100 in eine Tabelle einsortiert, in Abhängigkeit zum Anstieg des Blutzuckerspiegels nach dem Verzehr. Lebensmittel mit einem hohen GI-Wert werden schnell vom Körper aufgenommen und führen zu starken Schwankungen des Blutzuckerspiegels, Lebensmittel mit einem niedrigen GI-Wert hingegen werden langsam verstoffwechselt und lassen den Blutzuckerspiegel nur allmählich steigen.

Vielleicht hast du auch schon einmal von dem Unterschied zwischen schnellen und langsamen Kohlehydraten gehört? Anhand des GI-Werts lässt sich ablesen, ob ein Nahrungsmittel hauptsächlich schnelle oder langsame Kohlehydrate enthält. Je niedriger der GI-Wert, desto gesünder. Hinter hohen GI-Werten verbergen sich schnelle Kohlehydrate, die für einen zu schnellen und daher ungesunden Anstieg des Blutzuckerspiegels sorgen, anschließend brichst du ein, wirst müde, bekommst Hunger und willst wieder essen!

Wirken sich Lebensmittel mit niedrigem GI-Wert (im Vergleich zu denen mit hohem GI-Wert) auch positiv auf unsere Figur aus? Leider nein! Eine Studie, bei der Nahrungsmittel mit gleichem Kaloriengehalt und gleichem Verhältnis von Makronährstoffen, aber unterschiedlichen GI-Werten verglichen wurden, konnte keinen Unterschied bezüglich Muskelerhalt oder Fettabbau nachweisen. Mit anderen Worten: Zucker ist Zucker, egal ob du einen Schokoriegel oder eine Portion Reis mit gleich viel Kalorien isst. Für deine Diät ist es also unerheblich, was du isst, für deine Gesundheit jedoch nicht.

Sportliche Leistungen

Sogar im Ausdauersport werden die Leistungen nicht durch den GI dessen, was man vor der sportlichen Aktivität gegessen hat, beeinflusst. Die Vorstellung, dass man Kohlehydrate als Energiespender braucht, ist ein Mythos. Energie wird in Kalorien und nicht in Kohlehydraten gemessen. Nochmals, für deine Figur ist es unerheblich, ob du einfache oder komplexe Kohlehydrate zu dir nimmst oder ob sie einen hohen oder niedrigen GI haben. Das Einzige, was zählt, ist der Kaloriengehalt der Kohlehydrate.

Aber aufgepasst! Diese Tatsache bedeutet nicht, dass du dich nach Lust und Laune entweder mit Süßigkeiten oder anderen kohlehydrathaltigen Produkten vollstopfen kannst. Lebensmittel enthalten schließlich auch Mikronährstoffe.

Ein Beispiel: Die Kalorien in Zucker und Süßkartoffeln sind gleich, aber Zucker enthält lediglich leere Kalorien, während Süßkartoffeln viele gesundheitsförderliche Vitalstoffe enthalten.

Zucker

Zuckerhaltige Nahrungsmittel bringen im Verhältnis zu ihrem Kaloriengehalt wenig für das Sättigungsgefühl. Wenn du deinen Mahlzeiten Zucker zufügst, wirst du deswegen nicht weniger essen. Im Gegenteil, wahrscheinlich wirst du sogar mehr essen, weil Zucker nun einmal lecker schmeckt. Aber ist Zucker so schlecht, wie viele behaupten? Sind die Kalorien aus Zucker „schlechter" als die aus Kohlehydraten? Auch dieser Frage wurde in vielen Studien nachgegangen. Was kam dabei heraus? Wenn man in der Ernährung komplexe Kohlehydrate (niedriger GI) durch Zucker ersetzt, die Gesamtaufnahme von Kalorien jedoch die gleiche bleibt, ändert auch dies nichts an der Figur.

Der Zucker in einem Schokoladenriegel macht dich jedoch nicht genauso satt wie eine Süßkartoffel, auch wenn es um die identische Anzahl Kalorien geht. Das ist wahrscheinlich der Grund dafür, dass du nach einem Schokoriegel noch mehr essen möchtest und so über deinen Kalorienbedarf hinausgehst. Wenn du einmal gar nicht auf den Schokoriegel verzichten kannst, iss ihn anstelle von deinem Teller Reis oder Süßkartoffel. Wenn es in deine Makros passt, kannst du alles essen, was du willst!

Meine persönlichen Ernährungstipps

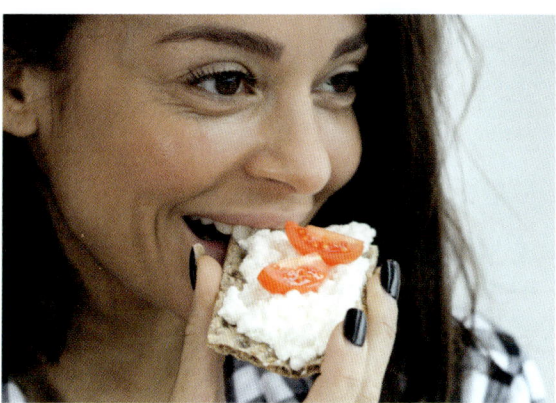

Hüttenkäse

Hüttenkäse ist eines meiner Lieblingsprodukte. Ich kombiniere ihn mit allem Möglichen. Er ist reich an Proteinen und enthält nur 3,9 % Fett. Ich esse ihn zum Beispiel auf leichtem Knäckebrot mit einem Stückchen Hühnerfilet und Tomate oder, wenn ich abends noch Appetit auf etwas Süßes habe, mit einem Hauch Zimt und ein wenig Honig. Besonders lecker finde ich die Kombination von Hüttenkäse und geriebenem Apfel.

Kaffee

Kaffee ist lecker und (wenn du ihn in Maßen trinkst) gut für dich: Er enthält Antioxidantien und regt den Stoffwechsel an, so werden auch im Ruhezustand mehr Kalorien verbrannt. Ich trinke täglich drei Tassen Kaffee. Milch schmälert den positiven Effekt des Kaffees, deswegen trinke ich pro Tag nur eine Tasse mit Magermilch. Ich starte mit einem Glas Wasser und einer Tasse schwarzen Kaffee in den Tag. Anschließend trainiere ich. Kaffee gibt Energie, deswegen bereitet mir das Training auf nüchternen Magen keine Mühe. Insbesondere in IF-Phasen (intermittierendes Fasten, siehe S. 44ff.) hilft mir Kaffee sehr. Er vermindert nämlich das Hungergefühl, und das ist ideal, wenn du einen halben Tag nichts isst. Natürlich ist es auch wenn du nicht fastest, sondern nur auf Diät bist, angenehm, wenn dein Magen nicht knurrt. Mit schwarzem Kaffee fällt es dir leichter, deine Diät durchzuhalten. Außerdem enthält (schwarzer) Kaffee keine Kalorien!

Kaffee hat noch mehr Pluspunkte, sowohl beim Abnehmen als auch für sportliche Leistungen. Kaffee stimuliert nämlich die Ausschüttung von Hormonen: Adrenalin, Dopamin und Cortisol. Jedes dieser drei Hormone bringt dich vorübergehend in den sogenannten „flight or fight"-Modus. Das ist im Grunde der Modus, in dem wir uns auch bei Stress befinden. Dein Körper baut dann die Aminosäuren im Muskelgewebe und das Glykogen in der Leber zu Glukose um, die direkt ins Blut geht. Die Verbrennung der Glukose liefert viel Energie, ein toller Boost für deine sportlichen Leistungen!

Eine nicht ganz unwichtige Randbemerkung: Der Effekt ist von deinem jeweiligen sportlichen Ziel abhängig. Wenn du in erster Linie Muskelmasse aufbauen möchtest, kann sich Cortisol leider auch negativ auswirken.

Grüner Kaffee

Die meisten Menschen denken bei Kaffee an schwarze Bohnen, es gibt aber auch grünen Kaffee. Es handelt sich dabei um die rohen Bohnen (ungeröstet), dadurch enthalten sie mehr Antioxidantien. Außerdem soll grüner Kaffee den Stoffwechsel stärker anregen als normaler Kaffee.

DIE NACHTEILE VON KAFFEE

Auch Kaffee hat Minuspunkte. Hier die bekanntesten:

- Zusätze wie Milch, Zucker oder Kaffeesahne machen aus Kaffee ein ungesundes, kalorienreiches Getränk.
- Wenn du zu viel Kaffee trinkst, wird der Glukose-Überschuss in Zucker und Fette umgesetzt.
- Kaffee lässt den Blutzuckerspiegel steigen, der Körper schüttet Adrenalin aus, um diesen wieder sinken zu lassen. Wenn du zu viel Kaffee trinkst, kann das ermüdend wirken.
- Zu viel Kaffee kann die Nachtruhe stören, gerade in Abnehmphasen ist das sehr ungünstig.

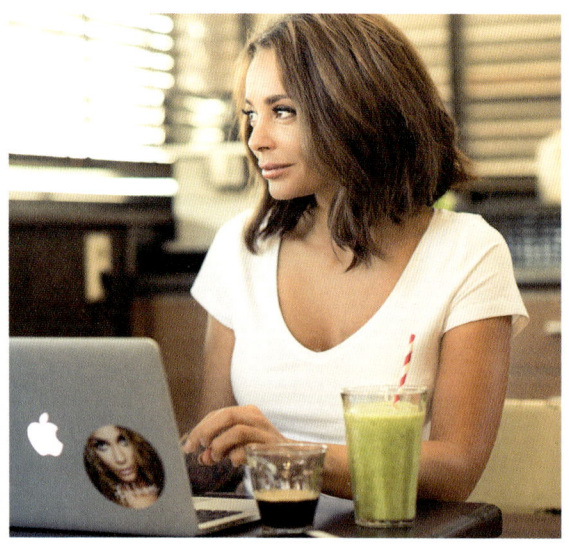

MIT EINEM SCRUB AUS KAFFEE-SATZ CELLULITE BEKÄMPFEN

Wie wir alle wissen, entfernt ein Peeling abgestorbene Hautzellen und stimuliert die Durchblutung. Schlechte Durchblutung ist eine der Ursachen für die gefürchtete Orangenhaut. Scrubben hat also einen positiven Effekt auf Cellulite. Ich scrubbe einmal wöchentlich mit dem Kaffeesatz aus meiner Espressomaschine. Der Kaffee-Scrub macht deine Haut nicht nur zart, das Koffein entwässert außerdem das Bindegewebe und weitet die Blutgefäße, so wird die Durchblutung der Haut verbessert. Außerdem sorgen die Antioxidantien im Kaffee für den Abtransport von Giftstoffen. Kurz gesagt: Bye-bye, Orangenhaut! Und noch etwas: Kaffee-Scrub soll auch die Fettverbrennung ankurbeln.

Cellulite

Cellulite ist für mich mit Abstand das größte körperliche Ärgernis. Ich bin eigentlich glücklich und zufrieden mit meiner X- bzw. Sanduhr-Figur. Leider ist es jedoch so, dass dieser Figurtyp mehr Probleme mit Cellulite hat als beispielsweise der V- bzw. Apfeltyp. Meine Fettdepots sitzen vor allem am Po und an den Oberschenkeln und dort befindet sich in der Regel leider auch die Orangenhaut.

Während meiner beiden Schwangerschaften wurden die Dellen als Folge der Östrogenzunahme erst so richtig schlimm. Glücklicherweise ging die verstärkte Cellulite nach den Schwangerschaften wieder zurück. Später wurde sie nach meiner Teilnahme an der „Expedition Robinson" und während meines Marathontrainings wieder schlimmer. In beiden Situationen schüttete mein Körper zu viele Stresshormone aus. Zu allem Unglück aß ich während meines Lauftrainings auch noch besonders viele Sojaprodukte, wodurch die Östrogenproduktion zusätzlich stimuliert wurde.

„ICH HABE IN MEINEM LEBEN SO ZIEMLICH ALLE BEHANDLUNGEN GEGEN CELLULITE AUSPROBIERT."

Inzwischen habe ich meine Cellulite unter Kontrolle. Ich bin nicht frei von Cellulite, aber ich kann mit dem derzeitigen Ausmaß leben. Ich habe in meinem Leben so ziemlich alle Behandlungen gegen Cellulite ausprobiert und ich kann mit Recht sagen: Nichts hilft. Für alle Anti-Cellulite-Behandlungen gilt: Bleib kritisch. In der Regel bieten gewinnorientierte Firmen allerlei Spezialbehandlungen, Cremes oder Trainings an. Vergiss nie, dass sie mit dir Geld verdienen wollen, informiere dich also gut, bevor du Geld ausgibst.

Ich fasse meine Erfahrungen hier zusammen und erkläre dir, was Cellulite eigentlich genau ist und was du dagegen tun kannst.

ENDERMOLOGIE (EINE ART TIEFENMASSAGE)
Hatte bei mir keinerlei Effekt, ab und zu höre ich, dass es bei der einen oder anderen vorübergehend geholfen hat.

STOSSWELLENTHERAPIE (SHOCKWAVE THERAPY)
War ziemlich schmerzhaft und teuer, aber drei Behandlungen pro Woche hatten tatsächlich Effekt. Die Verbesserung war nach etwa zehn Sitzungen sichtbar und verschwand leider sofort nach Absetzen der Therapie.

ELEKTROLIPOLYSE

In den USA habe ich mir mal mit einer feinen Nadel in alle Dellen stechen lassen. Damit sollte ein lokaler Fettabbau bewirkt werden. Ich war so blöd, die Behandlung vor einem Fotoshooting durchführen zu lassen. Das Ergebnis: ungefähr 200 blaue Flecken an den Beinen und alle Dellen unverändert.

ALGENWICKEL

Dies ist die preiswerteste Behandlung und es sollten maximal zwei pro Woche ausgeführt werden. Nach der Behandlung sieht man viel schlanker aus und hat einige Zentimeter an den Problemzonen verloren. Dies lässt sich mit der entwässernden und straffenden Wirkung der Behandlung erklären. Man sieht nach der Behandlung straffer aus, leider hält der tolle Effekt nur für einen Abend.

BINDEGEWEBSMASSAGE

Wenn du dich gesund ernährst, Sport treibst und viel Wasser trinkst, ist es nicht verkehrt, einmal wöchentlich eine Bindegewebsmassage einzuplanen. Diese Methode ist ziemlich schmerzhaft, sie unterstützt deinen Körper jedoch dabei, Abfallstoffe besser auszuscheiden.

Was ist Cellulite?

Unter Cellulite versteht man eine Vermehrung von Fettzellen im Unterhaut- fettgewebe bei gleichzeitiger Bindegewebs- schwäche, die Fettzellen können sich nach außen wölben (Verklumpung). Wegen des dadurch entstehenden ungleichmäßigen Hautreliefs spricht man im Volksmund auch von Orangenhaut.

Gleich vorweg, um Missverständnisse zu vermeiden: Cellulite ist nicht gleich Zellulitis. Letzteres ist eine bakteriell verursachte Entzündung des Unterhautgewebes, die mit Rötungen, Schwellungen und Fieber einhergeht und in der Regel mit Antibiotika behandelt werden muss. Man kann sich das leicht merken, da medizinische Fachbegriffe, die auf „itis" enden, sich auf Entzündungen beziehen. Bei Cellulite geht es „nur" um ein kosmetisches Problem: verklebtes Bindegewebe mit Fett- und Wassereinlagerungen.

Ursachen

Solltest auch du von Cellulite betroffen sein, ist das kein Grund, sich zu schämen! Mehr als 80 % aller Frauen leiden an dieser Bindegewebsschwäche, die eine mehr, die andere weniger. Cellulite ist zu einem großen Teil genetisch bedingt, darüber hinaus spielen Hormone eine entscheidende Rolle. Vor allem das weibliche Hormon Östrogen, welches in der Pubertät, während der Schwangerschaft und in der Menopause einen großen Einfluss auf deine Haut hat. Auch Rauchen wirkt sich bei Cellulite negativ aus – du solltest also am besten gar nicht rauchen oder es zumindest einschränken.

Es gibt verschiedene Ursachen, die bei der Entstehung von Cellulite mitwirken, einige davon führe ich hier auf:

- schlechte Durchblutung, verlangsamter Lymphabfluss mit Wassereinlagerungen; dadurch verminderte Ausscheidung von Abfallstoffen, die zwischen den Zellen eingelagert werden
- vergrößerte, ungleichmäßig verteilte Fettzellen
- schwaches oder verklebtes Bindegewebe
- nachlassende Hautelastizität
- genetische Veranlagung
- hohe Leberbelastung, z. B. durch übermäßigen Alkoholkonsum
- zu wenig oder schlechter Schlaf
- medizinische Ursachen oder Medikamenteneinnahme

Stress und Ernährung

Auch Stress kann eine Ursache für Cellulite sein. Gleich aus mehreren Gründen ist übermäßiger Stress nicht gut für unsere Haut. So wirkt sich die bei Stress erhöhte Cortisolausschüttung sowohl negativ auf die Fettverbrennung insgesamt als auch auf die Talgproduktion der Haut aus. Wenn man sehr angespannt ist, verschlechtert sich die natürliche Atmung, man nimmt weniger Sauerstoff auf. Auch der Stoffwechsel wird durch Stress beeinträchtigt. Zusätzliche Schlafprobleme führen dazu, dass wir uns nicht mehr gut erholen und regenerieren sowie unsere Selbstheilungskräfte nicht mehr aktivieren können.

Hormone

Hormone haben den größten Einfluss auf Cellulite, insbesondere dann, wenn Östrogen- und Testosteronspiegel nicht in Balance sind. Zu viel Östrogen kann zu Cellulite führen. Das erklärt auch, warum manche Frauen stärker von Cellulite betroffen sind als andere. Auch die Pille kann das Risiko für (ausgeprägtere) Cellulite erhöhen.

Jo-Jo-Effekt

Der bekannte Jo-Jo-Effekt (Abnehmen und Zunehmen im ständigen Wechsel) kann ebenfalls Ursache für Cellulite sein. Häufige Gewichtsveränderung lässt unsere Haut erschlaffen. Bei Gewichtszunahme werden manche Dellen tiefer als andere, bei Gewichtsabnahme bleibt der Gegeneffekt jedoch häufig aus. Außerdem basiert Cellulite auf einer vermehrten Ansammlung von Depotfett in den tiefen Hautschichten; wenn man zunimmt, kommen die Dellen also noch deutlicher zum Vorschein.

Es gibt verschieden Schweregrade von Cellulite:

- leichte Cellulite: nur sichtbar, wenn man die Haut zusammenkneift (Kneiftest) oder wenn man die Muskeln anspannt
- mäßige Cellulite: kaum sichtbar in entspannter Position (Stehen/Liegen), deutlich sichtbar bei Muskelanspannung
- schwere Cellulite: jederzeit sichtbar

Behandlung

Immer im Hinterkopf behalten: Unabhängig vom Schweregrad ist und bleibt Cellulite schwer zu behandeln. Die leichte Form kann man bis zu einem gewissen Grad behandeln, wenn aber der Stoffwechsel der Haut gestört ist, hilft nur eine spezielle Behandlung durch Schönheitsspezialisten, Masseure oder Physiotherapeuten. Mit einer Kombination von Kraft- und Ausdauertraining kann man sichtbare Cellulite etwas mindern. Auch weniger Stress und Alkohol können einen positiven Effekt haben. Um den Hormonspiegel wieder ins Gleichgewicht zu bekommen, kann das Absetzen der Pille eine Überlegung wert sein. Nie verkehrt sind eine gesunde Ernährung und ein stabiles, gesundes Körpergewicht.

Sport

Wenn wir Muskelmasse und damit Muskelvolumen unter der Cellulite aufbauen, wird die Haut gestrafft, dadurch wird die Cellulite weniger sichtbar. Bewegung kurbelt außerdem den Kreislauf an und kann so dem Verklumpen der Fettzellen entgegenwirken. Sport in Kombination mit gesunden Ernährungs- und Lebensgewohnheiten sind die besten Voraussetzungen, um Cellulite im Zaum zu halten. Wenn du deine Cellulite mindern möchtest, solltest du den Konsum folgender Lebensmittel möglichst einschränken:

- Milchprodukte
- Kaffee (maximal drei Tassen am Tag)
- Zucker
- Soja
- Schokolade
- Teigwaren
- Erfrischungsgetränke

Stattdessen solltest du vor allem grüne Gemüsesorten essen. Außerdem kannst du DIM-Tabletten einnehmen (der Powerstoff Diindolylmethan – DIM –, der übrigens auch in Kohlgemüse enthalten ist, reguliert Östrogendominanz) und einmal pro Woche die betroffenen Stellen mit Kaffeesatz scrubben. Mehr hierzu im Abschnitt „Meine persönlichen Ernährungstipps" ab Seite 29.

So bereitest du dein Essen vor

Wie stellst du sicher, dass du die richtige Ernährungsweise immer und überall durchhältst? Das A und O ist die richtige Vorbereitung. Wenn dein Essen zu Hause bereitsteht, kannst du es zur Arbeit, zum Sport oder zu Verabredungen mitnehmen. Sorge dafür, dass du außer Haus nicht in Versuchung gerätst. Während der ersten zwölf Wochen der Killerbody-Diät stehen für das Mittagessen daher ausschließlich Gerichte, die du unkompliziert zur Arbeit mitnehmen kannst, auf dem Plan.

Noch ein paar Tipps:
- Gehe nur einmal pro Woche, und zwar mit der Einkaufsliste aus diesem Buch, einkaufen. Lasse dich nicht dazu hinreißen, andere Produkte in den Einkaufswagen zu legen.
- Bereite die Salate für das Mittagessen am Vorabend zu und bewahre sie in Frischhaltedosen im Kühlschrank auf, so hast du morgens ruck, zuck dein Essen für den Tag zur Hand.
- Bereite immer dein Essen für den ganzen kommenden Tag vor, wenn du einen vollen Terminkalender hast, am besten sogar für zwei Tage.
- Achte darauf, dass du keine Lebensmittel im Haus hast, die du nicht benötigst.

Essen im Urlaub

Im Urlaub futtern wir uns häufig all die verlorenen Kilos wieder drauf und das ist einfach schade. Du hast hart für deine Bikinifigur gearbeitet und das solltest du keinesfalls in zwei Wochen zunichtemachen!

Hier meine Tipps, um auch im Urlaub deinen Killerbody zu behalten:
- Buche kein Hotel, sondern lieber eine Ferienwohnung, so kannst du dein Essen selbst zubereiten.
- Wenn du doch ein Hotel buchst, wähle eins mit Fitnessmöglichkeiten. So kannst du während des Urlaubs weitertrainieren.
- Restaurantessen enthält in der Regel viel Fett, versuche, dies zu kompensieren, indem du Kohlehydrate weglässt.
- Das Frühstück sollte eiweißreich sein, z. B. Huhn mit Ei oder Quark. Lass Croissants und Muffins links liegen! Wenn du den Tag mit Zucker beginnst, will dein Körper den ganzen Tag mehr davon.
- Halte deine Kalorienaufnahme während des Urlaubs mit einer App fest. Dies hilft dir dabei, dich nicht gehen zu lassen.
- Trinke im Urlaub wenig Alkohol.
- Ich mache im Urlaub vor dem Frühstück immer Spaziergänge mit leerem Magen. Erst stimuliere ich meine Fettverbrennung mit einem Espresso ohne Zucker und dann gehe ich los.

Wie hältst du dein Gewicht?

Wie hältst du nach der 12-Wochen-Diät dein Gewicht? Wie gesagt, die richtige Ernährung ist das A und O für ein effektives Training und damit auch zum Erreichen deiner Ziele. Je nachdem, ob du Muskelmasse aufbauen oder eine straffere Figur möchtest, musst du jeweils unterschiedliche Trainings- und Ernährungspläne befolgen. Diese sollten präzise ausgearbeitet sein, denn bei der Ernährung geht es sowohl um Quantität als auch um Qualität. In diesem Kapitel erkläre ich dir, wie du deinen perfekten Ernährungsplan zusammenstellst.

Menschen sind unterschiedlich, deshalb gilt für jeden Menschen ein individueller Ernährungsplan. Geschlecht, Alter, die tägliche Bewegung und der Körperfettanteil sind dabei die wichtigsten Einflussgrößen. Mit Quantität meine ich das richtige Verhältnis der verschiedenen Makronährstoffe (siehe S. 25) zueinander und mit Qualität, dass alle benötigten Nährstoffe durch frische, vielseitige Kost aufgenommen werden. Also, die Menge der Proteine, Kohlehydrate und Fette muss zu dem passen, was du erreichen möchtest, und deine Ernährung sollte gesund und abwechslungsreich sein.

TIPP

Setz dich voll und ganz für dein Ziel ein. Nimm beispielsweise immer dein eigenes Essen mit, zur Arbeit, zu einer Verabredung, sogar zu einer Geburtstagsfeier oder einer Party. Sonst gehst du doch wieder in die Kantine, kaufst unterwegs etwas oder isst ein Stück Torte. Ohne die eigenen Mahlzeiten ist es schwer, sich an den Ernährungsplan zu halten. Was, wenn du doch einmal „gesündigt" hast oder schon von vornherein weißt, dass du der Versuchung nicht widerstehen können wirst? Plane an solchen Tagen oder dem Morgen danach ein zusätzliches Training ein. So verbrennst du die Kalorien gleich wieder.

Vier Schritte

Um deinen individuellen Ernährungsplan aufzustellen, musst du zunächst deinen täglichen Kalorienbedarf berechnen. Anschließend weißt du, wie viele Makronährstoffe (Proteine, Kohlenhydrate und Fette) du zum Aufbau von Muskelmasse benötigst:

- Formuliere dein Ziel: Was willst du erreichen?
- Berechne deinen Kalorienbedarf.
- Stelle deinen individuellen Ernährungsplan auf: Was passt zu meinem Körpertyp?
- Überprüfe, ob der Ernährungsplan den gewünschten Effekt hat!

„FETT VERBRENNEN UND GLEICHZEITIG MUSKELMASSE AUFBAUEN IST PHYSISCH UNMÖGLICH."

1 Formuliere dein Ziel

Gut, der erste Schritt ist also die Ziel-festlegung: Was möchtest du erreichen und wie schnell (Wochen/Monate)? Nochmals: Dein Ziel muss realistisch sein! Wenn es von vornherein unerreichbar ist, führt dies nur zu Enttäuschungen, und das ist demotivierend. Grundsätzlich gibt es zwei Möglichkeiten, um eine straffere Figur zu bekommen:

- Du möchtest möglichst viel Fett verbrennen und gleichzeitig möglichst viel Muskelmasse behalten.
- Du möchtest möglichst viel Muskel-masse aufbauen und dabei möglichst wenig an Fettgewebe zulegen.

Kann man eigentlich Körperfett verbren-nen und gleichzeitig Muskeln aufbauen? Voraussetzung, um abzunehmen, ist eine negative Energiebilanz (dann werden Fettdepots abgebaut), für Muskelaufbau hingegen eine positive (dann kann der Körper zusätzliche Energie in Gewebe umsetzen). Anders ausgedrückt: Abneh-men ist ein Abbauprozess (kataboler Prozess) und Muskelaufbau ist ein anaboler Prozess: Dein Körper baut Gewicht in Form von Muskelmasse auf. Mit einer Kombina-tion aus Krafttraining und Cardiotraining (HIT) baust du Muskeln auf, gleichzeitig verbrennst du viele Kalorien, weil Muskel-masse mehr Kalorien verbrennt als Fettge-webe. Es ist also effektiver, wenn du nicht nur Cardiotraining machst.

Eine konkrete und realistische Zielset-zung für einen Trainingszeitraum von zwei Monaten sieht beispielsweise so aus: ohne Muskelverlust deinen Körperfettanteil um 4 % verringern.

Behalte dabei bitte im Hinterkopf: Je näher du deinem Ziel kommst, desto anstren-gender wird es. Beim oben genannten Beispiel wird der Körperfettanteil im ersten Monat sehr schnell um 2 % sinken, die nächsten 2 % werden dich vermutlich mehr Zeit kosten. Du wirst leichter, dadurch geht auch dein Kalorienbedarf zurück. Du musst also deinen Bedarf immer wieder neu berechnen und entsprechend anpassen. Sonst kann es passieren, dass du unbeabsichtigt deinen Kalorienbedarf deckst (= Gewichtserhalt), statt weniger zu dir zu nehmen (= Gewichtsverlust).

2 Berechne deinen Kalorienbedarf

Bei der Berechnung deines täglichen Kalorienbedarfs steht eine Frage im Vordergrund: Wie viele Proteine, Kohlehydrate und wie viel Fett sollte in deinem Ernährungsplan enthalten sein? Das hängt von deinem Körperfettanteil ab, den du mit einem Hautfaltenmesser (Caliper) bestimmen kannst. Lass die Hautfaltenmessung zunächst in einem Fitnessstudio oder bei einer Ernährungsberatung durchführen, so kannst du dir sicher sein, dass an den richtigen Stellen gemessen wurde, und lernst, selbst richtig zu messen.

Und schließlich ist der sogenannte Gesamtumsatz wichtig. Der Gesamtumsatz setzt sich aus Grundumsatz und Leistungsumsatz zusammen und ist diejenige Energiemenge, die der Körper pro Tag zur Aufrechterhaltung seiner Funktionen und für die ausgeführten Aktivitäten benötigt. Wenn du weniger zur dir nimmst (Abnehmphase, siehe S. 73f.), verringert sich der Körperfettanteil. Wenn du mehr Kalorien zu dir nimmst (Aufbauphase, siehe S. 69ff.), baust du Muskelmasse auf.

Hier eine Berechnungsgrundlage für deinen täglichen Kalorienbedarf (Gesamtumsatz) auf Basis deines Körpertyps (siehe S. 16ff.). Multipliziere dein Körpergewicht mit der entsprechenden Zahl:

EKTOMORPH	Gewicht x 44
MESOMORPH	Gewicht x 33
ENDOMORPH	Gewicht x 26

TIPP

Wenn du schneller abnehmen möchtest, nimm die zusätzlichen Kalorien, die du mit Sport verbrennst, nicht wieder zu dir. Ein Beispiel: Dein Gesamtumsatz liegt bei 1.500 Kalorien, da du abnehmen möchtest, isst du nur 1.300 Kalorien. Du treibst dreimal pro Woche Sport und verbrauchst dabei 200 Kalorien extra. An diesen Tagen könntest du 1.500 Kalorien essen und würdest immer noch im Rahmen deines berechneten Kalorienbedarfs liegen, du kannst aber auch bei den reduzierten 1.300 bleiben. In der Gesamtsumme „isst" du so an drei Tagen die Woche statt 200 gleich 400 Kalorien weniger, nimmst also schneller ab.

3 Erstelle einen Ernährungsplan

Um einen Ernährungsplan aufstellen zu können, musst du wissen, wie viele Kalorien du täglich zu dir nehmen willst und in welchen Verhältnis die Makronährstoffe dabei zueinander stehen sollten. In der Regel werden beim Trainieren 40 % der Kalorien aus Proteinen, 30 % aus Kohlehydraten und 30 % aus Fetten verbraucht. Zur Veranschaulichung hier eine kleine Übersicht, welche Makronährstoffe in welchen Nahrungsmitteln enthalten sind:

PROTEINE

- mageres Fleisch (Huhn, Pute und Rind)
- Fisch
- Eier
- Nüsse, Getreide und Hülsenfrüchte
- Quark

KOHLEHYDRATE

Langsame Kohlehydratlieferanten (werden vom Körper langsamer aufgenommen, die Stärke wird langsamer zu Glukose umgebaut):
- Vollkornbrot und -nudeln
- Naturreis
- Gemüse
- Quinoa
- Haferflocken

Schnelle Kohlehydratlieferanten (sorgen für einen schnellen, kurzfristigen Anstieg des Blutzuckerspiegels, was Hungergefühl und Mattigkeit mit sich bringt):
- Obst

FETTE

- fetter Fisch (Aal, Makrele, Hering, Sardinen, Lachs)
- Avocado
- Nüsse und Samen
- Erdnussbutter

4 Überprüfe die Wirksamkeit deines Ernährungsplans

Dein erster Plan wird vermutlich nicht gleich perfekt sein. Nimm deinen Ernährungsplan daher idealerweise alle vier Wochen unter die Lupe und passe ihn eventuell an. Ob der Plan zu deinem Körper passt, hängt nämlich von deinem Stoffwechsel ab, und der kann sich verändern. Du solltest deinen Plan jedoch nicht drastisch umstellen, gehe in kleinen Schritten vor. Am besten stimmst du ihn mit einer Ernährungsberaterin ab.

Wenn du abnimmst, verringert sich auch dein Kalorienbedarf, du musst im Laufe der Zeit also zunehmend weniger essen, um weiterhin abzunehmen. Wenn du das Gefühl hast, dass du festhängst, verändere das Verhältnis der Makronährstoffe zueinander. Ich nehme besonders gut ab, wenn ich nur 20 % Kohlehydrate zu mir nehme, es kann aber durchaus sein, dass du besonders gut abnimmst, wenn stattdessen der Fettanteil bei 20 % liegt. Ich gebe dir nur Anhaltspunkte, dein Körper wird anders reagieren als meiner.

Auch gesunde Nahrungsmittel können deinem Ziel im Weg stehen!

Das kommt dir bestimmt bekannt vor: Ein gemütlicher Abend vor dem Fernseher und dann bekommst du Lust auf etwas Leckeres. Du hältst dich für besonders schlau, weil du Nüsse statt Kartoffelchips isst, die sind schließlich gesund. Oder etwa nicht? Schade, aber die Rechnung geht leider nicht auf. Nüsse enthalten zwar jede Menge gesunde Nährstoffe, aber leider auch massenhaft Kalorien. Kurzum, dieser gesunde und „harmlose" Snack kann dein Ziel torpedieren! Und es gibt noch mehr von diesen gemeinen Fallen: Avocado auf Kräckern, Avocado als Dressing, Avocado in der Guacamole. Diese gesunde Frucht ist populär und findet sich immer häufiger auf unserem Speiseplan. Ja, Avocado enthält gute Fette und wichtige Nährstoffe, die dein Körper braucht, aber leider auch viele Kalorien. Es ist nicht nötig, dass du während der Diät die „geliebte" Avocado vom Programm streichst, behalte aber bei der Menge immer auch dein Ziel im Auge. Auch ein Zuviel an gesunden Nahrungsmitteln kann dem Erreichen deines Killerbodys im Weg stehen.

Noch eine Bemerkung zu den populären Superfoods: Bist du eine von denen, die aus Überzeugung jeden Morgen eine Handvoll Gojibeeren oder anderes Superfood ins Joghurt tun? Du ahnst es bestimmt schon: Auch sie enthalten viele Kalorien. Gesund? Natürlich, aber nur, wenn du größere Mengen davon isst. Dann nimmst du jedoch wieder zu viele Kalorien auf.

Es gibt eben einfach kein Wundermittel, das dir ruck, zuck einen Killerbody verschafft. Tut mir leid. Fang also am besten damit an, ausreichend Gemüse und Obst zu essen, das ist gesund.

Iss dein Fett weg! Refeed!

Wenn du die Killerbody-Diät zwölf Wochen durchgehalten und genügend abgenommen hast, empfehle ich dir, deine vorherige Ernährungsweise nicht einfach wieder aufzunehmen. Am besten ernährst du dich weiterhin so wie in den letzten Wochen, wenn möglich wie in Phase 1. Einmal pro Woche ein Cheatmeal einzuplanen, ist völlig okay. Wenn du möchtest, kannst du nach dieser Diät aber auch noch mehr abnehmen. Du möchtest vielleicht noch „trockener" werden, das heißt deinen Körperfettanteil weiter reduzieren. Dann kannst du deine Ernährung wie in Phase 3 gestalten und einmal wöchentlich einen Refeed-Tag einlegen.

Online erreicht mich häufig die Frage: Was ist ein Refeed-Tag und wofür ist er gut? Ich erkläre dir, was ein Refeed-Tag genau ist und wie du ihn am besten durchführst. Sollte ich dein Interesse geweckt haben und solltest du es ausprobieren wollen: Dieses Buch enthält einen Plan für einen Refeed-Tag in der letzten Phase der Abnehm-Diät. In dieser Phase ist dein Körperfettanteil in einem solchen Umfang gesunken, dass dein Körper einmal wöchentlich einen Refeed-Tag braucht. Und es macht auch noch Spaß, denn beim Refeeding isst du dir das Fett weg. Das klingt doch super, oder?

In der letzten Phase der Abnehm-Diät dieses Buches machen wir jeden Sonntag

zum Refeed-Tag. Ich hoffe, dass du nach der letzten Phase dein Wunschgewicht erreicht hast. Ist das nicht der Fall, verlängere die letzte Phase der Diät um ein paar Wochen. Hast du dein Wunschgewicht erreicht, ernähre dich zukünftig am besten entsprechend der Phase 1. Wenn dein Körperfettanteil unter dem durchschnittlichen Wert liegt (Frauen circa 25 %, Männer circa 22 %) braucht dein Körper einmal wöchentlich einen Refeed-Tag. Liegt dein Körperfettanteil höher, ist kein Refeed-Tag erforderlich. Falls gewünscht, kannst du dann einmal wöchentlich ein Cheatmeal einplanen.

„BEIM PRINZIP ‚REFEED' SPIELEN DIE HORMONE LEPTIN UND GHRELIN EINE WICHTIGE ROLLE."

Beim Prinzip „Refeed" (Aufladen) spielen die Proteohormone Leptin und Ghrelin eine große Rolle. Sie regeln das Hunger- und Sättigungsgefühl. Ghrelin ist ein appetitanregendes Hormon und wird in der Magenschleimhaut (Magenfundus) produziert. Seine Konzentration im Blut ist immer dann hoch, wenn wir nur wenig oder gar nicht gegessen haben; nach dem Essen sinkt der Ghrelinspiegel im Blut wieder ab. Der Gegenspieler des Ghrelin ist das Leptin, welches in den Fettzellen hergestellt wird und dem Gehirn die Sättigung signalisiert. Dieser Vorgang funktioniert dann, wenn in den Fettzellen (dort ist das Leptin gespeichert) noch ausreichend Energie vorhanden ist. Während einer Diät, wenn man also weniger isst, um abzunehmen, reduziert sich der Leptinanteil im Fettgewebe, dein Körper „denkt", dass du nicht genug gegessen hast. Dein Stoffwechsel reagiert darauf, indem er den Bedarf drosselt, das heißt, es wird weniger Fett verbrannt. Diesen Effekt kannst du mit Refeed-Tagen aushebeln.

Refeed-Tag

In Abnehmphasen nimmst du weniger Energie auf, als du verbrauchst. Refeed bedeutet, dass du deinen Körper wieder auflädst, wenn er ein Kaloriendefizit hat. An einem Refeed-Tag isst du in der Regel eine Kalorienmenge in Höhe deines normalen Gesamtumsatzes (siehe Abschnitt S. 36ff.), eventuell sogar etwas mehr. Du erinnerst dich: Der Gesamtumsatz steht für die Menge an Kalorien, bei der du weder ab- noch zunimmst.

Es klingt unlogisch, während eines Refeed-Tages mehr zu essen, um abzunehmen? Durch das Zusammenspiel von Leptin und Ghrelin wird der Stoffwechselumsatz, wenn du weniger Kalorien zu dir nimmst, als du eigentlich brauchst, heruntergeschraubt. Man kann es als eine Art Selbstschutz des Körpers in Zeiten von Knappheit betrachten. Ein Instinkt aus der Zeit, als wir mit Jagen und Fischen noch nicht jeden Tag ausreichend Nahrung beschaffen

konnten. Daher ist es zwar ärgerlich, aber schon irgendwie logisch, dass man trotz Diät weniger abnimmt als geplant.

„DER REFEED-TAG IST WIE EINE NEUPROGRAMMIE-RUNG DEINES KÖRPERS."

Der Sparmodus ist also eine natürliche Reaktion deines Körpers, die du mit einem Bluff ausschalten kannst, dem Refeed-Tag. So wird die Konzentration von Leptin im Körper erhöht, der Hunger nimmt ab, der Stoffwechsel wird angekurbelt und die Hormone funktionieren wieder so, wie sie sollen. Der Refeed-Tag ist wie eine kleine Neuprogrammierung deines Körpers mit der Information: „Oh, ich bekomme genügend Energie, also kann ich wieder mehr umsetzen und den Sparmodus abschalten."

Kleine Einschränkung: Es wäre ein Fehlschluss zu denken, dass du an einem Refeed-Tag unkontrolliert alles essen kannst, was du möchtest. So funktioniert es nicht. Vor allem von Fett rate ich ab, besser sind komplexe Kohlehydrate wie Reis, Kartoffeln und Gemüse. Diese Nahrungsmittel wirken sich positiver auf deinen Leptinspiegel aus.

Ein Refeed-Tag hat übrigens noch mehr Vorteile. Ein höherer Leptinlevel lässt die Blutkonzentration des Stresshormons Cortisol sinken, das als Muskelkiller gilt. Abnehmen (Stichwort: Überlebensmodus) ist nun einmal Stress für den Körper, mit einem Refeed-Tag wird die muskelschädigende Cortisolkonzentration reduziert. Zusätzlich gibt der Refeed-Tag deinem Immunsystem einen Boost, denn wenn das Kaloriendefizit zu lange anhält, lassen die Abwehrkräfte nach und das Risiko, krank zu werden, steigt. Obendrein bekommst du einen mentalen Boost: Einmal etwas mehr essen und das Weitermachen fällt gleich viel leichter!

„EIN REFEED-TAG IST EIN MENTALER BOOST. EINMAL ETWAS MEHR ESSEN UND DAS WEITERMACHEN FÄLLT GLEICH VIEL LEICHTER!"

Faustregeln

Man sollte einige Faustregeln für den Refeed-Tag berücksichtigen:

- Die Kalorienmenge für den Refeed-Tag sollte ungefähr 500 Kalorien höher liegen als dein normaler Gesamtumsatz bzw. Tagesbedarf.
- Es ist günstig, den Refeed-Tag einen Tag vor einem Training der großen Muskelgruppen einzulegen, so hast du gleich extra Energie für das Training.
- Lass Fette links liegen und bevorzuge komplexe Kohlehydrate wie z. B. aus (Süß-)Kartoffeln, Reis, Pasta und viel Gemüse.
- Beschränke deine Proteinaufnahme auf 1 Gramm pro Kilo Körpergewicht.
- Iss möglichst wenig fruktosehaltige Nahrungsmittel (Zucker).

Wie oft man einen Refeed-Tag einlegen sollte, hängt vom Geschlecht und vom Körperfettanteil ab:

FRAUEN

> 30 % KFA*	kein Refeed nötig
25 %–30 % KFA	1x in 2 Wochen
16 %–25 % KFA	1x pro Woche
< 16 % KFA	2x pro Woche

MÄNNER

> 20 % KFA	kein Refeed nötig
15 %–20 % KFA	1x in 2 Wochen
12 %–15 % KFA	1x pro Woche
< 12 % KFA	2x pro Woche

*KFA = Körperfettanteil

Intermittierendes Fasten

Ich bin ein großer Fan des intermittierenden Fastens (IF). Simpel ausgedrückt, lernt dein Körper mithilfe von IF, seine Fettreserven wieder anzugreifen. Wir sorgen nämlich dafür, dass unser Körper faul wird; mit IF durchbrichst du diese Angewohnheit, indem du einen Tagesabschnitt (16 bis 20 Stunden) lang nichts isst (Kurzzeitfasten). Noch immer denken viele Menschen, dass man alle zwei Stunden etwas essen muss, um den Stoffwechsel in Gang zu halten. Falsch, denn dein Körper schaltet erst in den „Fettsparmodus", wenn du länger als 60 Stunden nichts gegessen oder einen sehr niedrigen Körperfettanteil hast.

Während deiner Killerbody-Diät kannst du IF auf zwei Arten einsetzen: zuerst, um Fett zu verlieren, danach, um trockene Muskelmasse (fettfreie Muskeln) aufzubauen. Wenn du dein Ziel erreicht hast und im Anschluss einen niedrigen Körperfettanteil halten möchtest, wird dich eine kleine IF-Einheit hin und wieder dabei unterstützen! Intermittierendes Fasten bedeutet, dass du dir über einen längeren Tagesabschnitt nichts Kalorienhaltiges zuführst, also fastest, und anschließend deinen Tagesbedarf an Kalorien innerhalb weniger Stunden aufnimmst. Ich werde das Thema hier nur knapp behandeln, da ich noch so viele andere wichtige Informationen für dich

habe. Also, Intermittierendes Fasten (auch Intervallfasten genannt) in groben Zügen: Grundsätzlich kannst du ein IF-Programm so lang durchführen, wie du möchtest, nach zwölf Wochen solltest du jedoch eine zweiwöchige Pause einplanen. Während dieser Phase isst du Kalorien in Höhe deines Gesamtumsatzes, also deinen normalen Tagesbedarf (wie beschrieben auf S. 36ff.). Anschließend kannst du, falls gewünscht, wieder ein IF-Programm von maximal zwölf Wochen durchführen. Während dieser Phase planst du täglich einen Zeitraum von ungefähr 16 bis 20 Stunden zum Fasten ein. Das Beste: Du kannst den Tagesabschnitt fürs Fasten selbst bestimmen! Deinen Kalorienbedarf deckst du in den vier bis acht Stunden, die so vom Tag für die Nahrungsaufnahme übrig bleiben.

„DAS BESTE: DU KANNST DEN TAGESABSCHNITT FÜRS FASTEN SELBST BESTIMMEN!"

Möglicherweise erscheint es dir sehr schwer, einen Tagesabschnitt lang gar nichts Kalorienhaltiges zu dir zu nehmen (Wasser und ungesüßter Tee sind erlaubt). Aber glaub mir, in der Praxis ist es nur halb so schlimm. Ich plane meine IF-Intervalle beispielsweise morgens ein. Im Grunde

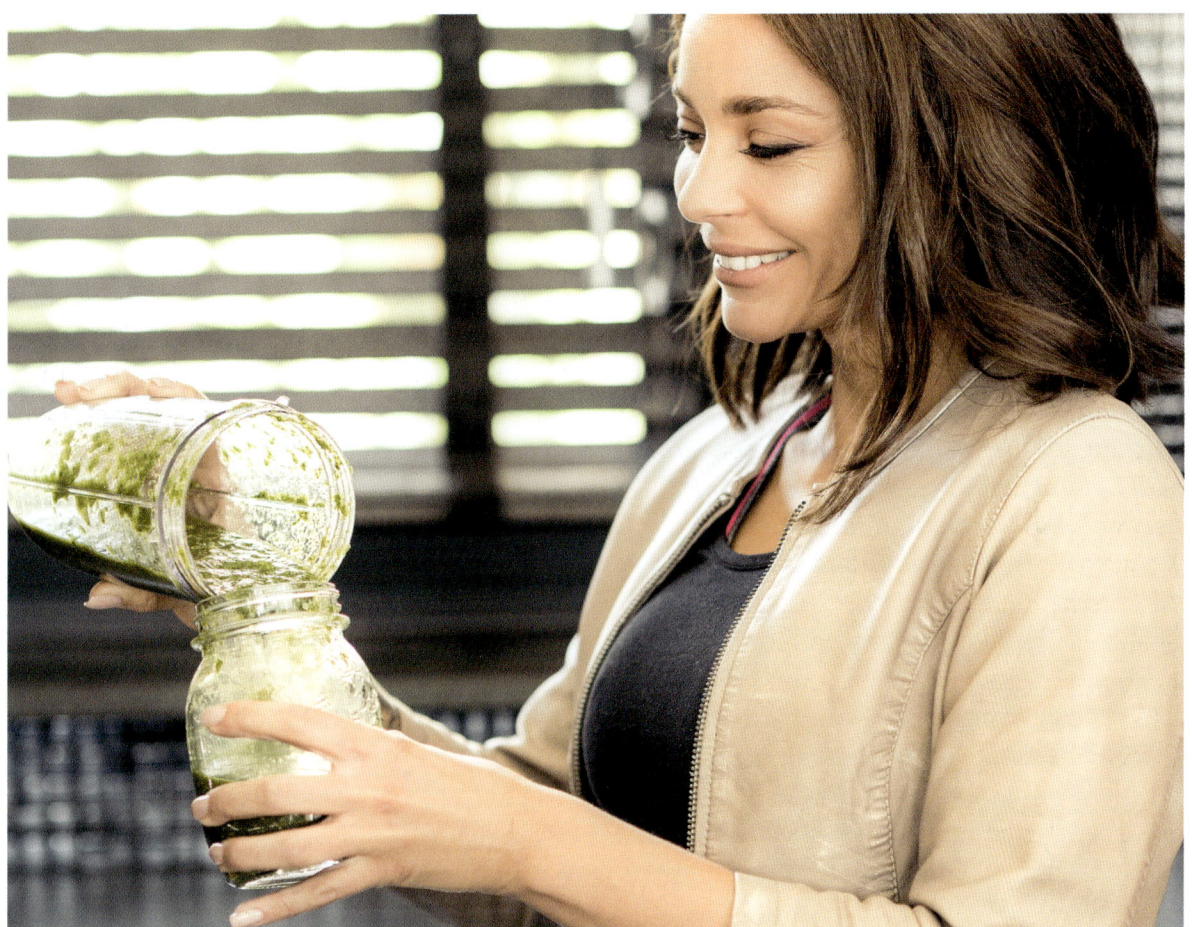

bedeutet das, dass du das Frühstück auslässt und etwas später am Tag die erste Mahlzeit zu dir nimmst. Die Stunden der Nachtruhe zählen nämlich mit, die hast du also schon mal im Sack. Du darfst dann vier bis acht Stunden nach dem Aufstehen (abhängig von deinen Vorlieben und deinen Erfahrungen mit IF) nichts essen oder trinken und innerhalb der folgenden vier bis acht Stunden nimmst du deinen Tagesbedarf an Kalorien auf. Die meisten planen ihre Mahlzeiten zwischen 12 Uhr und 20 Uhr ein. Das klingt doch gar nicht so schwer, oder?

Außerdem kannst du abhängig von deinen Bedürfnissen für jeden Tag einen anderen IF-Zeitraum festlegen. Wenn dein Terminkalender voll ist, du dir ein schweres Training vorgenommen hast oder wenn eine Feier ansteht, stimmst du den IF-Zeitraum einfach darauf ab.

Resultat

Am wichtigsten ist jedoch: Was bringt es dir? Nun, ziemlich viel, denn du kannst davon ausgehen, dass du mit IF ungefähr 500 bis 750 Gramm Fett pro Woche verlierst – abhängig von deinem Körperfettanteil; je höher er ist, desto schneller geht es am Anfang. Wenn der Körperfettanteil sinkt, nimmst du langsamer ab. Keine Sorge, das ist nicht schlimm, denn es ist ja gerade wichtig, nicht zu schnell abzunehmen, weil das den Stoffwechsel verlangsamt und der Körper zur Energieproduktion Muskelmasse abbaut.

Einige weitere Vorteile des IFs:

- Dein Körper schüttet eine große Menge an Wachstumshormonen aus. Diese stimulieren die Fettverbrennung und spielen eine wichtige Rolle für die Regeneration von Muskelzellen, den Muskelaufbau und einen beschleunigten Stoffwechsel.
- Die Insulinsensitivität nimmt zu, dein Körper verfügt so über eine bessere Blutzuckerregulation. Das führt dazu, dass der Körper besser in der Lage ist, Kohlehydrate (Glukose) im Muskelgewebe zu speichern statt im Fettgewebe.
- Dein Körper produziert eine große Menge des Hormons Noradrenalin, einem Neurotransmitter. Es regt das Herz-Kreislauf-System an und wirkt aufmerksamkeits- und aktivitätssteigernd.

Darüber hinaus wirkt sich Intervallfasten auch positiv auf deine Gesundheit aus:

- verbesserte Herz-Kreislauf-Tätigkeit
- gemindertes Risiko für Herz-Kreislauf-Erkrankungen
- weniger Stress
- höhere Lebenserwartung

Kurzum, geringer Aufwand, praktisch sowie flexibel planbar und dabei große Wirkung! Ich bin nicht umsonst Fan des intermittierenden Fastens. Probiere es aus, du wirst mir recht geben. Und du kommst deinem Killerbody auch gleich noch ein Stück näher!

Gesundes Fleisch aus artgerechter Tierhaltung

Es wurde in diesem Buch schon einige Male angeschnitten: Hormone haben einen nicht zu vernachlässigenden Einfluss auf dein Gewicht und die Entwicklung deines Körpers. Dennoch machen sich viele Menschen nicht klar, dass ein großer Teil des angebotenen Fleischs hohe Konzentrationen an Hormonen (Wachstumshormone) und anderen schädlichen Stoffen (z. B. Antibiotika) aufweist, da diese den Tieren gespritzt oder über das Futter zugeführt werden. Für mich ein Grund, um mich regelmäßig vegetarisch zu ernähren und dies mit der Einnahme von BCAA-Kapseln und Proteinshakes für eine ausreichende Eiweißaufnahme zu kombinieren. Wenn ich jedoch Fleisch essen möchte, kaufe ich es im Bioladen oder bestelle es bei einem Bioversand. Diese Anbieter können in der Regel auch über gesundes Fleisch und artgerechte Tierhaltung informieren. Im Folgenden habe ich die wichtigsten Punkte für dich zusammengefasst.

Huhn

Hühnerfleisch enthält häufig besonders viele Antibiotika. Die allermeisten Geflügelbauern (auch biologische!) können gar nicht ohne Antibiotika auskommen, da Hühnerfleisch eine hohe Konzentration an ESBL und Salmonellen aufweist. Die Enzyme namens ESBL sind besonders gefährlich, da sie Bakterien antibiotikaresistent machen. Hühner werden daher präventiv mit Antibiotika behandelt, was letztendlich dazu führt, dass wir, der Hühnerfleisch verzehrende Mensch, antibiotikaresistent werden. Außerdem bekommen Hühner Wachstumshormone, damit sie schneller wachsen. Das bekannteste Beispiel hierfür ist das Masthuhn, das innerhalb von vier bis sechs Wochen auf zwei Kilogramm, das 50-fache (!) seines Schlüpfgewichts, gemästet wird. Das kann nicht gut sein, weder für das Tier noch für den Menschen, der es verzehrt. Zum Glück gibt es noch Hühnerfleisch ohne Antibiotika und Wachstumsbeschleuniger über Bioanbieter. Diese Hühner werden anders, natürlicher gefüttert, dadurch treten die schädlichen Enzyme und Bakterien in viel geringerem Maße auf, so dass keine Antibiotikabehandlung notwendig ist.

Rindfleisch

Hier ist Fleisch von Weiderindern zu empfehlen. Die Kühe stehen auf der Wiese und fressen Gras, die übliche präventive medizinische Behandlung findet nicht statt, es wird kein gentechnisch verändertes Futter eingesetzt, sondern lediglich eine geringe Menge Kraftfutter aus der Region. Herkömmliches Kraftfutter enthält Soja und wie ich bereits zu Beginn dieses Buches erwähnte, regt Soja die Östrogenproduktion an, was zu einer erhöhten Fettspeicherung in den Beinen führt und somit Cellulite fördert (unfairerweise vor allem bei uns Frauen). Außerdem wird für den Anbau von Soja und Getreide Regenwald abgeholzt, was ich ebenfalls ablehne. Beweidung ist daher besser für die Kuh, die Umwelt und letztendlich auch für uns. Weidefleisch enthält mehr Omega-3-Fettsäuren, CLA (siehe S. 51) sowie die Vitamine A und E. Und glaube mir, wenn du erst einmal den Unterschied geschmeckt hast, willst du sowieso kein anderes Fleisch mehr essen.

Schweinefleisch

Auch Schweinefleisch kann man aus biologischer Freilandhaltung kaufen. Die Schweine können das ganze Jahr über nach draußen und sich natürlich ernähren mit Gras, Kräutern und Senfpflanzen. Zusätzlich bekommen sie Futterrüben, Weizen-, Gerste-, Mais-, Raps- und Sonnenblumenschrot, Zuckerrüben oder -rohrmelasse; hochwertiges Futter für einen guten Fleischgeschmack. Auch sie werden nicht prophylaktisch behandelt, nur wenn ein Tier krank ist, wird es medizinisch betreut.

BCAA und andere Nahrungsergänzungs- mittel

BCAA ist die Abkürzung für „branched-chain amino acids", zu Deutsch „verzweigt-kettige Aminosäuren". Aminosäuren sind Bausteine der Proteine. Unser Körper baut Proteine zu Aminosäuren um und transportiert sie anschließend dorthin, wo sie benötigt werden. Es gibt 22 proteinogene Aminosäuren, die an der Regeneration und der Bildung von Körpergewebe, auch Muskeln, beteiligt sind. Sie spielen also eine wichtige Rolle bei der Muskelbildung und -kräftigung.

Man unterscheidet essenzielle und nicht-essenzielle Aminosäuren. Die nicht-essenziellen Aminosäuren werden vom Körper selbst gebildet, die anderen müssen über die Nahrung (Milchprodukte, Eier, Hülsenfrüchte und Fleisch) aufgenommen werden. Bei BCAA handelt es sich um die essenziellen Aminosäuren Leucin, Isoleucin und Valin. Sie werden zu 35–40 % im Muskelgewebe gespeichert und machen 14–18 % der Muskelproteine aus und sind daher besonders wichtig für den Muskelaufbau.

Aber warum sollte man BCAA als Nahrungsergänzungsmittel zu sich nehmen, wenn Aminosäuren doch über die Nahrung zugeführt werden? Genau wie alle anderen Nahrungsergänzungsmittel sind sie praktisch als Ergänzung zur täglichen Ernährung. Betrachte die Einnahme also nicht als Ersatz, sondern als vorbeugende Maßnahme.

Außerdem gibt es einen entscheidenden Unterschied: Die vom Körper hergestellten Aminosäuren werden zunächst enzymatisch in der Leber verarbeitet und nur bei Kaloriendefizit angesprochen. BCAA hingegen stehen den Muskeln schnell zur Verfügung und werden, wenn sie dort nicht benötigt werden (weil bereits ausreichend Fett und Kohlehydrate zur Verfügung stehen), für Muskelaufbau und Regeneration eingesetzt. Sie bringen dir also in jedem Fall etwas.

„SPORTLER MIT INTENSIVER BELASTUNG BENÖTIGEN OFT MEHR AMINOSÄUREN, ALS DIE NAHRUNG ZUR VERFÜGUNG STELLT."

Studien haben ergeben, dass BCAA den Cortisolspiegel positiv beeinflussen, also den Anstieg des Stresshormons in Schach halten. Cortisol ist für den Muskelabbau verantwortlich, Sport wiederum bedeutet für den Körper Stress, BCAA kann diese entgegengesetzten Prozesse ausgleichen. Außerdem benötigen Sportler mit intensiver Belastung oft mehr Aminosäuren, als die Nahrung zur Verfügung stellt. Wenn du für deinen Killerbody trainierst, gehörst du zu genau dieser Gruppe!

Ich verwende noch weitere Nahrungsergänzungsmittel, nämlich Fischöl und CLA-Tabletten. Im Winter nehme ich zusätzlich noch Multivitaminpräparate und Vitamin D ein. Im Folgenden informiere ich dich über die Bedeutung und Wirkung dieser Nahrungsergänzungsmittel, die zum Glück weniger kompliziert sind als BCAA.

Fischöl

Fischöl enthält essenzielle Fettsäuren (besser bekannt als Omega-3-Fettsäuren), insbesondere Eicosapentaensäure (EPA) und Docosahexaensäure (DHA), die wir leider häufig nicht in ausreichendem Maße mit unserer Nahrung aufnehmen. Wenn du, wie die meisten von uns, seltener als zweimal wöchentlich fetten Fisch isst, kannst du als Nahrungsergänzung hochwertige Fischöl-Kapseln einnehmen. Hier einige Pluspunkte der Omega-3-Fettsäuren:

- Reduzieren die Fettspeicherung: Fischöl bewirkt, dass unser Körper Insulin besser absorbiert.
- Heben die Stimmung: Fischöl erhöht den Serotoninspiegel, dieser Neurotransmitter sorgt für Glücksgefühle und Zufriedenheit.
- Gelenke: EPA unterstützt die Beweglichkeit der Gelenke.
- Konzentration: EPA reguliert die Blutzufuhr zum Gehirn.

CLA

CLA (konjugierte Linolsäuren) sind weitere essenzielle Fettsäuren und gehören zur Klasse der Omega-6-Fettsäuren. Kurz gesagt haben Linolsäuren folgende Wirkungen: Fettreduktion bei gleichzeitigem Muskelaufbau, Muskelschutz, Stoffwechselverbesserung und positive Wirkung auf den Cholesterinspiegel und den Blutzuckerspiegel.

Multivitamine und Vitamin D

Wenn du wenig Obst isst, empfehle ich dir, täglich, bei der ersten Mahlzeit, Multivitamine einzunehmen. Ich nehme Multivitamine im Winter ein, weil unsere Widerstandskräfte dann oft geringer sind. Multivitamin-Präparate enthalten Vitamine und Spurenelemente, die nicht jeder in ausreichendem Maße mit der Nahrung zu sich nimmt. Wenn wir aktiv Sport treiben, beispielsweise während der Killerbody-Diät, benötigt unser Körper mehr von diesen wichtigen Mikronährstoffen. Du kannst diesen erhöhten Bedarf mit der richtigen Ernährung ausgleichen, aber ein bisschen Unterstützung schadet nie. Ich nehme außerdem Vitamin D ein, das wichtig ist für starke Zähne und Knochen. Unser Körper produziert Vitamin D selbst, allerdings braucht er dafür Sonnenlicht (UV-B-Strahlung). Wenn du zu wenig Zeit draußen verbringst oder die Sonneneinstrahlung im Winter zu schwach ist, empfiehlt sich die Einnahme von Vitamin-D-Tabletten. Vitamin D kommt übrigens auch in verschiedenen Nahrungsmitteln vor, z. B. in fettem Fisch, rotem Fleisch und Eiern. Darüber hinaus wird es oft Margarine und anderen Koch-, Back- und Bratfetten zugesetzt.

Eiweißzufuhr bei vegetarischer Ernährung

Mit der Nahrung aufgenommene Proteine werden von unserem Verdauungssystem zu Aminosäuren aufgespalten (siehe meine Erläuterung im vorherigen Abschnitt). Unser Körper ist auf zwanzig verschiedene Aminosäuren angewiesen: neun essenzielle Aminosäuren, die über die Nahrung zugeführt werden müssen, und elf nicht-essenzielle Aminosäuren, die unser Körper selbst produzieren kann. Zur Verdeutlichung: Die essenziellen können nicht vom Körper hergestellt werden.

Nur wenn unser Körper über all diese Aminosäuren im richtigen Verhältnis verfügt, können die hochwertigen Proteine, die wir benötigen, vom Körper zur Verfügung gestellt werden. Für Vegetarier ist dies schwieriger hinzubekommen, da gerade Fleisch ein wichtiger Lieferant essenzieller Aminosäuren ist. Durch geschicktes Kombinieren von anderen Nahrungsmitteln (Eier, Käse, Joghurt, Quark und Milch) ist es dennoch möglich. Ich habe hier einige Beispiele für sinnvolle Kombinationen zusammengestellt:

- Erbsensuppe mit Vollkorn- oder Roggenbrot
- Naturreis mit Kichererbsen
- Brot und Ei
- Reis und Bohnen
- Reis mit Tofu oder anderen vegetarischen Fleischersatzprodukten
- Linsen mit Reis
- Reis mit Cashews und/oder Sesam
- Kichererbsen und Couscous
- Nussbrot
- Pilze mit Naturreis
- Pilzsuppe mit Erbsen und Roggenbrot

Omega-3-Fettsäuren

Fette Fischsorten wie Hering, Lachs, Makrele und Sardine sind wichtige Lieferanten der Omega-3-Fettsäuren, die für uns lebensnotwendig sind. Wir benötigen sie für die Hormonproduktion und für die Gehirnfunktionen. Sie wirken sich positiv auf unsere Gemütsverfassung, unser Verhalten und unser Denken aus. Sie beschleunigen den Stoffwechsel, vermindern die Fettspeicherung, stärken die Abwehrkräfte und sind gut für Herz und Kreislauf. Ich empfehle daher, zwei- bis dreimal wöchentlich Fisch zu essen oder entsprechend Fischöl-Kapseln ergänzend einzunehmen.

Meeresfrüchte

Meeresfrüchte sind wichtige Lieferanten der Spurenelemente Jod, Zink und Selen.

Unsere Schilddrüse benötigt Jod und Selen, um für einen guten Stoffwechsel und die Körperwärmeregulierung zu sorgen.

Östrogendominanz

Ich bin in diesem Buch schon mehrmals auf die Wirkung von Hormonen auf das Körpergewicht und die Körperentwicklung eingegangen. Als Mutter von zwei Kindern weiß ich nur zu gut, wie viel Effekt Schwangerschaftshormone haben. Östrogendominanz ist eines der Probleme, das dir während der Schwangerschaft besonders zu schaffen machen kann, da der Östrogenwert dann ansteigt. Solange dies nur vorübergehend, während der Schwangerschaft, auftritt, brauchst du weiter nichts zu unternehmen und kannst dich damit beruhigen, dass es wieder vorbeigeht. Trotzdem kann es dir eventuell helfen, die Ratschläge zu befolgen, die generell bei Östrogendominanz gegeben werden. Dies ist ein Thema, dem ich in diesem Buch sowieso mehr Aufmerksamkeit schenken möchte, da betroffene Frauen besonders häufig unter starker Cellulite leiden und Fett an den Oberschenkeln und am Po speichern. Zum Glück kannst du das eine oder andere dagegen tun!

Östrogene, die weiblichen Geschlechtshormone, sind grundsätzlich positiv zu bewerten. Sie sind die Basis weiblicher Fruchtbarkeit, sind wichtig für unsere Gesundheit und verhindern Entzündungen. Wenn das Gleichgewicht mit den Hormonen Testosteron und Progesteron im Körper jedoch gestört ist, kann es zu unangenehmen Beschwerden kommen. Man nennt das Östrogendominanz. Es gibt dafür verschiedene Ursachen, auf die ich hier nicht näher eingehen möchte. Sie kann auf jeden Fall auch (verstärkt) während der Schwangerschaft auftreten.

Wie findest du heraus, ob du an Östrogendominanz leidest? Hier eine Übersicht verschiedener Symptome:

- Stimmungsschwankungen
- geschwollene und eventuell berührungsempfindliche Brüste
- Wassereinlagerungen
- Fettansammlungen an Oberschenkeln und Po
- Gewichtszunahme
- depressive Verstimmungen und Reizbarkeit
- Erschöpfung
- Kopfschmerzen und Migräne
- Candida-albicans-Infektion (Scheidenpilz)
- Akne (Pickel)
- Magnesiummangel
- Zinkmangel
- Myome in der Gebärmutter (Uterusmyome)

Einige der genannten Symptome treten häufig während der Schwangerschaft auf und müssen nicht zwangsläufig auf Östrogendominanz hindeuten. Im Zweifelsfall kannst du immer einen Arzt oder einen anderen Spezialisten hinzuziehen.

Behandlung und Vorbeugung

Mit gesunder Ernährung und einem gesunden Lebensstil kannst du der Östrogendominanz etwas entgegensetzen. Gesunde Ernährung und regelmäßige Bewegung sind sowieso die beiden wichtigsten Faktoren für einen ausgeglichenen Hormonhaushalt! Auch einige Gemüsesorten mit einem erhöhten Gehalt an Diindolylmethan, kurz DIM, haben einen positiven Effekt bei Östrogendominanz. DIM reguliert den Hormonhaushalt, indem es den Abbau von Östrogen stimuliert. Um die Östrogendominanz zu reduzieren bzw. ihr vorzubeugen, ist es sinnvoll, möglichst täglich eine große Portion von einer der folgenden Gemüsesorten zu essen:

- Blumenkohl
- Brokkoli
- Grünkohl
- Radieschen/Rettich
- Rucola
- Rosenkohl
- Garten- und Brunnenkresse
- Rot- und Weißkohl

Am besten isst du möglichst viel frisches, vorzugsweise biologisch angebautes Gemüse. Natürlich kannst du es auch zu Smoothies und frischen Säften verarbeiten. Das schmeckt richtig lecker! Wenn dir dazu die Zeit und Lust fehlen, sind Nahrungsergänzungsmittel, die DIM enthalten, eine praktische Alternative, um die Östrogendominanz schneller in den Griff zu bekommen. Am besten wirken Produkte mit erhöhter Bioverfügbarkeit, da sie vom Körper schneller aufgenommen werden. DIM-Kapseln sind in vielen Bioläden und übers Internet erhältlich.

Wie kriegst du das alles hin?

Online lese ich häufig Kommentare wie: „Wenn ich nicht arbeiten müsste, hätte ich auch so eine Figur." Oder: „Wo nimmst du nur die Zeit dafür her?" Es gibt jede Menge Leute, für die es undenkbar ist, dass ich so viel schaffe und gleichzeitig noch eine gute Mutter sein kann. Das alles ist natürlich Unsinn. Man muss nur in Einklang mit dem eigenen Lebensstil Prioritäten setzen. Die zentrale Frage lautet: Wie wichtig ist es mir, fit auszusehen? Es gibt Menschen, denen ein Glas Wein am Abend und/oder Süßes zu essen wichtiger ist. Prima, es geht schließlich darum, dass du glücklich bist. Warum um Himmels willen solltest du Sport treiben, wenn es dich unglücklich macht? Mir persönlich ist mein gutes Aussehen wichtiger als Süßes oder das Glas Wein am Abend. Wenn du diese Auffassung teilst, ist der entscheidende Faktor auf dem Weg zu einem gesunden, fitten Körper eine gute Planung. Du musst allerdings auch einiges dafür tun, und das ist für niemanden leicht, auch für mich nicht. Seit dem Aufbau meines Killerbody-Onlineprogramms arbeite ich jeden Montag und Donnerstag von 9:30 Uhr bis 18 Uhr in einem Büro. Dienstags mache ich früher Schluss, um meinen Sohn Shai von der Schule abzuholen. Mittwochs habe ich frei, das ist mein „Mamatag", und der ist heilig. Ich unternehme dann etwas mit meinen Kindern. Shai geht an den Tagen, an denen ich ihn nicht von der Schule abhole, in die Kindertagesstätte oder er spielt mit Freunden.

Wenn ich abends nach Hause komme, habe ich absolut keine Lust, in einem überfüllten Fitnessstudio zu trainieren. Ich will dann einfach gemütlich mit den Kindern zu Hause sein und lecker und gesund für uns kochen. Also bleibt mir nichts anderes übrig, als morgens Sport zu machen. Ich wecke Shai, helfe ihm beim Anziehen, mache ihm Frühstück und gehe ins Fitnessstudio. Praktischerweise liegt das nur zehn Meter von meinem Haus entfernt. Nach einer Stunde Training bin ich wieder zu Hause und bringe Shai zur Schule. In der ersten Woche war es schrecklich, so früh morgens zu trainieren, aber man gewöhnt sich schnell daran. Ich habe auch noch eine tolle 16-jährige Tochter, die mich super im Haushalt unterstützt. Seit Kurzem haben wir auch einmal pro Woche eine Haushaltshilfe.

Was ich damit eigentlich sagen möchte: Wenn du es wirklich willst, dann kannst du alles im Leben erreichen. Diese Lebensweisheit hat mir meine Mutter mit auf den Weg gegeben. Hast du Träume? Schreib sie auf! So werden Träume Ziele, die du erreichen kannst. Mit guter Planung, der richtigen Unterstützung und einer positiven Einstellung gelingt das!

Wie bleibst du motiviert?

Klasse, dass du dich entschieden hast, ab jetzt ein gesundes und fittes Leben zu führen. Der erste Schritt ist gemacht. Am Anfang läuft alles wie geplant, aber nach ein paar Wochen lässt die Motivation nach und die Versuchung, in den alten Trott zu verfallen, wird größer. Ich weiß das genau, schließlich ging es mir nicht anders. Hier ein paar Tipps, so dass du Richtung Killerbody nicht vom Pfad abkommst:

BLEIB REALISTISCH

Super, diese ganzen Fotos von schlanken Menschen auf Instagram. Leider ist das für die meisten von uns nicht realistisch. Jeder Mensch ist anders, vergleich dich also nicht mit anderen. Mach dir bewusst, dass diese perfekten Fitness-Selfies auch nur Moment-aufnahmen sind. Du weißt außerdem nicht, wie lang jemand dafür arbeiten musste, um so auszusehen. Fast niemand hat von Natur aus eine perfekte Figur (ich auch nicht)! Lasse dich also nicht verrückt machen, konzentriere dich ganz auf dein Ziel, dann siehst du bald die ersten Resultate.

DOKUMENTIERE DEINE FORTSCHRITTE

Die beste Motivation sind deine persön-lichen Fortschritte! Halte sie also fest – durch regelmäßiges Wiegen und Messen, zusätzlich aber auch auf Fotos. Notiere dir, wie du die Fortschritte erzielt hast: Welche Gewichte hast du benutzt, wie viele Wieder-holungen von welchen Übungen hast du gemacht? Wenn du siehst und verstehst, wie du dich deinem Ziel immer weiter

näherst, weißt du, wofür du dein Programm durchziehst und wie du dein Ziel erreichen kannst. So hältst du leichter durch.

BELOHNE DICH SELBST

Wenn ich gut vorangekommen bin, gönne ich mir gern ein Cheatmeal. Du hast aber auch andere Möglichkeiten, dich zu belohnen, wenn du hart gearbeitet und ein Zwischenziel erreicht hast. Das ist erlaubt und außerdem wichtig als Motivation für deinen weiteren Weg. Es macht nicht nur Spaß, ein neues Sport-Outfit zu kaufen, sondern auch, es im Fitnessstudio zu zeigen. Oder gönne dir nach dem Sport eine Massage. Es hilft enorm, wenn man sich auf etwas freut.

DOKUMENTIERE, WAS DU ISST

Trotz aller Bemühungen gelingt es dir einfach nicht abzunehmen? Das ist tödlich für die Motivation! In diesem Fall hilft es, wenn du ein Ernährungstagebuch führst. Es gibt einige praktische Apps, die du zum Kalorienzählen & Co. nutzen kannst. Wenn du dann alles übersichtlich vor dir hast, siehst du gleich, ob deine Ernährung zu deiner persönlichen Kalorienplanung passt.

HAB SPASS

Fakt ist: Wenn dir Sport keinen Spaß macht, wirst du auch nicht lange durchhal-ten. Wähle also eine Sportart, die dir liegt. Gute Musik, ein farbenfrohes Sport-Outfit oder ein Team-Workout – all das kann dich motivieren. Oder suche dir ein Fitness-studio mit attraktiven Zusatzangeboten wie Sauna, Whirlpool oder einer Saftbar. So wird dein Training zu einem kleinen Ausflug, auf den du dich freuen kannst.

III

TRAINING

Einen **Killerbody**
bekommst du nicht ohne
eigenes Zutun, das dürfte dir
inzwischen deutlich geworden sein. Du
musst dafür nicht nur auf deine Ernährung
achten, sondern auch **hart trainieren**. Wer
das schon mal gemacht hat, weiß vielleicht,
dass man trotz harter Arbeit manchmal keine
Fortschritte sieht. In diesem Kapitel gebe ich dir
einige **Ratschläge**, wie du **effektiv trainierst**,
damit du tatsächlich **Veränderungen** an
deinem Körper wahrnimmst, denn
das **motiviert** zusätzlich, um
weiterzumachen!

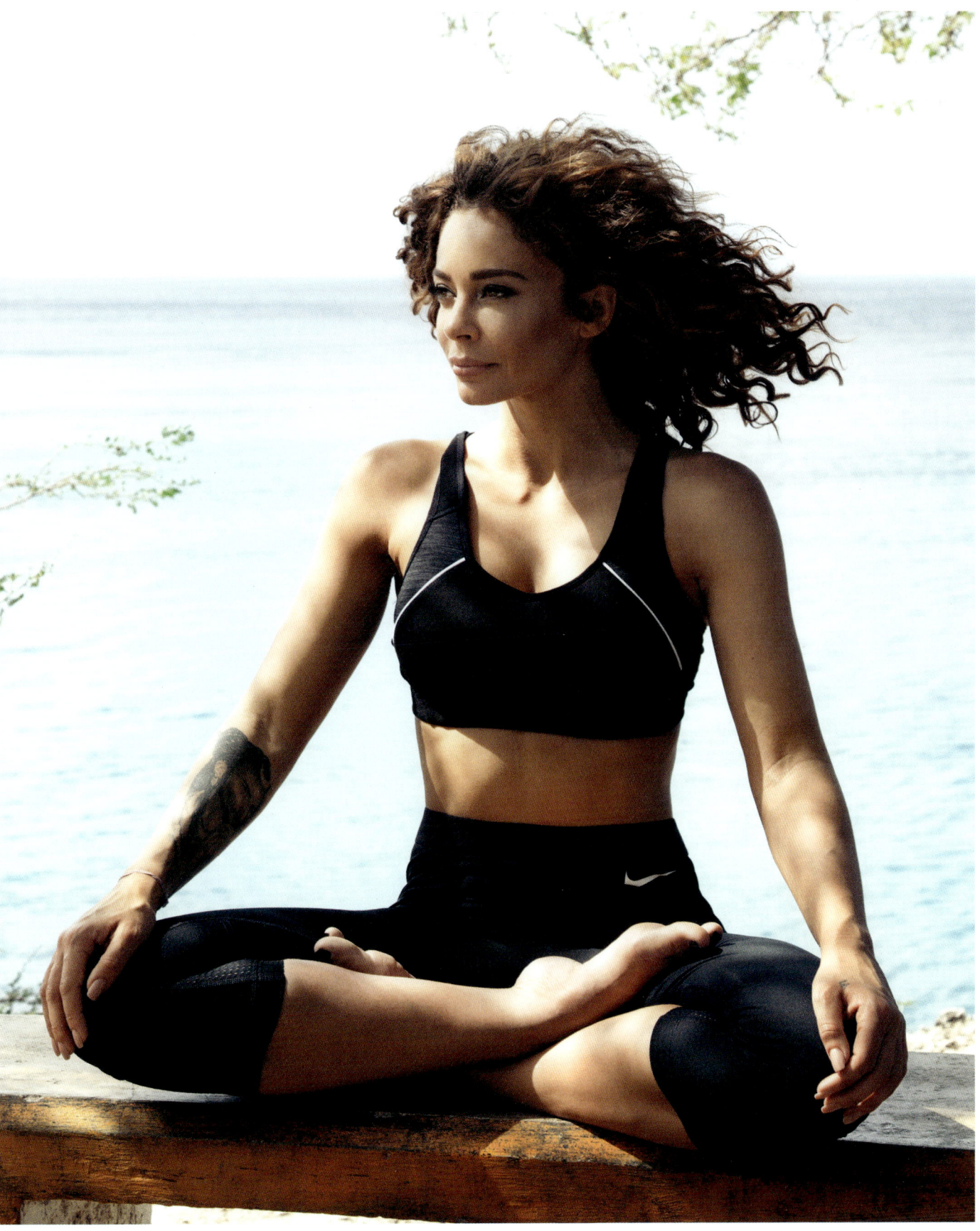

Training für den Po

Ein runder (und knackiger) Po ist mehr als heiß dank Promis wie Beyoncé, Shakira, Jennifer Lopez und anderen kurvigen Frauen. 2014 wurde sogar zum Jahr des Pos ernannt, weil unter anderem ausgerechnet die *Vogue* (in der vor allem magere und kantige Models abgebildet sind) den voluminösen Po als „in" propagierte.
Ich kann das nur bestätigen, denn über meine sozialen Netzwerke bekomme ich regelmäßig Kommentare zu meinem Po (Besten Dank dafür)! Was meinen Po anbelangt, kann ich mich glücklich schätzen, ich habe ihn von meiner Mutter geerbt, sozusagen ein kleines Geschenk. Die genetische Veranlagung spielt eine große Rolle. Aber auch wenn du nicht mit den entsprechenden Genen gesegnet bist, kannst du einiges dafür tun, um deinen Po in Form zu bringen. Darüber hinaus müssen sich auch Frauen mit einem von Natur aus runden Po ordentlich anstrengen, damit er schön straff und knackig bleibt.

Ich werde oft gefragt: „Wie bekomme ich einen schönen runden Po, ohne dass meine Beine zu kräftig werden?" Dafür musst du Übungen in deinen Trainingsplan einbauen, die den Gesäßmuskel aktivieren, die gleichzeitig jedoch möglichst wenig Effekt auf die Beine haben, beispielsweise Hip Thrust (Hüftbrücke), Pull-Through am Kabelzug und Amerikanisches Kreuzheben (frag in deinem Fitnessstudio danach). Es ist wichtig, dass du bei diesen Übungen immer schwere Gewichte einsetzt, da ein solches Training (mit weniger Wiederholungen) die Muskeln im Po aufbaut.

Du benutzt die Gesäßmuskeln beim Strecken und Drehen der Hüfte und wenn du das Bein seitlich vom Körper weg oder zur Mitte hin bewegst. Deswegen finden sich solche Bewegungsabläufe in vielen Po- und Beinübungen (Squats, Lunges und Rumänisches Kreuzheben). Diese Übungen trainieren allerdings in erster Linie den Quadrizeps (großer Muskel an der Vorderseite des Oberschenkels) und die sogenannten Hamstrings (große Muskeln an der Rückseite des Oberschenkels), deswegen nehmen hierbei nicht nur der Po, sondern auch die Oberschenkel an Umfang zu. Und gerade das wollen wir Frauen, zumindest zum jetzigen Zeitpunkt, nicht.

„DU BEKOMMST KEINEN RUNDEN PO, WENN DU DIE INTENSITÄT NICHT STETIG STEIGERST."

Um deinen Po knackiger werden zu lassen, musst du seine Muskulatur aktivieren und mit den Übungen, die du dafür ausführst, kräftigen. Du bekommst keinen runden Po, wenn du die Intensität des Trainings nicht stetig steigerst. Mach die Übungen also allmählich immer schwerer, indem du immer schwerere Gewichte verwendest.

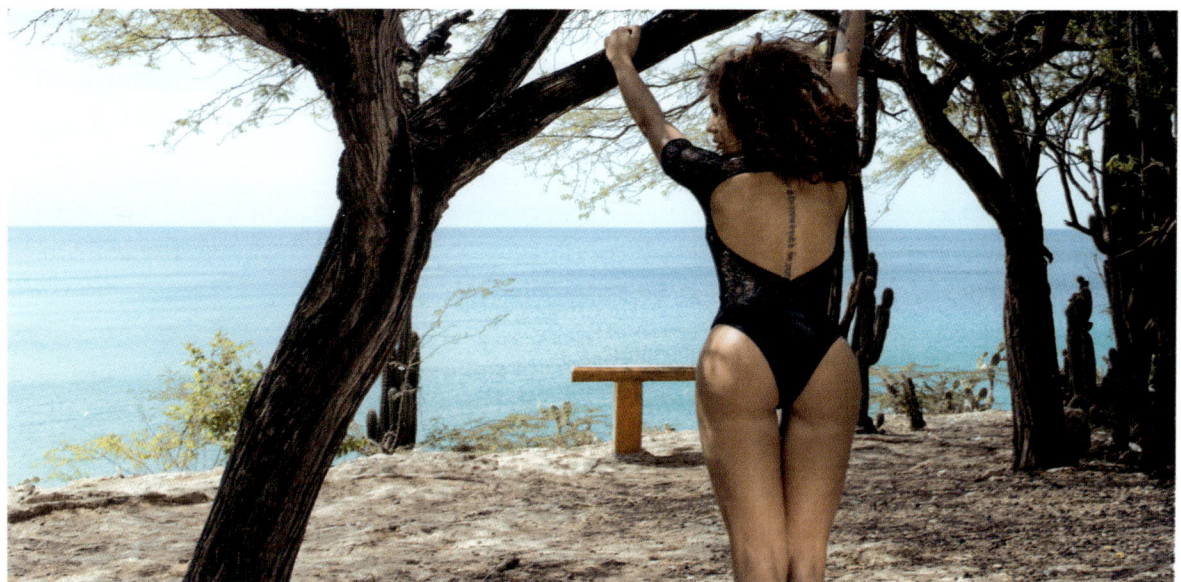

Fordere dich heraus, indem du weitermachst, bis die Muskulatur brennt. Du trainierst also bis zu dem Punkt, an dem deine Muskeln die Übung beinahe nicht mehr ausführen können. Wie gesagt: Arbeite richtig hart!

Wenn du deine Beinmuskulatur während des Gesäßtrainings schonen willst, konzentriere dich auf die folgenden besonders effektiven Übungen (lass dir von einem Trainer erklären, wie du sie richtig ausführst):

HIP THRUSTS MIT LANGHANTEL

Diese Übung kannst du intensivieren, indem du die Füße auf eine niedrige Trainingsbank stellst (allerdings werden die Hamstrings dann etwas stärker aktiviert) oder indem du mit Gewichten wie einer Langhantel oder Kurzhanteln oder – für mehr Widerstand – mit einem Gymnastikband arbeitest.

AMERIKANISCHES KREUZHEBEN

Diese Übung fordert die Gesäßmuskulatur noch gezielter als das Rumänische Kreuzheben. Du darfst sie ruhig so richtig schön schwer machen.

PULL-THROUGHS AM KABELZUG & KETTLEBELLSWINGS

Achte darauf, dass du während dieser Übungen deine Gesäßmuskulatur spürst. Also, schön fest anspannen!

EINBEINIGE HIP THRUSTS MIT ERHÖHTEM FUSS

Ganz bestimmt nicht einfach, aber sehr effektiv. Diese Übung wirst du spüren.

HÜFT-ABDUKTIONSÜBUNGEN

Training der Abduktoren, zum Beispiel mit Gymnastikband im Stehen (Band oberhalb der Fußknöchel anbringen) oder im Sitzen (Band oberhalb der Knie anbringen).

Wie bekommst du einen schönen runden Po?

Dein Po setzt sich zu einem großen Teil aus Muskulatur und darüber hinaus Fettgewebe zusammen. Muskeln kannst du aufbauen und das Fettgewebe mit den richtigen Maßnahmen beeinflussen.

1 Trainiere deine Gesäßmuskulatur dreimal wöchentlich in 6 Sätzen mit 6 bis 10 Wiederholungen mit maximalem Gewicht. Je mehr Gewicht du nutzt, desto größer der Effekt.

2 Iss ausreichend Proteine; für Sportler gilt: pro Tag 1,8 g/Kilo Körpergewicht.

3 Ermittle deinen Kalorienbedarf (bezogen auf deinen Körpertyp):

EKTOMORPH	Gewicht x 44
MESOMORPH	Gewicht x 33
ENDOMORPH	Gewicht x 26

Diese Kalorienmenge erhöhst du um 20 %. Gleichzeitig musst du dein Gesäß einem harten Training unterziehen, sonst bekommst du bloß Fettpölsterchen dort, wo du sie nicht haben möchtest. Wenn du es richtig anpackst, sorgen die Kalorien für mehr „Volumen" am Po. Yes!

4 Viele Sportler sind davon überzeugt, dass sie ausreichend Kalorien zu sich nehmen, um Muskelmasse aufzubauen. Aber in vielen Fällen unter- oder überschätzt man das leicht. Wenn du sichergehen willst, solltest du Kalorien zählen.

Der Squat:

1 Der Squat (Kniebeuge, siehe auch S. 122) ist eine Übung für die Oberschenkel und nicht, wie viele glauben, für den Po. Diese Übung trägt nicht vorrangig zu einem runden, vollen Po bei.

2 Der Quadrizeps (am vorderen Oberschenkel) ist der größte Muskel unseres Körpers; wenn du den trainierst, schüttet dein Körper besonders viele Wachstumshormone aus. Das wiederum sorgt dafür, dass auch andere Muskeln wachsen können.

3 Alle Frauen träumen von schönen, straffen Beinen. „Wandsitzen", eine Übung, bei der du ohne Stuhl mit dem Rücken an der Wand „sitzt", ist eine super Übung zur Kräftigung und Straffung der Beine. Das Gute ist, du kannst sie immer und überall ausführen. Fang mit fünfmal dreißig Sekunden an und erhöhe das Pensum täglich. Schon nach wenigen Wochen hast du „Killerlegs", die sich sehen lassen können.

Bauchmuskeln

Wie bekomme ich sichtbare, definierte Bauchmuskeln? Auch diese Frage wird mir oft gestellt. Aus eigener Erfahrung kann ich nur sagen: Der wichtigste Faktor hierfür ist ein geringer Körperfettanteil. Dein Erfolg hängt natürlich auch von deinem Körpertyp ab (siehe S. 16ff.). Wenn du ein ektomorpher Typ bist, wirst du leichter definierte Bauchmuskeln bekommen als jemand mit endomorphem Körperbau, der mehr Fett speichert. Übrigens, ich benutze in diesem Kapitel absichtlich nicht die Begriffe „Sixpack" und „Waschbrettbauch", den Grund dafür erläutere ich später.

Der erste Schritt Richtung definierte Bauchmuskeln ist, den eigenen Körperfettanteil zu verringern. Und dann? Ich setze Fett in erster Linie im unteren Körperbereich (Oberschenkel, Po) und an der Rückseite der Oberarme, im Bereich des Trizeps, an. Mein Bauch ist manchmal weniger trocken (straff), aber nie dick. Wenn ich meinen Körperfettanteil verringere, merke ich, dass mein Oberkörper sehr trocken (fettarm) wird, an den Beinen aber verändert sich nicht viel. Während der „Expedition Robinson" habe ich zwar elf Kilo abgenommen, aber auch damals waren meine Bauchmuskeln nicht besonders ausgeprägt.

Nach der „Expedition" fing ich an zu trainieren und nach fünf Monaten traten meine Bauchmuskeln auf einmal hervor, obwohl ich inzwischen weniger dünn war und außerdem in den vergangenen Monaten kaum Zeit auf Bauchmuskeltraining verwendet hatte. Im Fitnessstudio arbeite ich meistens an meinen Beinen, dabei fordert man auch die Bauch- und die Coremuskulatur (Rumpf). Ist ja logisch, wenn man Squats mit 80 Kilo Gewicht macht, braucht man ein stabile Haltung, und die garantiert ein starker Core und eine starke Bauchmuskulatur. Je mehr und härter ich meine Beine trainierte, desto mehr Bauchmuskeln kamen zum Vorschein.

Nichtsdestotrotz, für eine definierte Bauchmuskulatur ist und bleibt ein geringer Körperfettanteil entscheidend. Solange du ein Fettpolster auf dem Bauch hast, sieht man die Muskeln nicht. Trotzdem ist das noch nicht alles, um sie sichtbar zu machen, denn auch als ich einen geringen Körperfettanteil hatte, waren sie nicht zu sehen.

Ich betone es hier noch einmal: Das sind meine persönlichen Erfahrungen. Was für mich zutrifft, muss für andere noch lange nicht funktionieren. Ob und wie du definierte Bauchmuskeln bekommst, hängt von verschiedenen anatomischen und genetischen Faktoren ab. Es gibt also immer Ausnahmen, vergleiche dich daher nicht mit anderen. Glücklicherweise gibt es einige Grundprinzipien, die dir dabei helfen, deine Bauchmuskeln so gut es geht zu definieren. Das erste Grundprinzip wurde schon erklärt: Verringerung des Körperfettanteils, also abnehmen (siehe Abschnitt „Abnehmphase" auf S. 73f.), wenn du bei der Gewichtsreduktion keine Muskelmasse verlieren möchtest. Wie viel du abnehmen und was du dafür tun musst, hängt von deiner Ausgangssituation und deinem Körpertyp ab (siehe den entsprechenden Abschnitt auf S. 16ff.).

„JE HÄRTER ICH MEINE BEINE TRAINIERTE, DESTO MEHR BAUCHMUSKELN KAMEN ZUM VORSCHEIN."

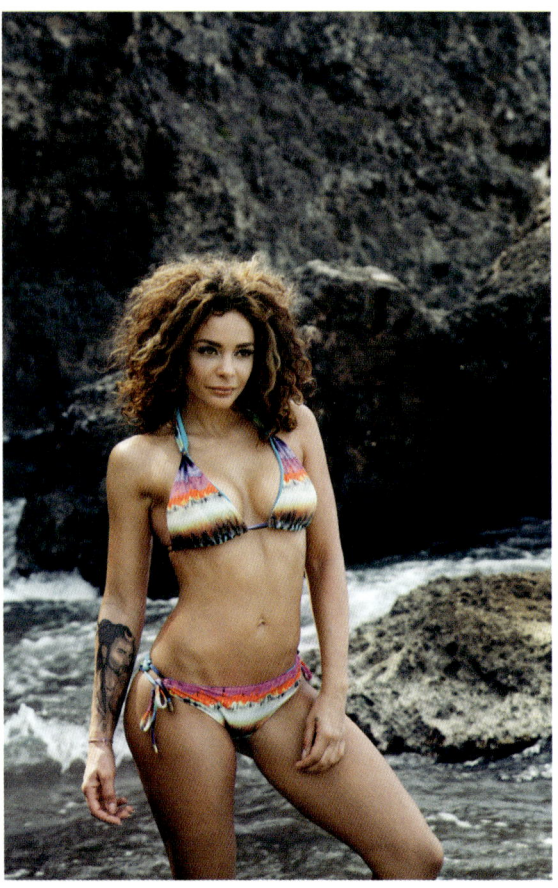

„WENN DER KÖRPERFETTANTEIL SINKT, WERDEN DIE BAUCHMUSKELN SICHTBAR."

Zusätzlich kannst du Bauchmuskelübungen machen, zu einem sichtbaren Ergebnis führen sie aber nur, wenn dein Körperfettanteil niedrig genug ist und deine Bauchmuskeln bereits etwas zu sehen sind. Trotzdem macht es Sinn, gezielt diese Übungen auszuführen, so wappnest du dich gegen Verletzungen und kräftigst deinen Core. Wenn deine Hauptmotivation allerdings der sichtbare Effekt ist, solltest du nicht Hunderte von Wiederholungen ausführen, sondern lediglich ein paar mehr als für andere Muskelgruppen. Führe sie mit größerem Widerstand aus, zum Beispiel indem du Gewichte verwendest, und mache sie so schwer, dass du maximal 15 bis 20 Wiederholungen hintereinander ausführen kannst.

Achte bei Bauchmuskelübungen bzw. bei allen Übungen auf deine Atmung: Atme regelmäßig und in den Bauch. Das klingt logisch, trotzdem halten viele, während sie ihre Muskeln anspannen, unbewusst die Luft an.

Zudem ist ein starker Core die Grundlage von definierten Bauchmuskeln, ich kann das aus eigener Erfahrung nur bestätigen. Der Core wird bei den meisten Kraftübungen bereits aktiv mittrainiert, du kannst ihn aber auch noch durch weitere Übungen stärken. Genau genommen verstärken diese Übungen die natürlichen Funktionen des Cores: den Rumpf zu stabilisieren und Überdrehungen entgegenzuwirken (Antirotation). Hier einige Anregungen (informiere dich bei einem professionellen Trainer, wie du die Übungen richtig ausführst):

- Varianten der Plank (Unterarmstütz)
- Farmer's Walks (Gehen mit Gewicht)
- Reverse Crunches (in Rückenlage den Po und den unteren Rücken anheben und langsam wieder abrollen)
- Ab Wheel Ausroll-Übungen
- einseitige Beinübungen wie die Bulgarische Kniebeuge
- Stir The Pot-Übung mit Gymnastikball
- Wood Chops („Holzfäller") am Kabelzug

„EIN SIXPACK ODER EIN WASCHBRETTBAUCH SIND FÜR MANCHE MENSCHEN SCHLICHTWEG NICHT ERREICHBAR."

Nun also der Grund dafür, warum ich die Begriffe „Sixpack" und „Waschbrettbauch" nicht verwenden möchte. Beides ist für manche Menschen schlichtweg nicht erreichbar. Grundsätzlich hat jeder Mensch mehrere Bauchmuskelgruppen, wobei die beiden geraden Bauchmuskelstränge mehrere horizontale Zwischensehnen aufweisen. Meistens sind das drei oder vier, so entsteht der sogenannte Sixpack oder auch Eightpack. Die Anzahl der Zwischensehnen ist genetisch bedingt. Es ist daher leider zwecklos, sich mehr Wölbungen zu wünschen oder sich zum Ziel zu setzen, die Form der geraden Muskulatur verändern zu wollen.

Am besten lässt du dich professionell beraten, um zu erfahren, welches Resultat bei dir drin ist. Unter Umständen ist es in deinem Fall nicht zielführend, spezielle Übungen für die obersten oder untersten Muskelpakete auszuführen, weil es gar nicht möglich ist, sie sichtbar zu machen. Außerdem weisen Studien nach, dass mit diesen Übungen nur sehr bedingt Erfolge erzielt werden.

Wie wirst du Winkearme los?

Ich kenne wohl kaum eine Frau, die sie nicht auch hasst: schlaffe Oberarme, die dann auch noch besonders gut zur Geltung kommen, wenn man dem Kind hinterherwinkt oder das ärmellose, eigentlich sexy gemeinte Sommerkleid anzieht. Zum Glück kannst du etwas dagegen tun! Das, was da schwabbelt, ist nämlich einfach der Muskel an der Rückseite der Oberarme, der sogenannte Trizeps. Und was wissen wir inzwischen? Richtig, Muskeln kann man trainieren, also auch den Trizeps.

1

Achte darauf, dass du deinen Kalorienbedarf nicht überschreitest. Berechne also deinen Gesamtumsatz in Abhängigkeit von deinem Körpertyp folgendermaßen:

EKTOMORPH	Gewicht x 44
MESOMORPH	Gewicht x 33
ENDOMORPH	Gewicht x 26

2

Trainiere den Trizeps dreimal pro Woche, das kannst du einfach zu Hause machen. Du brauchst nur einen Stuhl für Dips (siehe die Übungsbeschreibung im Folgenden sowie S. 102) oder eine Wasserflasche.

3

Der Dip ist eine von den Übungen, die du zur Straffung des Trizeps machen kannst. Hierbei werden die Arme nach hinten auf der Sitzfläche eines Stuhls aufgestützt, die Handrücken zeigen nach oben. Die Beine sind gerade nach vorn gestreckt oder für eine leichtere Ausführung aufgestellt. Dann die Arme durchdrücken und den Körper anheben und absenken. Die Wiederholungen nicht zählen, sondern so lange weitermachen, wie du kannst. Insgesamt fünfmal wiederholen mit jeweils einer Pause von 30 Sekunden zwischen den Sätzen. Wenn es zu leicht wird, kannst du die Füße auf eine niedrige Trainingsbank oder einen Gymnastikball stellen (vgl. S. 125).

4

Der Trizeps-Kickback ist eine Übung, die du auch ohne Hanteln zu Hause ausführen kannst. Du nimmst eine kleine gefüllte Wasserflasche, stellst dich im stabilen Stand mit leicht nach vorne gebeugtem Oberkörper hin und führst die Flasche mit zunächst gebogenem Arm am Körper entlang und streckst dann den Unterarm nach hinten und winkelst ihn wieder an, der Oberarm bleibt stabil. Die Kraft holst du aus dem Trizeps. Diese Übung ebenfalls so oft wiederholen, bist du nicht mehr kannst, insgesamt ungefähr 5 Sätze pro Arm mit jeweils 30 Sekunden Pause dazwischen.

5

Und zum Schluss: Push-ups (Liegestütze). Gerade Frauen fällt diese Übung häufig schwer, du kannst die Übung zu Beginn auch auf den Knien ausführen. Fordere dich selbst heraus und versuch es letztendlich in gestreckter Haltung zu schaffen. Besser zwei gestreckte Wiederholungen als gar keine! Da die Übung für den Trizeps ist, solltest du die Arme nicht zu breit aufstellen, sondern die Ellenbogen dicht am Körper entlangführen. So oft wiederholen, wie du kannst, 5 Sätze mit dazwischen jeweils 60 Sekunden Pause. Wenn du diese Übung zweimal oder, noch besser, dreimal wöchentlich machst, siehst du schon bald die Wirkung.

Cardiotraining – eine gute Idee oder nicht?

Ich kann nicht behaupten, dass ich wild bin auf Cardio, daher findet man mich auch nicht allzu oft auf einem Crosstrainer, außer für mein dreiminütiges Warm-up. Ich gehe nur selten Laufen, meine Kondition ist daher auch nur mäßig. Nachdem ich den Oberkörper trainiert habe, lege ich in der Regel ein Tabata-Workout (viele Intervalle in kurzer Zeit) ein: Ich laufe dann 10 Sekunden auf dem Laufband, stehe 10 Sekunden still und wiederhole dies sechsmal. Achtung: Während meines Tabatas steht das Laufband still, ich laufe es jedes Mal an, das können nicht alle Modelle.

Eine Menge Leute schätzen das Cardiotraining jedoch sehr zur Fettverbrennung. Dabei unterstützt es, so viel steht fest, aber der Effekt ist meistens doch geringer, als man denkt. Du kannst so viel Cardio machen, wie du willst – wenn du mehr Kalorien aufnimmst, als du verbrauchst, nimmst du nicht ab. Der Fortschritt beim Abnehmen hängt von der Energiebilanz ab, also davon, ob du einen Ernährungsplan mit Energiedefizit einhältst. Tut mir leid, auch Cardio ist also kein Wundermittel, das Fett schmelzen lässt. Dennoch ist es eine gute Methode, um die Stoffwechselrate zu erhöhen. Das geschieht jedoch allmählich, es geht hier also in jeder Hinsicht um Ausdauer.

Leider hat Cardio auch Nachteile, es kann sich negativ auf deinen Muskelaufbau auswirken. Ein Cardiotrainingsplan in Kombination mit einem Krafttrainingsplan beeinträchtigt die positive Wirkung von beiden – das ist natürlich nicht das, was du willst. Dieses Phänomen wird „konkurrierender Trainingseffekt" (concurrent training effect) oder „Interferenzeffekt" (interference effect) genannt. Dein Körper wird beim Cardio anders gefordert als beim Krafttraining, so versuchst du, deinen Körper gleichzeitig in zwei unterschiedliche Richtungen zu entwickeln. Ich könnte das jetzt höchst kompliziert erklären, ein einfacher Vergleich ist dieser: Man kann nicht gleichzeitig der beste Sprinter und der beste Marathonläufer sein. Um wirklich gut zu werden, solltest du dich also spezialisieren.

Kleiner Hinweis: Der konkurrierende Trainingseffekt macht sich am Anfang bei untrainierten Menschen kaum bemerkbar. Anfänger können unterschiedliche Sportarten nebeneinander ausüben, da Muskelmasse und Kraft noch nicht mit großen körperlichen Veränderungen einhergehen. Wenn du mit dem Trainieren beginnst, kannst du also ohne Bedenken abwechseln. Bedenke aber, dass du auf einen Killerbody abzielst. Diesen erreichst du am besten, indem du dich deutlich in eine bestimmte Richtung entwickelst.

Aufbauphase

In dieser Phase baust du Masse, also Muskeln, auf. Du isst dafür eine Zeit lang täglich 10–20 % mehr, als du normalerweise an Kalorien benötigst. Leider heißt das nicht, dass du nun so viel Süßigkeiten und Junkfood futtern kannst, wie du willst. In der Aufbauphase geht es um eine kontrollierte Steigerung der Nahrungsaufnahme in Kombination mit dem richtigen Trainingsplan und ausreichender Erholung. Auf diese Weise versetzt du deinen Körper in den sogenannten anabolen Zustand. Deine Muskeln „merken", dass ausreichend Nahrung vorhanden ist, um zu wachsen.

Vorbereitung

Bevor du mit dem Masseaufbau beginnst, solltest du dir einige grundlegende Kenntnisse aneignen. Weißt du genügend über Krafttraining? Falls nicht, lass dich von einem Personal Trainer beraten. Du solltest dich auch mit Proteinen, Kohlehydraten und Fetten, den sogenannten Makronährstoffen, auskennen. Dein Körperfettanteil sollte nicht mehr als 17 % betragen, um optimal Muskeln aufbauen zu können. Daher ist es günstig, mit einem niedrigen Fettanteil zu starten, dein Körper ist so optimal auf zusätzliche Kalorien vorbereitet.

Dauer

Wie lang eine Aufbauphase dauern sollte, ist individuell verschieden und hängt von der Geschwindigkeit ab, mit der dein Körper Masse aufbaut. Durchschnittlich dauert eine Aufbauphase drei Monate. Solange dein Körperfettanteil auf einem akzeptablen Niveau bleibt, kannst du die Phase aber nach Wunsch verlängern. Behalte jedoch im Hinterkopf, dass du im Verlauf der Aufbauphase Gewicht zulegst, dein Kalorienbedarf also steigt. Überprüfe daher regelmäßig deinen Körperfettanteil (schaff dir dafür einen Hautfaltenmesser an)!

Stufenplan

1 Berechne deinen Energiebedarf (siehe Erklärung unten).
2 Lege anhand des Ergebnisses fest, wie viele zusätzliche Kalorien du essen möchtest.
3 Berechne das optimale Nährstoffverhältnis (siehe Erklärung auf S. 70).
4 Rechne die Gesamtmengen der Makros (Proteine, Kohlehydrate und Fett) in Gramm um (siehe Erklärung auf S. 70).
5 Verteile die Gesamtkalorien pro Tag auf sechs bis acht kleine Mahlzeiten und achte darauf, dass du ausreichend Wasser trinkst.

1 BERECHNE DEINEN ENERGIEBEDARF

Für die Ermittlung deines Gesamtumsatzes habe ich eine simple Formel. Wenn du deinen Körpertyp weißt (siehe S. 16ff.), multiplizierst du dein Körpergewicht einfach mit der entsprechenden Zahl:

EKTOMORPH	Gewicht x 44
MESOMORPH	Gewicht x 33
ENDOMORPH	Gewicht x 26

2 BERECHNE DEINEN ZUSÄTZLICHEN TÄGLICHEN KALORIENBEDARF

Zu deinem normalen Kalorienbedarf addierst du 200 bis 500 Kalorien. Wirf deine normalen Essgewohnheiten nicht über den Haufen, sondern baue die extra Energiezufuhr langsam auf. Es empfiehlt sich, den zusätzlichen Kalorienbedarf mit Proteinen zu decken.

Eine kleine Warnung: Egal wie gut deine Ernährung ist, es lässt sich nicht vermeiden, dass ein Teil der zusätzlichen Kalorien nicht in Muskelmasse, sondern in Fett umgesetzt wird. Du kannst den Fettzuwachs minimieren, wenn du mit einem niedrigen Körperfettanteil startest und viel und hart trainierst. Sollte dein Körperfettanteil trotzdem zu stark ansteigen, solltest du die Kalorienzufuhr drosseln. Behalte deinen Körperfettanteil also im Auge.

3 BERECHNE DAS OPTIMALE NÄHRSTOFFVERHÄLTNIS

Die Kalorien, die du dir in der Aufbauphase zusätzlich zuführst, müssen ein optimales Nährstoffverhältnis aufweisen. Das heißt, sie müssen optimal über die drei Makronährstoffe (Proteine, Kohlehydrate und Fette) verteilt sein. Nicht nur pro Tag, sondern auch pro Mahlzeit. Für einen bestmöglichen Muskelzuwachs gilt diese Verteilung als ideal: 30 % Proteine, 50 % Kohlehydrate und 20 % Fette. Individuell kann das etwas abweichen.

4 RECHNE NUN DIE GESAMTMENGEN DER MAKROS IN GRAMM UM

1 GRAMM PROTEIN = 4 kcal
1 GRAMM KOHLEHYDRATE = 4 kcal
1 GRAMM FETT = 9 kcal

5 VERTEILE DIE TÄGLICHE KALORIENAUFNAHME AUF MEHRERE KLEINE MAHLZEITEN

Da du nun weißt, wie viel Gramm Proteine, Kohlehydrate und Fette du zum Masseaufbau benötigst, ist es nicht mehr so schwer, diese Mengen auf sechs bis acht kleine Mahlzeiten zu verteilen. Diese Methode wirkt sich positiv auf deinen Blutzuckerspiegel und Insulinwert aus und sorgt für ein stabiles Energielevel. Dieses wiederum ist für die Muskelregeneration und das -wachstum nach dem Training wichtig, gleichzeitig wird so der Fettzuwachs minimiert.

Einige Punkte, auf die du während der Aufbauphase achten solltest:

Kontrolle

Besprich deinen Ernährungsplan regelmäßig mit einer Ernährungsberaterin oder einem Personal Trainer. Möglicherweise passt dein anfänglicher Ernährungsplan im Laufe der Aufbauphase nicht mehr zu deinen Bedürfnissen. Außerdem solltest du die Dauer besprechen. Für deinen Körper ist es nicht gut, wenn du zu lange Masse aufbaust; wenn du aber zu früh aufhörst, verfehlst du vielleicht dein gewünschtes Resultat.

Noch ein Tipp: Während einer Aufbauphase solltest du Krafttraining mit Cardiotraining kombinieren, um deine Kondition beizubehalten, um in Form zu bleiben sowie um deinen Körperfettanteil stabil zu halten.

Und natürlich willst du während der Aufbauphase wissen, ob sie Wirkung zeigt. Achte also darauf, wie viel Kraft du hast. Wenn du stärker wirst, bekommst du auch mehr Muskeln. Du solltest in diesem Fall auch ein optisches Muskelwachstum wahrnehmen. Normalerweise ist das im Spiegel gut zu sehen.

Ernährung nach dem Training

Selbstverständlich ist alles, was du täglich isst, wichtig, nicht nur während der Aufbauphase, sondern auch danach. Besondere Aufmerksamkeit sollest du jedoch der großen Mahlzeit nach dem Training schenken, denn nach einem intensiven Training verlangt der Körper nach den richtigen Nährstoffen. Ideal ist eine Kombination aus Proteinen und schnellen Kohlehydraten, z. B. eine große Portion Huhn mit Reis. Alternativ kannst du nach dem Training erst einen Shake aus Proteinpulver und Dextrose (schnelle Kohlehydrate!) trinken und die große Mahlzeit später zu Hause essen.

Das Erreichte erhalten

Nach der Aufbauphase kannst du dein Training und deine Ernährung so aufeinander abstimmen, dass du das Erreichte erhältst. Dein Kalorienbedarf entspricht dann deinem normalen Gesamtumsatz. Experimentiere mit verschiedenen Ernährungsweisen, um herauszufinden, was bei dir am besten funktioniert. Wenn du dich an dein ideales Schema hältst, baust du keine weiteren Muskeln auf, sie gehen trotz Trainings aber auch nicht verloren.

Abnehmphase

In der Abnehmphase arbeitest du mit einem Kaloriendefizit bei gleichzeitigem Krafttraining, um keine Muskelmasse zu verlieren. Im Bodybuilding wird diese Zeit auch Definitionsphase genannt.

Für eine erfolgreiche Definitionsphase plane sie mit folgenden Schritten:

- Berechne deinen Energiebedarf (siehe Kasten rechts).
- Ermittle ein Energiedefizit von 200 bis 500 Kalorien.
- Berechne das optimale Nährstoffverhältnis (siehe Erklärung S. 74).
- Rechne die Gesamtmengen der Makros (Proteine, Kohlehydrate und Fett) in Gramm um.
- Verteile deinen Tagesbedarf an Kalorien auf die Anzahl Mahlzeiten, die zu dir passt.
- Plane Cardiotraining ein (siehe Erklärung S. 74).

Zur Berechnung deines Energiebedarfs nutze die schon bekannte Formel. Mithilfe deines Körpertyps (siehe S. 16ff.) multiplizierst du dein Körpergewicht einfach mit der entsprechenden Zahl:

EKTOMORPH	Gewicht x 44
MESOMORPH	Gewicht x 33
ENDOMORPH	Gewicht x 26

Von deinem Gesamtenergiebedarf (Gesamtumsatz) ziehst du in der Definitionsphase 200 bis 500 Kalorien ab = Kaloriendefizit. Um nicht unnötig Muskeln zu verlieren, solltest du die Kalorienzufuhr jedoch nicht von einem Tag auf den anderen herunterfahren, sondern allmählich vorgehen. Etwas Muskelabbau ist während einer Phase mit Kaloriendefizit allerdings unvermeidlich. Um den Verlust zu begrenzen, braucht es die richtige Ernährung, einen gut strukturierten Trainingsplan und ausreichend Erholung. Achte darauf, dass du nicht zu viele Kalorien einsparst. Reduziere beispielsweise die Kohlehydrate in 25 bis 50-Gramm-Schritten und füge gleichzeitig Proteine in 15 bis 18-Gramm-Schritten hinzu bei gleichbleibender Fettzufuhr. So reduzierst du die allgemeine Energiezufuhr allmählich.

Das optimale Nährstoffverhältnis

Nachdem du nun deine Kalorienmenge für die Definitionsphase berechnet hast, kannst du die Makronährstoffe auf die verschiedenen Mahlzeiten verteilen. Achte auf ein optimales Verhältnis der einzelnen Makros zueinander. In der Abnehmphase solltest du folgende Verteilung einhalten: 30 % Proteine, 50 % Kohlehydrate und 20 % an Fetten. Individuell kann eine etwas andere Verteilung stimmiger sein.

Verteilung

Du solltest mindestens sechs Mahlzeiten am Tag essen und dabei gut auf das richtige Nährstoffverhältnis achten. Viele kleine Mahlzeiten wirken sich positiv auf deinen Blutzuckerspiegel und den Insulinwert aus und sorgen für einen stabilen Energielevel. So regenerieren die Muskeln nach dem Training zügig und der Fettzuwachs wird minimiert.

Baue Cardio-training ein

Plane Cardiotraining in dein Training ein, wenn du nicht oder weniger intensiv definieren möchtest. So kurbelst du den Stoffwechsel an, wodurch auch mehr Kalorien in den Ruhephasen verbrannt werden. Ich empfehle kurze HIT-Workouts (High Intensity Training, ein Training mit knackigen Intervallen und möglichst hoher Intensität) oder ein Ausdauertraining von 45 Minuten bei 70 % deiner maximalen Herzfrequenz (lass dir im Fitnessstudio erklären, wie du deine maximale Herzfrequenz ermittelst). Nur so trägt das Cardiotraining zur Fettverbrennung bei.

Achtung: Cardiotraining in Kombination mit Krafttraining während der Abnehmphase im Kaloriendefizit ist eine große Belastung für den Körper. Für so viel körperliche Anstrengung benötigst du genügend Nahrungsenergie.

Einige Tipps für eine erfolgreiche Abnehmphase:

1 Stelle einen gut strukturierten Trainingsplan auf.

2 Sei dir bewusst, wann du welche Makronährstoffe essen musst.

3 Verwende komplexe Kohlehydrate, Proteine und gesunde Fette.

4 Besprich deinen Ernährungs- und Trainingsplan regelmäßig und passe ihn, wenn nötig, an.

Wie viele Proteine benötigst du zum Trainieren?

Im Kapitel über Ernährung habe ich erklärt, was Makros sind und warum es wichtig ist, dass du die Nährstoffe im richtigen Verhältnis zueinander aufnimmst. Wenn du während der Killerbody-Diät buchstäblich Appetit auf einen sportlichen, gesunden Lebensstil und das Trainieren bekommen hast, solltest du noch mehr über Eiweiß wissen. Sportler sprechen im Übrigen in der Regel von Proteinen.

Warum sind Proteine wichtig?

Proteine sättigen besonders gut, damit machen sie es uns leichter, eine Diät durchzuhalten. Außerdem sind sie wichtig für die Muskelregeneration sowie das Haar- und Nagelwachstum und sorgen für schöne Haut. Ferner unterstützen Proteine den Sauerstofftransport im Körper. Der normale tägliche Proteinbedarf hängt von individuellen Faktoren ab, wie persönliche Lebenssituation, Körpertyp und Gewicht. Eine Ernährungsspezialistin kann dich hierbei beraten. Manche Menschen brauchen mehr Proteine als andere, nämlich Kinder, Schwangere und Sportler. Sportler schätzen die Höhe der zusätzlich benötigten Proteinmenge jedoch oft falsch ein. Auf dieses Thema werde ich hier etwas genauer eingehen.

„KINDER, SCHWANGERE UND SPORTLER BENÖTIGEN MEHR PROTEINE."

Proteine für Sportler

Viele Sportler sind davon überzeugt, dass sie täglich ungefähr 1 Gramm Protein pro 0,5 Kilo Körpergewicht (genauer gesagt 2,2 Gramm pro Kilo) benötigen. Diese Menge soll für ein optimales Muskelwachstum sorgen. Verschiedene Studien haben jedoch ergeben, dass diese Menge zu hoch ist. Denn bei einer Proteinzufuhr, die höher ist als 1,8 Gramm pro Kilo Körpergewicht, ist der positive Effekt zu vernachlässigen. Das heißt, es gibt keinen zusätzlichen nachweisbaren Muskelzuwachs, unabhängig von der Intensität des Trainings. Viele Sportler glauben zwar, dass sie, je länger und intensiver sie trainieren, desto mehr Proteine benötigen. Das stimmt aber nicht! Eine Studie, die mit erfahrenen Bodybuildern durchgeführt wurde, ist genau dieser Annahme nachgegangen und hat ergeben, dass diese sogar weniger Proteine benötigen als Anfänger. Das Ergebnis wurde durch mehrere andere Studien bestätigt. Aber wie kommt es, dass erfahrene Bodybuilder weniger Proteine brauchen? Je mehr man trainiert, desto besser funktioniert die Proteinver-wertung des Körpers, sprich, der Körper benötigt immer weniger Proteine für den optimalen Muskelaufbau. Darüber hinaus gibt es beim Bodybuilding ein sogenann-tes genetisches Limit, es bezeichnet den maximalen natürlichen Muskelaufbau eines Menschen. Je mehr du dich diesem Limit näherst, desto weniger wächst der Muskel nach einem Training. Und wenn du Muskel-masse nur noch langsam aufbauen kannst, benötigst du auch weniger Proteine für den optimalen Zuwachs. Klingt logisch, oder?

„JE TRAINIERTER DU ALS SPORTLER BIST, DESTO EFFIZIENTER SETZT DEIN KÖRPER PROTEINE UM.“

Proteine in der Definitionsphase

Es gibt immer noch Sportler, die behaup-ten, dass die Faustregel von 2,2 Gramm Proteine pro Kilo Körpergewicht täglich während der Abnehmphase aber auf jeden Fall gilt. Aber auch dazu wurden Studien durchgeführt, die alle ergaben, dass 1,8 Gramm Proteine ausreichend sind – ja, auch während einer Definiti-onsphase. Bei einer dieser Studien mussten die Probanden ein Lauftraining mit einem Kaloriendefizit von 1.000 Kalorien absolvieren und gleichzeitig intensives Krafttraining ausführen. Auch in diesem Fall waren 1,8 Gramm Proteine täglich ausreichend, um den Muskel-abbau der Probanden zu verhindern.

Kurzum, es ist nicht wissenschaftlich erwiesen, dass Intensivsportler mehr als 1,8 Gramm Proteine pro Kilo Körperge-wicht täglich benötigen. Andererseits ist es auch nicht nachteilig, wenn du mehr Proteine aufnimmst, als dein Körper zum Muskelaufbau benötigt, der Überschuss wird schlichtweg als Energie verwertet. Du musst allerdings dafür sorgen, dass du diese Energie auch verbrennst, sonst nimmst du zu.

Eiweißshakes

Es dürfte allgemein bekannt sein, dass Proteine ein wichtiger Nährstoff sind, insbesondere für diejenigen, die viel Sport treiben oder auf Diät sind. Eiweiß- bzw. Proteinpulver ist überall erhältlich, im Internet, in Sportnahrungsgeschäften, in Biolä-den und auch in Drogeriemärkten.* Aber Protein ist nicht gleich Protein. Welche Sorte solltest du am besten verwenden? Zweite wichtige Frage: Mit welchem Ziel? In den sozialen Netzwerken wimmelt es nur so von Rezepten, zum Beispiel für Torten oder Bananenbrot. Leider wird nicht immer deutlich, welche Sorte Eiweiß bei dem Rezept verwendet wurde. Ich glaube, man sieht den Wald vor lauter Bäumen nicht mehr. Daher kann es nicht schaden, wenn ich das Thema etwas eingehender beleuchte.

Bevor ich die verschiedenen Theorien zu Eiweiß näher erläutere, möchte ich erklären, wie ich Proteinpulver verwende und wofür. Ich setze Proteinpulver nämlich nur dann ein, wenn ich eine aktive Trainingsperiode absolviere und einen strikten Ernährungsplan befolge. Dann kommt zum Frühstück Protein in meinen Pfannkuchen (siehe das Rezept im hinteren Teil des Buches).

Auch während Abnehmphasen, also dann, wenn ich ins Kaloriendefizit gehe, um Fett abzubauen, finde ich Proteinpulver eine tolle Sache. Wenn ich bewusst weniger esse, möchte ich nicht mit einem Hungergefühl ins Bett gehen. Deswegen mache ich mir vor dem Schlafengehen einen Casein-Shake (ich erkläre weiter unten, was das für eine Sorte Protein ist und welche anderen Sorten es außerdem noch gibt). Dadurch nehme ich nicht ab, aber es hilft mir – schnell und unkompliziert – eine ausreichende Portion Proteine aufzunehmen und satt ins Bett zu kriechen. Wo wir gerade dabei sind, hier ein Supertipp: Einen leckeren Nachtisch erhältst du, indem du einen Teelöffel entölten Kakao und einen Esslöffel Erdnussbutter in deinen Shake rührst. Schmeckt super, so als ob du einen flüssigen Schokoriegel trinken würdest! Aber nicht vergessen: Ein Esslöffel Erdnussbutter hat 100 Kalorien. Du solltest also überprüfen, ob das in deinem Kalorienbudget des Tages noch drin ist.

„EINEN LECKEREN NACH-TISCH ERHÄLTST DU, INDEM DU EINEN TEELÖFFEL ENTÖLTEN KAKAO UND EINEN ESSLÖFFEL ERDNUSS-BUTTER IN DEINEN SHAKE RÜHRST."

* Über meinen niederländischen Online-Shop erhältst du mit dem Code „MKBMproteine" 10% Rabatt – Versand aus den Niederlanden.

Iso, Whey und Casein

Proteinshakes – es gibt drei verschiedene Varianten: Iso, Whey und Casein. Welchen man wählt, hängt davon ab, weshalb man den Shake trinken möchte. Außer Shakes gibt es übrigens auch noch andere Methoden, um ausreichend Proteine aufzunehmen, z. B. durch die erwähnten Pfannkuchen. Für die Zubereitung von warmen Gerichten solltest du jedoch wissen, dass Whey-Eiweiß in Pulverform nicht hitzebeständig ist und dir also nichts bringen würde. Daher hier kurz einige Informationen über die Unterschiede zwischen Casein- und Whey-Proteinen.

Beide Proteine kommen in Milch vor. Whey ist der wasserlösliche Teil der Milch (Molke) und im Prinzip ein Restprodukt der Käseherstellung. Whey ist aus anderen Aminosäuren zusammengesetzt als Casein. Aminosäuren sind die Bausteine, aus denen Proteine zusammengesetzt sind. Mehr darüber in dem Abschnitt über BCAA und andere Nahrungsergänzungsmittel (siehe S. 49ff.).

Für meine Diätpläne verwende ich Casein, weil es vom Körper langsamer aufgenommen wird und so ein lang anhaltendes Sättigungsgefühl mit sich bringt: Der Körper wird über einen längeren Zeitraum und allmählich mit Aminosäuren versorgt. Das ist günstig, wenn du lang von den Proteinen zehren möchtest (z. B. weil du in einer Abnehmphase weniger isst). Nach dem Sport ist Whey die bessere Wahl. Wenn du schnell Proteine brauchst, weil deine Muskeln nach dem Training regelrecht danach schreien, solltest du zu Whey greifen, das wird vom Körper schneller resorbiert und versorgt die Muskeln viel schneller.

Genau deswegen steht in den ersten drei Phasen der Anfangsdiät in diesem Buch täglich Casein als Late-Night-Snack auf dem Menü (in den ersten beiden Phasen als Shake). Anschließend gehst du ins Bett und isst einige Stunden nichts (sechs bis acht Stunden). Mit einem Casein-Shake bekommen deine Muskeln über einen längeren Zeitraum Proteine, so dass sie über Nacht regenerieren und wachsen können. Während des Schlafs produziert dein Körper außerdem Wachstumshormone, daher ist eine gute Nachtruhe wichtig für den Muskelaufbau. Casein unterstützt diesen Prozess.

Kurzum, wenn du ergänzende Proteine einsetzen möchtest, solltest du wissen, wofür sie gut sind, und dann entsprechend die richtige Sorte in der richtigen Form (kalte oder warme Gerichte sowie flüssige oder feste Konsistenz) einsetzen.

Die dritte Eiweißsorte, Iso (kurz für: Isolat), ist die reinste und hochwertigste Form von Protein. Im Gegensatz zum Eiweißkonzentrat enthält es weniger Zusatzstoffe und mehr Protein; sein Proteingehalt beträgt mindestens 90 %. Isolat enthält dafür weniger Fette und Kohlehydrate als Konzentrat. Es gibt Whey-Isolat als auch Casein-Isolat.

Alkohol und Training

Ich gehe gern auf Partys und bin auch einem Gläschen Alkohol nicht abgeneigt. Wahrscheinlich geht dir das nicht anders. Alkohol und die Killerbody-Diät passen zwar nicht zusammen, aber zum Glück musst du in den kommenden Wochen trotzdem nicht gleich zum Abstinenzler werden. Es ist sogar möglich, Alkohol zu trinken und trotzdem Fett zu verbrennen bei nur geringfügiger Leistungsminderung beim Training. Das geht wirklich und ist durch bestimmte Stoffwechselprozesse begründet.

Alkohol wird in erster Linie über die Schleimhäute des Dünndarms sowie des Magens resorbiert und gelangt so in den Blutkreislauf. Das Blut verteilt den Alkohol im gesamten Körper. Anschließend wird der größte Teil des Alkohols über verschiedene Stoffwechselschritte mithilfe verschiedener Enzyme in der Leber umgewandelt, unter anderem in Essigsäure (Acetat). Der Alkohol und seine Abbauprodukte zirkulieren dabei weiterhin im Blutkreislauf. Essigsäure im Blut bremst die Fettverbrennung im gesamten Organismus; die Fettsäuren, die sich im Blut befinden, werden gespeichert und genau das macht Alkohol zu einem Dickmacher (der Bierbauch ist eines der bekanntesten Beispiele).

Acetat wird vom Körper jedoch nicht in Fett umgesetzt und die Leber ist nach Alkoholgenuss viel zu sehr mit dem Abbau des Acetats beschäftigt, als dass sie noch Kapazitäten zur Fettproduktion frei hätte. Das ist ein echter Glücksfall, den du zu deinem „Vorteil" nutzen kannst, denn die Leber speichert dann weniger als 5 % des Alkohols als Fett. Außerdem enthält Alkohol (für einige ist das bestimmt eine angenehme Überraschung) überhaupt keine Fette und nur relativ wenig Kohlehydrate. Das heißt, du kannst den Effekt von Alkohol positiv beeinflussen, indem du dafür sorgst, dass du möglichst wenig Fett isst, wenn du Alkohol trinken möchtest.

Noch einmal vereinfacht ausgedrückt: Du wirst nicht vom Alkohol an sich dick (obwohl er ca. 7 kcal pro Gramm hat). Vielmehr reagiert dein Körper auf Alkohol mit veränderten Energiestoffwechselprozessen, so dass beim „Trinken" vermehrt Fett gespeichert wird. Mit diesem Wissen können wir uns nun den Methoden widmen, mit denen man diesen unangenehmen Effekt nach Möglichkeit aushebeln kann. Probier aus, welche für dich am besten funktioniert:

1 Iss an den Tagen, an denen du Alkohol trinken möchtest, möglichst wenig Fett. Dann ist auch fast nichts da, was gespeichert werden könnte.

2 Plane eine möglichst lange Zeitspanne zwischen Training und Alkoholgenuss ein. Neueste Studien belegen, dass es einen Zusammenhang gibt zwischen Alkohol und verringertem Muskelaufbau. Du solltest also nicht kurz vor einer Party trainieren. Plane dein Training lieber am Morgen ein oder lege einen Ruhetag ein. Weil die Regeneration für die Qualität deiner Muskeln entscheidender ist als der vorübergehende Leistungsabfall, weiß man heute, dass es sogar besser ist, mit Kater zu trainieren als vor der Party.

3 Trinke in Ruhe und mit Genuss, anstatt den Alkohol in dich hineinzuschütten, als ob du seit Wochen nichts zu trinken bekommen hättest. Sonst entsteht ein unerwartet hoher Energieüberschuss, den dein Körper speichern will.

4 Iss an den Abenden mit Alkohol weniger als gewöhnlich, so überschreitest du nicht so schnell dein Kalorienbudget. Außerdem merkst du die Wirkung des Alkohols dann schneller, du benötigst also weniger Alkohol, um beschwipst zu werden (wenn du überhaupt beschwipst werden möchtest).

5 Gegen den Kater: Iss schön viel Kohlehydrate und vor allem Proteine vor dem Alkoholgenuss. Diese Makros vermindern die Wirkung von Alkohol. Durch einen vollen Bauch gelangt der Alkohol langsamer ins Blut. Ein Teil des Alkohols wird dann bereits durch die Enzyme aus der Nahrung abgebaut und auch die Leber hat mehr Zeit, den Alkohol zu verstoffwechseln, bevor er ins Blut gelangt. Eine ordentliche Mahlzeit mit langsam abbaubaren Proteinen und vielen Ballaststoffen kann die negativen Folgen von Alkoholkonsum um die Hälfte reduzieren.

6 Alkohol regt den Appetit an und meist gönnt man sich in Folge den einen oder anderen Snack, der die persönliche Kaloriengrenze übersteigt. Wenn du auch dazu neigst, während des Trinkens oder danach zu naschen, solltest du vorsorglich tagsüber die Kalorienzufuhr drosseln, beim Trinken auf Knabberkram verzichten und, wenn es denn sein muss, nach dem Ausgehen eine sättigende, proteinreiche Mahlzeit zu dir nehmen.

Training während der Schwangerschaft

Als zweifache Mutter werde ich häufig gefragt, ob und auf welche Art man während der Schwangerschaft weitertrainieren kann. Nun, wenn du bereits davor trainiert hast und deine Schwangerschaft normal verläuft, kannst du im Prinzip weiterhin trainieren. Beginne jedoch besser nicht mit einer neuen Sportart.

MEHR ESSEN

Wenn du dein Training wie gewohnt fortführst, solltest du auf die physischen und hormonellen Veränderungen, denen dein Körper unterworfen ist, Rücksicht nehmen. Durch das in dir wachsende Baby wird deine Stoffwechselrate erhöht, deswegen benötigst du in Ruhephasen mehr Energie. Du musst also mehr essen. Der Mythos, dass du für zwei essen musst, ist jedoch falsch. Pro Tag 300 Kalorien mehr sollten es aber schon sein. Iss vor allem gute Kohlehydrate und sorge für ein ausreichendes Maß an ungesättigten Fettsäuren.

DIE BRUST

Während der Schwangerschaft verändern sich auch deine Brüste; die Form verändert sich und sie werden schwerer und druckempfindlicher. Deswegen kann es manchmal unangenehm oder schmerzhaft sein, Übungen auszuführen, bei denen du auf der Brust liegst oder über einen Ball rollen musst. Lass dich in deinem Fitnessstudio beraten, mit welchen Ersatzübungen du die gleichen Körperteile ohne Beschwerden trainieren kannst.

TEMPERATUR

Während des Trainings steigt die Körpertemperatur von Schwangeren um etwa 0,6 Grad Celsius an. Achte daher besonders darauf, dass dein Körper nicht überhitzt, da die Sauerstoffzufuhr für dein Baby sonst verringert werden könnte, was wiederum die Entwicklung beeinträchtigen kann. Vermeide also Überhitzung und trinke ausreichend Wasser.

BAUCHMUSKELN

Während der Schwangerschaft wächst dein Bauch, dabei werden die geraden Bauchmuskeln zur Seite gedrückt, es entsteht ein Spalt, die Muskeln büßen ihre Funktion ein. Man nennt diesen Vorgang Diastase. Wegen der Gefahr von Muskelrissen sollten die geraden Bauchmuskeln nach dem ersten Trimester nicht mehr trainiert werden. Nach der Geburt dauert es einige Monate bis sich die geraden Bauchmuskeln zurückgebildet haben, erst danach solltest du sie wieder ins Training einbeziehen. Lass dich von einer Gynäkologin untersuchen, damit du das Training nicht zu früh aufnimmst. Du läufst sonst Gefahr, dass sich der Spalt nicht wieder schließt!

IV

ERNÄHRUNGS- & TRAININGSPLÄNE

Diät für den Killerbody
Diätpläne
Training: Home-Workouts
Effektiv trainieren:
Variation und Fokus
Trainieren im Fitnessstudio

Diät für den Killerbody

DIÄTPLÄNE

Achtung: All diejeningen mit einem Körperfettanteil über 24 % beginnen die Diät mit Phase 1.

In den kommenden zwölf Wochen zählen wir keine Kalorien. Ich habe die Diät so zusammengestellt, dass du alle Nährstoffe in ausreichendem Umfang zu dir nimmst und die Protein-menge den Muskelerhalt garantiert.

Wenn deine Zielsetzung „Körper straffen" lautet und dein Körper-fettanteil über 24 % liegt, startest du ebenfalls mit Phase 1.

Wenn dein Körperfettanteil unter 24 % liegt, du aktiv Sport treibst (4- bis 5-mal pro Woche) und du auf mehr Muskel-masse abzielst, kannst du die Sport-Diät machen. Die Sport-Diät ist nicht zwangsläufig die Fortsetzung nach der Abnehmphase, sondern auch ein Ernährungsplan für sehr aktive Sportler. Die Ernährung ist hierbei speziell auf Muskelaufbau ausgerichtet.

Okay, los geht's. Auf den nächsten Seiten findest du einen Ernährungsplan, der dich zu deinem Killerbody bringt. Noch einmal zur Sicherheit: Dieser Diätplan ist auf Menschen mit Übergewicht ausgelegt. Es bietet sich an, mit der Abnehm-Diät zu beginnen, es sei denn, du bist ein sehr aktiver Sportler. In dem Fall kannst du auch mit der Sport-Diät loslegen. Wenn du dein Wunschgewicht erreicht hast, bietet die Phase 1 der Abnehm-Diät einen guten Anhaltspunkt dafür, wie du dich ernähren solltest, um dein neues Gewicht zu halten. Du darfst dann allmählich etwas mehr essen, solange du deinen täglichen Kalo-rienbedarf nicht überschreitest. Die Phasen 2 und 3 der Diät sind nur zur Gewichtsre-duktion gedacht.

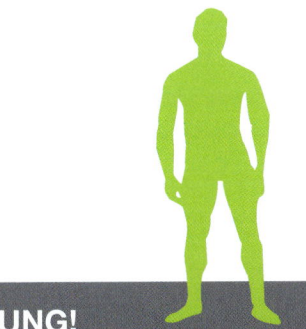

ACHTUNG!
Für Männer gilt: eine (1!) Scheibe Brot, 30 g Fleisch oder Fisch sowie 50 g ungekochter Reis, Pasta oder Kartoffeln extra.

Maßgeschneiderter Ernährungsplan

Wenn du nach dem Abnehmen ein bestimmtes Ziel, wie zum Beispiel Muskelmasse aufbauen oder „trockener" (straffer) werden, verfolgen möchtest, empfehle ich dir einen maßgeschneiderten Ernährungsplan von einem Coach oder einer Ernährungsberaterin.

Austauschliste

Du magst bestimmte Lebensmittel nicht oder hast Allergien? Du kannst jederzeit einzelne Lebensmittel durch andere ersetzen, die auf der Austauschliste am Ende des Buchs stehen (siehe S. 191). Du solltest allerdings darauf achten, dass du nur Lebensmittel der gleichen Kategorie (gleicher Makronährstoff) gegeneinander austauschst – ein proteinreiches Lebensmittel also nur gegen eines, das ebenfalls in erster Linie Protein enthält, das Gleiche gilt natürlich für Kohlehydrate und Fette. So kannst du beispielsweise Brot (Kohlehydrate) nicht durch Huhn (Protein) ersetzen. Die Austauschliste ist ein tolles Hilfsmittel, nutze sie!

Einkaufslisten

Jede Diät erfordert Durchhaltevermögen. Mache es dir deshalb so einfach wie möglich. Eine meiner Strategien ist, dass ich einen Vorrat der benötigten Lebensmittel anlege. Du kannst dabei die praktischen Einkaufslisten für die Abnehm-Diät am Ende des Buchs (ab S. 190) nutzen.

Jede der drei Abnehmphasen dauert vier Wochen und hat ihre eigene Einkaufsliste. Auf diese Weise hast du immer die richtigen Lebensmittel im Haus und kannst die Diät problemlos durchführen.

Jede der drei Diätphasen dauert vier Wochen. So hat dein Körper genügend Zeit, um sich an die Ernährungsumstellung zu gewöhnen. Für das bestmögliche Ergebnis ist es entscheidend, dass du den Diätplan wirklich vier Wochen lang durchhältst.

Phase 1

In der ersten Phase bringe ich dir bei, wie du regelmäßig isst und auf ungesunde Zucker verzichtest. Achtung: Da du weniger Kalorien zu dir nimmst, als du laut deinem Gesamtumsatz benötigst, wirst du eventuell Hunger verspüren. Im Kaloriendefizit verlangt dein Körper nach mehr, bekommt es aber nicht. Auf diese Weise zwingst du deinen Körper, an die Fettreserven zu gehen, so dass du genügend Energie hast, um deinen Alltag zu bewältigen. Wenn dir flau wird, trink daher jederzeit eine fettfreie Bouillon. Du kannst auch mehr Gemüse nehmen (du darfst von allen Gemüsesorten, die in der Diät vorkommen, so viel essen, wie du möchtest) oder zu einem der anderen Lebensmittel greifen, die du unbegrenzt essen darfst. Mehr Obst, als auf dem Tagesplan steht, ist aufgrund des enthaltenen Fruchtzuckers nicht erlaubt.

Wenn sich während der Diät der kleine Hunger meldet, darfst du jederzeit die unten stehenden Lebensmittel essen. Es handelt sich um Snacks, die dir helfen, wenn du ein kleines Extra brauchst:

- gedünstetes bzw. fettfrei gekochtes oder gegrilltes Gemüse
- Gurke mit einer Prise Salz
- 2 Tomaten
- Radieschen
- 1 Reiswaffel oder 1 Scheibe leichtes Knäckebrot/Knusperbrot pro Tag
- 2 gekochte Eier

Phase 2

Während dieser Phase isst du an einem Tag besonders kohlehydratreich und am nächsten Tag Low Carb. Es ist wichtig, dass du dich an diesen Wechsel hältst, denn so speicherst du möglichst wenig Fett und kannst trotzdem Kohlehydrate aufnehmen. Man nennt diese Methode auch Carb Cycling. Carb Cycling ist ein guter Weg, um genügend Kohlehydrate als Brennstoff aufzunehmen, ohne gleichzeitig durch sie zuzunehmen. Außerdem bleiben die Nachteile (Energiemangel, schlechte Laune) aus, die ein völliger Kohlehydratverzicht mit sich bringt. Das musst du während der Carb-Cycling-Phase beachten:

- Trainiere an den Kohlehydrat-Tagen, denn zum einen braucht der Körper die Kohlehydrate dann am meisten, zum

anderen werden sie sofort verbraucht oder zur Regeneration genutzt.
- Nimm sowohl an Trainingstagen als auch an trainingsfreien Tagen die gleiche Proteinmenge zu dir.
- Gib auf keinen Fall während Phase 2 auf, auch wenn der Fortschritt noch nicht sichtbar ist! Dein Körper braucht etwas Zeit, um sich an die neue Ernährungsweise zu gewöhnen. Kontinuität ist hier der Schlüssel zum Erfolg.

Wenn du am Ende von Phase 2 den Eindruck hast, dass du noch nicht genug Gewicht verloren hast, solltest du diese Phase um weitere vier Wochen verlängern.

Phase 3

In dieser Phase isst du sechs Tage lang extrem wenig Kalorien und machst aus jedem Sonntag einen Refeed-Tag (mehr Informationen hierzu auf S. 41ff.). Am Refeed-Tag isst du drei besonders kohlehydrathaltige Mahlzeiten. Wenn du am Ende von Phase 3 dein angestrebtes Gewicht erreicht hast, kannst du mit dem Ernährungsplan aus Phase 1 dein Gewicht halten. Lies dann erst auf Seite 36ff. noch einmal nach und berechne deinen täglichen Energiebedarf neu. Ich halte mein Gewicht durch Intermittierendes Fasten (IF), darüber findest du mehr auf Seite 44ff. Ich lege in der Regel zwei IF-Tage pro Woche ein.

Du kannst gleichzeitig mit dem Phase-1-Training und mit Phase 1 der Abnehm-Diät beginnen, du kannst mit dem Abnehmen aber auch später anfangen, beispielsweise wenn du schon eine Weile trainierst.

ABNEHM-DIÄT PHASE **1** WOCHE 1 BIS 4

	UHRZEIT	MONTAG	DIENSTAG	MITTWOCH
	(frei wählbar)			
FRÜHSTÜCK		200 g griechischer Joghurt 0 % Fett 1 TL Zimt ½ Apfel	Omelett aus 3 Eiern (1 ganzes, von den anderen beiden nur das Eiweiß) 1 Scheibe geröstetes Vollkornbrot	1 Protein-Pfannkuchen S. 154
SNACK 1		½ Gurke mit 1 Prise Salz und Zimt	1 kleines Müslibrötchen mit Erdnussbutter (10 g)	100 g Hüttenkäse mit Zimt
MITTAGESSEN		1 Vollkornwrap (40 g) mit ¼ Avocado 80 g gegrilltes Hühnerfilet Salat, Tomate und Gurke	2 Scheiben leichtes Knäckebrot oder Knusperbrot 10 g Hummus 4 Scheiben Hähnchenbrust 150 g Magerquark mit Zimt	Thunfischsalat S. 156
SNACK 2		1 Apfel mit Zimt	1 Apfel mit Zimt	1 Orange
ABENDESSEN		80 g Reis (nach dem Abwiegen kochen) 100 g Hühnerfilet Pfannengemüse mit etwas Sojasoße Salat, Gurke und Tomate, abgeschmeckt mit Salz und Pfeffer und Zitronensaft	80 g Süßkartoffel 100 g Weißfisch-Filet 5 dicke Stangen Spargel Salat, Gurke und Tomate	Scharfe Penne mit geräucherter Forelle S. 178
LATE-NIGHT-SNACK		Casein-Shake (siehe auch S. 77f.) Dosierung: 2 gestrichene Messlöffel (gut 30 g)	Casein-Shake Dosierung: 2 gestrichene Messlöffel (gut 30 g)	Casein-Shake Dosierung: 2 gestrichene Messlöffel (gut 30 g)

IMMER AUSREICHEND WASSER TRINKEN! (2,5–3,5 LITER PRO TAG)

Wasser ist von großer Bedeutung für den Fettstoffwechsel. Es ist wichtig für die Umwandlung von Fett in Energie. Wasser reduziert den Appetit, wirkt Verstopfung entgegen, hilft, Abfallstoffe aus dem Körper zu transportieren, und sorgt so für ein stabiles Energielevel.

ABNEHM-DIÄT PHASE 1 WOCHE 1 BIS 4

DONNERSTAG	FREITAG	SAMSTAG	SONNTAG	SUPPS
Overnight Oats S. 152	200 g Magerquark mit Zimt oder anderem Gewürz (nach Belieben)	1 Protein-Pfannkuchen S. 154	2 gebratene Eier 1 Tomate ½ Gurke 30 g Hüttenkäse	*(1x täglich)* 1 Multivitamin-tablette 1 BCAA 1 Kapsel Fischöl Vitamin D
1 Apfel mit Zimt	Omelett aus 3 Eiern (1 ganzes, von den anderen beiden nur das Eiweiß) ½ Apfel mit Zimt	½ Gurke mit 1 Prise Salz 30 g Hüttenkäse	1 Apfel mit Zimt	
80 g Tatar 2 Scheiben leichtes Knäckebrot oder Knusperbrot 2 gekochte Eier	1 Vollkornwrap (40 g) 50 g Räucherlachs Eisbergsalat 10 g Frischkäse light Kapern (nach Belieben)	Hühnchensalat S. 158	2 Scheiben leichtes Knäckebrot oder Knusperbrot 30 g Hüttenkäse 4 Scheiben Hähnchenbrust 2 Scheiben Tomate	
½ Avocado mit Salz und Pfeffer	fettfreie Bouillon	1 Apfel mit Zimt	200 g Magerquark 1 TL Honig etwas Kakaopulver (nach Belieben)	
80 g Reis (nach dem Abwiegen kochen) 100 g mageres Rinderhackfleisch 200 g Stangenbohnen Zwiebel und Knoblauch	Zucchini-Spaghetti mit Frischkäse S. 176	80 g Reis (nach dem Abwiegen kochen) 100 g Weißfisch-Filet 200 g Brokkoli	Vegetarischer Salat mit Ei S. 160	
Casein-Shake Dosierung: 2 gestrichene Messlöffel (gut 30 g)	Casein-Shake Dosierung: 2 gestrichene Messlöffel (gut 30 g)	Casein-Shake Dosierung: 2 gestrichene Messlöffel (gut 30 g)	Casein-Shake Dosierung: 2 gestrichene Messlöffel (gut 30 g)	

MÄNNER

Für Männer gilt: 1 (!) Scheibe Brot, 30 g Fleisch oder Fisch sowie 50 g Reis, Pasta oder Kartoffeln (erst nach dem Abwiegen kochen) extra.

ABNEHM-DIÄT PHASE 2 WOCHE 5 BIS 8

	UHRZEIT	MONTAG	DIENSTAG	MITTWOCH
	(frei wählbar)			
FRÜHSTÜCK		30 Haferflocken, fein ½ Banane 1 TL Zimt 20 g Whey-Protein, mit Wasser anrühren	200 g Magerquark 1 TL Honig	1 Scheibe geröstetes Vollkornbrot 30 g Rinderrauchfleisch
SNACK 1		2 Reiswaffeln ¼ Avocado 4 Scheiben Hähnchenbrust	½ Avocado 1 Prise Salz	½ Avocado 1 Prise Salz
MITTAGESSEN		1 Vollkornwrap (40 g) 50 g geräuchertes Hühnerfilet 2 Scheiben Tomate Salat 1 gekochtes Ei	1 Vollkornwrap (40 g) 50 g geräuchertes Hühnerfilet 2 Scheiben Tomate Salat 1 gekochtes Ei	1 Scheibe Vollkornbrot 6 Scheiben Hähnchenbrust 1 gekochtes Ei
SNACK 2		1 Apfel mit Zimt	3 Scheiben frische Ananas	1 Apfel mit Zimt
ABENDESSEN		80 g Vollkornnudeln Hackfleischsoße mit Tomaten, S. 170 Zucchini, Zwiebel, Knoblauch 75 g mageres Rinderhackfleisch	Ofenhuhn mit Serrano-Schinken S. 172	80 g gebratener Reis (nach dem Abwiegen kochen) 200 g gebratenes Pfannengemüse 100 g Garnelen/Huhn 1 TL Sojasoße Salz und Pfeffer, Knoblauch
LATE-NIGHT-SNACK		Casein-Shake Dosierung: 2 gestrichene Messlöffel (gut 30 g)	Casein-Shake Dosierung: 2 gestrichene Messlöffel (gut 30 g)	Casein-Shake Dosierung: 2 gestrichene Messlöffel (gut 30 g)

IMMER AUSREICHEND WASSER TRINKEN! (2,5–3,5 LITER PRO TAG)

Wasser ist von großer Bedeutung für den Fettstoffwechsel. Es ist wichtig für die Umwandlung von Fett in Energie. Wasser reduziert den Appetit, wirkt Verstopfung entgegen, hilft, Abfallstoffe aus dem Körper zu transportieren, und sorgt so für ein stabiles Energielevel.

ABNEHM-DIÄT PHASE 2 WOCHE 5 BIS 8

DONNERSTAG	FREITAG	SAMSTAG	SONNTAG	SUPPS
				(1x täglich)
Omelett aus 3 Eiern (1 ganzes, von den anderen beiden nur das Eiweiß) Spinat Salz und Pfeffer 1 Scheibe Vollkornbrot	Protein-Pfannkuchen S. 154	2 gebratene Eier 4 Scheiben Hähnchenbrust 2 Scheiben Tomate 2 Grissini	1 Vollkornwrap (40 g) 50 g Hühnerfilet 1 Tomate ½ Gurke	1 Multivitamin-tablette 1 BCAA 1 Kapsel Fischöl Vitamin D
1 Apfel mit Zimt	2 Reiswaffeln 1 EL Hummus 4 Scheiben Hähnchenbrust	200 g Magerquark mit Zimt oder anderem Gewürz (nach Belieben)	1 Apfel mit Zimt	
Thunfischsalat, S. 156 2 Grissini 1 Kiwi	1 Scheibe Vollkornbrot 50 g Rinderrauchfleisch 1 Kiwi	80 g Mozzarella light 1 Tomate 1 TL Pesto Salz und Pfeffer Kürbis-Süßkartoffel-Suppe, S. 164	Vegetarische Lasagne S. 168	
3 Scheiben frische Ananas	1 Apfel mit Zimt	1 Orange	200 g Magerquark 5 Walnüsse 1 TL Honig	
100 g mageres Rinderhackfleisch (Bällchen) 200 g grünes Gemüse ½ Gurke 1 Tomate	80 g Süßkartoffel 100 g Weißfisch-Filet 200 g Gemüse nach Wahl mit Salz und Pfeffer und Zitronensaft würzen	100 g gegrilltes Hühnerfilet 200 g Brokkoli Salat ohne Dressing	Homemade Hamburger S. 174	
Casein-Shake Dosierung: 2 gestrichene Messlöffel (gut 30 g)	Casein-Shake Dosierung: 2 gestrichene Messlöffel (gut 30 g)	Casein-Shake Dosierung: 2 gestrichene Messlöffel (gut 30 g)	Casein-Shake Dosierung: 2 gestrichene Messlöffel (gut 30 g)	

MÄNNER

Für Männer gilt: 1 (!) Scheibe Brot, 30 g Fleisch oder Fisch sowie 50 g Reis, Pasta oder Kartoffeln (erst nach dem Abwiegen kochen) extra.

ABNEHM-DIÄT PHASE 3 WOCHE 9 BIS 12

	UHRZEIT *(frei wählbar)*	MONTAG	DIENSTAG	MITTWOCH
FRÜHSTÜCK		1 Scheibe geröstetes Vollkornbrot 30 g Rinderrauchfleisch 30 g Hüttenkäse	1 Protein-Pfannkuchen, S. 154 100 g Magerquark 1 TL Honig	Omelett aus 4 Eiern (1 ganzes, von den anderen nur das Eiweiß) frischer Spinat in Kokosöl braten
SNACK 1		2 Kiwis 1 fettfreie Bouillon	1 Orange	1 kleines Müslibrötchen mit Butter
MITTAGESSEN		Grüne Suppe, S. 166 1 Grissini ½ Gurke	Hühnchensalat S. 158	100 g Carpaccio Rucola 10 g Pinienkerne Grissini
SNACK 2		2 Reiswaffeln 1 EL Erdnussbutter ½ Gurke	150 g Magerjoghurt 30 g Müsli	1 Apfel mit Zimt
ABENDESSEN		Hühnchensalat, S. 158 2 Grissini	80 g Reis (nach dem Abwiegen kochen) 100 g Garnelen oder Weißfisch-Filet 200 g Pfannengemüse in Kokosöl anbraten	80 g Vollkornnudeln 75 g mageres Rinderhackfleisch: Hackfleischsoße mit Tomaten, S. 170 Salat, Gurke ohne Dressing
LATE-NIGHT-SNACK		Casein-Shake Dosierung: 2 gestrichene Messlöffel (gut 30 g) 1 EL Erdnussbutter	Casein-Shake Dosierung: 2 gestrichene Messlöffel (gut 30 g) 1 EL Erdnussbutter	Casein-Shake Dosierung: 2 gestrichene Messlöffel (gut 30 g) 1 EL Erdnussbutter

IMMER AUSREICHEND WASSER TRINKEN! (2,5–3,5 LITER PRO TAG)

Wasser ist von großer Bedeutung für den Fettstoffwechsel. Es ist wichtig für die Umwandlung von Fett in Energie. Wasser reduziert den Appetit, wirkt Verstopfung entgegen, hilft, Abfallstoffe aus dem Körper zu transportieren, und sorgt so für ein stabiles Energielevel.

ABNEHM-DIÄT PHASE 3 WOCHE 9 BIS 12

DONNERSTAG	FREITAG	SAMSTAG	SONNTAG	SUPPS
				(1x täglich)
150 g Magerquark 2 Datteln 3 Walnüsse 1 Kiwi	2 Scheiben leichtes Knäckebrot oder Knusperbrot 30 g Hühnerfilet 30 g Hüttenkäse 4 Scheiben Tomate	1 kleines Müslibrötchen mit Butter 2 gekochte Eier	3 gebratene Eier 30 g Hühnerfilet 30 g Hüttenkäse 2 Scheiben Vollkornbrot	1 Multivitamin-tablette 1 BCAA 1 Kapsel Fischöl Vitamin D
2 Scheiben leichtes Knäckebrot oder Knusperbrot 30 g Hüttenkäse 4 Scheiben Tomate	1 Apfel mit Zimt	150 g Magerquark 1 TL Honig	1 Banane 200 g Magerquark 40 g Haferflocken, fein	
1 Protein-Pfannkuchen, S. 154 1 Kiwi	1 Scheibe geröstetes Vollkornbrot 70 g Roastbeef	Thunfischsalat, S. 156 1 Grissini	2 Vollkornwrap (à 40 g) 60 g Hühnerfilet in Stückchen 30 g Hüttenkäse Eisbergsalat	
50 g Räucherfisch oder 2 Heringe	1 Orange	1 Kiwi	1 kleines Müslibrötchen mit Butter	
80 g Süßkartoffel 100 g Hühnerfilet 200 g grünes Gemüse in Kokosöl braten	80 g Reis (nach dem Abwiegen kochen) 75 g mageres Rinderhackfleisch, würzen mit Zwiebel, Knoblauch und Salz und Pfeffer 200 g Stangenbohnen	Ofenhuhn mit Serrano-Schinken S. 172	Homemade Hamburger, S. 174 Salat 10 Pommes Frites	
Casein-Shake Dosierung: 2 gestrichene Messlöffel (gut 30 g) 1 EL Erdnuss-butter	Casein-Shake Dosierung: 2 gestrichene Messlöffel (gut 30 g) 1 EL Erdnuss-butter	Casein-Shake Dosierung: 2 gestrichene Messlöffel (gut 30 g) 1 EL Erdnussbutter	Casein-Shake Dosierung: 2 gestrichene Messlöffel (gut 30 g) 1 EL Erdnussbutter	

MÄNNER

Für Männer gilt: 1 (!) Scheibe Brot, 30 g Fleisch oder Fisch sowie 50 g Reis, Pasta oder Kartoffeln (erst nach dem Abwiegen kochen) extra.

SPORT-DIÄT PHASE **1** WOCHE 1 BIS 4

	UHRZEIT	MONTAG	DIENSTAG	MITTWOCH
	(frei wählbar)			
FRÜHSTÜCK		30–50 g Haferflocken, fein 3–4 Erdbeeren 1 Kiwi 30–50 g Whey-Isolat 1 EL Leinöl	Omelett aus 2 ganzen Eiern und 4–7 Eiweiß 1 Handvoll Spinat	200 g griechischer Joghurt, 0,2 % Fett 8–10 Blaubeeren 40–70 g Haferflocken, fein ½ Banane 30–50 g Whey-Protein
SNACK 1		2–4 Reiswaffeln 150 Weißfisch-Filet 150 g gekochtes Gemüse oder Rohkost	1 Tomate ½ Gurke 140 g Thunfisch (ohne Öl) oder Weißfisch-Filet 1 EL Olivenöl	100 g Hühnerfilet ½ Avocado 1 rote oder grüne Paprika
MITTAGESSEN		1 Handvoll Spinat 150 g Mandelmilch Saft von ½ Zitrone ½ Avocado 30–50 g Whey-Isolat MIXER	100 g Vollkornreis (nach dem Abwiegen kochen) 100 g Hühnerfilet 20 g Walnüsse Rohkost (nach Wahl)	100 g Vollkornreis (nach dem Abwiegen kochen) 100 g Hühnerfilet 150–200 g gekochtes Gemüse oder Rohkost (nach Wahl)
SNACK 2		100 g Vollkornreis (nach dem Abwiegen kochen) 150 g Hühnerfilet Salat, Gurke, Tomate und Zwiebel	30–50 g Whey-Protein 2 Reiswaffeln 15 g Erdnussbutter (nach Belieben)	100 g Weißfisch-Filet 150–200 g grünes Gemüse 1 gekochtes Ei
ABENDESSEN		100–150 g Beefsteak oder Tatar Champignons	100 g Vollkornreis (nach dem Abwiegen kochen) 150 g Weißfisch-Filet Salat, Gurke, Tomate und Zwiebel	50 g Vollkornnudeln 150 g Hühnerfilet 150 g Brokkoli 1 Schreibe frische Ananas
LATE-NIGHT-SNACK		Omelett aus 5–8 Eiweiß 1 grüner Apfel 30 g Nüsse (ungesalzen)	20 g Walnüsse 40–50 g Whey-Protein	30 g Mandeln 200 g Hüttenkäse 1 Schreibe frische Ananas

IMMER AUSREICHEND WASSER TRINKEN! (2,5–3,5 LITER PRO TAG)

Wasser ist von großer Bedeutung für den Fettstoffwechsel. Es ist wichtig für die Umwandlung von Fett in Energie. Wasser reduziert den Appetit, wirkt Verstopfung entgegen, hilft, Abfallstoffe aus dem Körper zu transportieren, und sorgt so für ein stabiles Energielevel.

SPORT-DIÄT PHASE 1 WOCHE 1 BIS 4

DONNERSTAG	FREITAG	SAMSTAG	SONNTAG	SUPPS
30–90 g Haferflocken, fein 3–4 Erdbeeren 1 Kiwi 30–50 g Whey-Isolat 1 EL Leinöl	Omelett aus 2 ganzen Eiern und 4–7 Eiweiß 1 Handvoll Spinat	200 g griechischer Joghurt, 0,2 % Fett 8–10 Blaubeeren 70–120 g Haferflocken, fein ½ Banane 30–50 g Whey-Protein	50–90 g Haferflocken, fein 3–4 Erdbeeren 1 Kiwi 30–50 g Whey-Isolat 1 EL Leinöl	*(1x täglich)* 1 Multivitamin-tablette 1 BCAA 1 Kapsel Fischöl Vitamin D
2–4 Reiswaffeln 100 Weißfisch-Filet 150 g gekochtes Gemüse oder Rohkost (nach Wahl)	1 Tomate ½ Gurke 100 g Thunfisch (ohne Öl) oder Weißfisch-Filet 1 EL Olivenöl	100 g Hühnerfilet ½ Avocado 1 rote oder grüne Paprika	2–4 Reiswaffeln 100 Weißfisch-Filet 150 g gekochtes Gemüse oder Rohkost (nach Wahl)	
1 Handvoll Spinat 150 g Mandelmilch Saft von ½ Zitrone ½ Avocado 30–50 g Whey-Isolat MIXER	100 g Vollkornreis (nach dem Abwiegen kochen) 100 g Hühnerfilet 20 g Walnüsse Rohkost (nach Belieben)	100 g Vollkornreis (nach dem Abwiegen kochen) 100 g Hühnerfilet 150–200 g gekochtes Gemüse oder Rohkost (nach Wahl)	1 Handvoll Spinat 150 g Mandelmilch Saft von ½ Zitrone ½ Avocado 30–50 g Whey-Isolat MIXER	
100 g Vollkornreis (nach dem Abwiegen kochen) 100 g Hühnerfilet Salat, Gurke, Tomate und Zwiebel	30–50 g Whey-Protein 2 Reiswaffeln 15 g Erdnussbutter (optional)	100 g Weißfisch-Filet 150–200 g grünes Gemüse 1 gekochtes Ei	100 g Vollkornreis (nach dem Abwiegen kochen) 100 g Hühnerfilet Salat, Gurke, Tomate und Zwiebel	
100 g Beefsteak oder Tatar Champignons	100 g Vollkornreis (nach dem Abwiegen kochen) 100 g Weißfisch-Filet Salat, Gurke, Tomate und Zwiebel	100 g Vollkornnudeln 150 g Hühnerfilet 150 g Brokkoli 1 Schreibe frische Ananas	100–150 g Beefsteak oder Tatar Champignons	
Omelett aus 5–8 Eiweiß 1 grüner Apfel 30 g Nüsse (ungesalzen)	20 g Walnüsse 40–50 g Whey-Protein	30 g Mandeln 200 g Hüttenkäse 1 Schreibe frische Ananas	Omelett aus 5–8 Eiweiß 1 grüner Apfel 30 g Nüsse (ungesalzen)	

MÄNNER

Für Männer gilt: 1 (!) Scheibe Brot, 30 g Fleisch oder Fisch sowie 50 g Reis, Pasta oder Kartoffeln (erst nach dem Abwiegen kochen) extra.

SPORT-DIÄT PHASE 2 WOCHE 5 BIS 8

	UHRZEIT	MONTAG	DIENSTAG	MITTWOCH
	(frei wählbar)			
FRÜHSTÜCK		50–75 g Weizen-Grießbrei 30–50 g Whey-Isolat 20 g Rosinen 20 g Mandeln	1 Handvoll Spinat 1 Kiwi Saft von ½ Zitrone ¼ Avocado 30–50 g Whey-Protein 150 ml Mandelmilch	50–75 g Haferflocken, fein ½ Banane 1 Kiwi 30–50 g Whey-Isolat 20 g Walnüsse
SNACK 1		150 g Hühnerfilet 1 Schreibe frische Ananas Gurke	100–120 g Lachs oder Makrele 100 g Rohkost (nach Wahl) 2–4 Reiswaffeln	150 g Hühnerfilet 1 grüner Apfel Zimt 4 Reiswaffeln
MITTAGESSEN		30–50 g Whey-Protein 2 Reiswaffeln 15 g Erdnussbutter	100 g Basmatireis (nach dem Abwiegen kochen) 150 g Hühnerfilet 150–200 g Gemüse (nach Wahl)	100 g Basmatireis (nach dem Abwiegen kochen) 150 g Weißfisch-Filet 150–200 g gekochtes Gemüse oder Rohkost (nach Wahl)
SNACK 2		100 g Basmatireis (nach dem Abwiegen kochen) 150 g Weißfisch-Filet Salat, Gurke, Tomate und Zwiebel	150–200 g Magerquark 80 g Ananas frisch oder ungesüßt aus der Dose Zimt	30–50 g Weizen-Grießbrei 30–50 g Whey-Protein 20 g Rosinen
ABENDESSEN		1 gebratenes Ei 150 g Hühnerfilet oder Beefsteak 150 g grüne Bohnen	100 g Basmatireis (nach dem Abwiegen kochen) 100–150 g Hühnerfilet 150–200 g Gemüse (nach Wahl)	100 g Basmatireis (nach dem Abwiegen kochen) 100–150 g Beefsteak oder Tatar 150 g Brokkoli 1 Scheibe frische Ananas
LATE-NIGHT-SNACK		250–500 g Magerquark 8–10 Blaubeeren 20 g Walnüsse	1 Ei 40–50 g Casein-Protein 8–10 Blaubeeren	30–50 g Casein-Protein 20 g Mandeln

IMMER AUSREICHEND WASSER TRINKEN! (2,5–3,5 LITER PRO TAG)

Wasser ist von großer Bedeutung für den Fettstoffwechsel. Es ist wichtig für die Umwandlung von Fett in Energie. Wasser reduziert den Appetit, wirkt Verstopfung entgegen, hilft, Abfallstoffe aus dem Körper zu transportieren, und sorgt so für ein stabiles Energielevel.

SPORT-DIÄT PHASE 2 WOCHE 5 BIS 8

DONNERSTAG	FREITAG	SAMSTAG	SONNTAG	SUPPS
50–75 g Weizen-Grießbrei 30–50 g Whey-Isolat 20 g Rosinen 20 g Mandeln	1 Handvoll Spinat 1 Kiwi Saft von ½ Zitrone ¼ Avocado 30–50 g Whey-Protein 150 ml Mandelmilch	75–125 g Haferflocken, fein ½ Banane 1 Kiwi 30–50 g Whey-Isolat 20 g Walnüsse	50–75 g Weizen-Grießbrei 30–50 g Whey-Isolat 20 g Rosinen 20 g Mandeln	*(1x täglich)* 1 Multivitamin-tablette 1 BCAA 1 Kapsel Fischöl Vitamin D
150 g Hühnerfilet 1 Scheibe frische Ananas Gurke	100–120 g Lachs oder Makrele 100 g Rohkost (nach Wahl) 2–4 Reiswaffeln	150 g Hühnerfilet 1 grüner Apfel Zimt 4 Reiswaffeln	150 g Hühnerfilet 1 Scheibe frische Ananas Gurke	
30–50 g Whey-Protein 2 Reiswaffeln 15 g Erdnussbutter	100 g Basmatireis (nach dem Abwiegen kochen) 150 g Hühnerfilet 150–200 g Gemüse (nach Wahl)	100 g Basmatireis (nach dem Abwiegen kochen) 150 g Weißfisch-Filet 150–200 g gekochtes Gemüse oder Rohkost (nach Wahl)	30–50 g Whey-Protein 2 Reiswaffeln 15 g Erdnussbutter	
100 g Basmatireis (nach dem Abwiegen kochen) 150 g Weißfisch-Filet Salat, Gurke, Tomate und Zwiebel	250–500 g Magerquark 80 g Ananas frisch oder ungesüßt aus der Dose Zimt	30–50 g Weizen-Grießbrei 30–50 g Whey-Protein 20 g Rosinen	100 g Basmatireis (nach dem Abwiegen kochen) 150 g Weißfisch-Filet Salat, Gurke, Tomate und Zwiebel	
1 gebratenes Ei 150 g Hühnerfilet oder Beefsteak 150 g grüne Bohnen	100 g Basmatireis (nach dem Abwiegen kochen) 100–150 g Hühnerfilet 150–200 g Gemüse (nach Wahl)	100 g Basmatireis (nach dem Abwiegen kochen) 100–150 g Beefsteak oder Tatar 150 g Brokkoli 1 Scheibe frische Ananas	1 gebratenes Ei 150 g Hühnerfilet oder Beefsteak 150 g grüne Bohnen	
250–500 g Magerquark 8–10 Blaubeeren 20 g Walnüsse	40–50 g Casein-Protein 8–10 Blaubeeren	30–50 g Casein-Protein 20 g Mandeln	250–500 g Magerquark 8–10 Blaubeeren 20 g Walnüsse	

MÄNNER

Für Männer gilt: 1 (!) Scheibe Brot, 30 g Fleisch oder Fisch sowie 50 g Reis, Pasta oder Kartoffeln (erst nach dem Abwiegen kochen) extra.

SPORT-DIÄT PHASE 3 WOCHE 9 BIS 12

	UHRZEIT	MONTAG	DIENSTAG	MITTWOCH
	(frei wählbar)			
FRÜHSTÜCK		Omelett aus 2 ganzen Eiern und 4–6 Eiweiß 1 Scheibe geröstetes Vollkornbrot 1 Tomate	50–70 g Haferflocken, fein 10–12 Blaubeeren ½ Banane 30–50 g Whey-Isolat	50–75 g Weizen-Grießbrei 30–50 g Whey-Isolat 20 g Rosinen 20 g Mandeln
SNACK 1		150 g Hühnerfilet 1 grüner Apfel Zimt	50 g Hühnerfilet 3–4 Eiweiß 2–4 Reiswaffeln ½ Gurke	2 Scheiben Vollkornbrot 100 g Hühnerfilet 1 Ei
MITTAGESSEN		100 g Basmatireis (nach dem Abwiegen kochen) 150 g Hühnerfilet 150–200 g Gemüse (nach Wahl)	100 g Basmatireis (nach dem Abwiegen kochen) 150 g Weißfisch-Filet 20 g Mandeln 100–150 g Rohkost	100–150 g Rohkost ¼ Avocado 150 g geräuchertes Hühnerfilet oder Lachs-Carpaccio
SNACK 2		30–50 g Whey-Protein 2 Reiswaffeln 15 g Erdnussbutter	100 g Roastbeef 2–4 Reiswaffeln 1 Apfel	100 g Vollkornnudeln 100–150 g Tatar Tomatensoße gemischtes italienisches Gemüse
ABENDESSEN		50 g Basmatireis (nach dem Abwiegen kochen) 150 g Weißfisch-Filet 150–200 g Wok-Gemüse 1 Scheibe frische Ananas	50 g Vollkornreis (nach dem Abwiegen kochen) 150 g Hühnerfilet 200 g Pfannengemüse 1 EL Olivenöl	2 Reiswaffeln 80–100 g Hühnerfilet ½ Gurke
LATE-NIGHT-SNACK		150–250 g Magerquark 10–12 Blaubeeren 20 g Walnüsse	1 Kiwi 40–50 g Casein-Protein 20 g Walnüsse	30–50 g Casein-Protein 20 g Mandeln

IMMER AUSREICHEND WASSER TRINKEN! (2,5–3,5 LITER PRO TAG)

Wasser ist von großer Bedeutung für den Fettstoffwechsel. Es ist wichtig für die Umwandlung von Fett in Energie. Wasser reduziert den Appetit, wirkt Verstopfung entgegen, hilft, Abfallstoffe aus dem Körper zu transportieren, und sorgt so für ein stabiles Energielevel.

SPORT-DIÄT PHASE **3** WOCHE 9 BIS 12

DONNERSTAG	FREITAG	SAMSTAG	SONNTAG	SUPPS
				(1x täglich)
Omelett aus 2 ganzen Eiern und 4–6 Eiweiß 1 Scheibe geröstetes Vollkornbrot 1 Tomate	70–100 g Haferflocken, fein 10–12 Blaubeeren ½ Banane 30–50 g Whey-Isolat	50–75 g Weizen-Grießbrei 30–50 g Whey-Isolat 20 g Rosinen 20 g Mandeln	Omelett aus 2 ganzen Eiern und 4–6 Eiweiß 1 Scheibe geröstetes Vollkornbrot 1 Tomate	1 Multivitamin-tablette 1 BCAA 1 Kapsel Fischöl Vitamin D
150 g Hühnerfilet 1 grüner Apfel Zimt	50 g Hühnerfilet 3–4 Eiweiß 2–4 Reiswaffeln ½ Gurke	2 Scheiben Vollkornbrot 100 g Hühnerfilet 1 Ei	150 g Hühnerfilet 1 grüner Apfel Zimt	
100 g Basmatireis (nach dem Abwiegen kochen) 150 g Hühnerfilet 150–200 g Gemüse (nach Wahl)	100 g Basmatireis (nach dem Abwiegen kochen) 150 g Weißfisch-Filet 20 g Mandeln 100–150 g Rohkost	100–150 g Rohkost ¼ Avocado 150 g geräuchertes Hühnerfilet oder Lachs-Carpaccio	100 g Basmatireis (nach dem Abwiegen kochen) 150 g Hühnerfilet 150–200 g Gemüse (nach Wahl)	
30–50 g Whey-Protein 2 Reiswaffeln 15 g Erdnussbutter	100 g Roastbeef 2–4 Reiswaffeln 1 Apfel	100 g Vollkornnudeln 100–150 g Tatar Tomatensoße gemischtes italienisches Gemüse	30–50 g Whey-Protein 2 Reiswaffeln 15 g Erdnussbutter	
50 g Basmatireis (nach dem Abwiegen kochen) 150 g Weißfisch-Filet 150–200 g Wok-Gemüse 1 Scheibe frische Ananas	100 g Vollkornreis (nach dem Abwiegen kochen) 150 g Hühnerfilet 200 g Pfannengemüse 1 EL Olivenöl	2 Reiswaffeln 80–100 g Hühnerfilet ½ Gurke	50 g Basmatireis (nach dem Abwiegen kochen) 150 g Weißfisch-Filet 150–200 g Wok-Gemüse 1 Scheibe frische Ananas	
150–250 g Magerquark 8–10 Blaubeeren 20 g Walnüsse	40–50 g Casein-Protein 20 g Walnüsse	30–50 g Casein-Protein 20 g Mandeln	250–400 g Magerquark 8–10 Blaubeeren 20 g Walnüsse	

MÄNNER

Für Männer gilt: 1 (!) Scheibe Brot, 30 g Fleisch oder Fisch sowie 50 g Reis, Pasta oder Kartoffeln (erst nach dem Abwiegen kochen) extra.

Phase 1 Woche 1 bis 4

TAG 1

Beine

In dieser Phase machen wir von den meisten Übungen 5 Sätze: Die grünen Kreise geben die Anzahl der Sätze an. Zwischen den Sätzen machen wir maximal 30 Sekunden Pause. In den grauen Balken steht die Anzahl der Wiederholungen.

1 WARM-UP — 2x

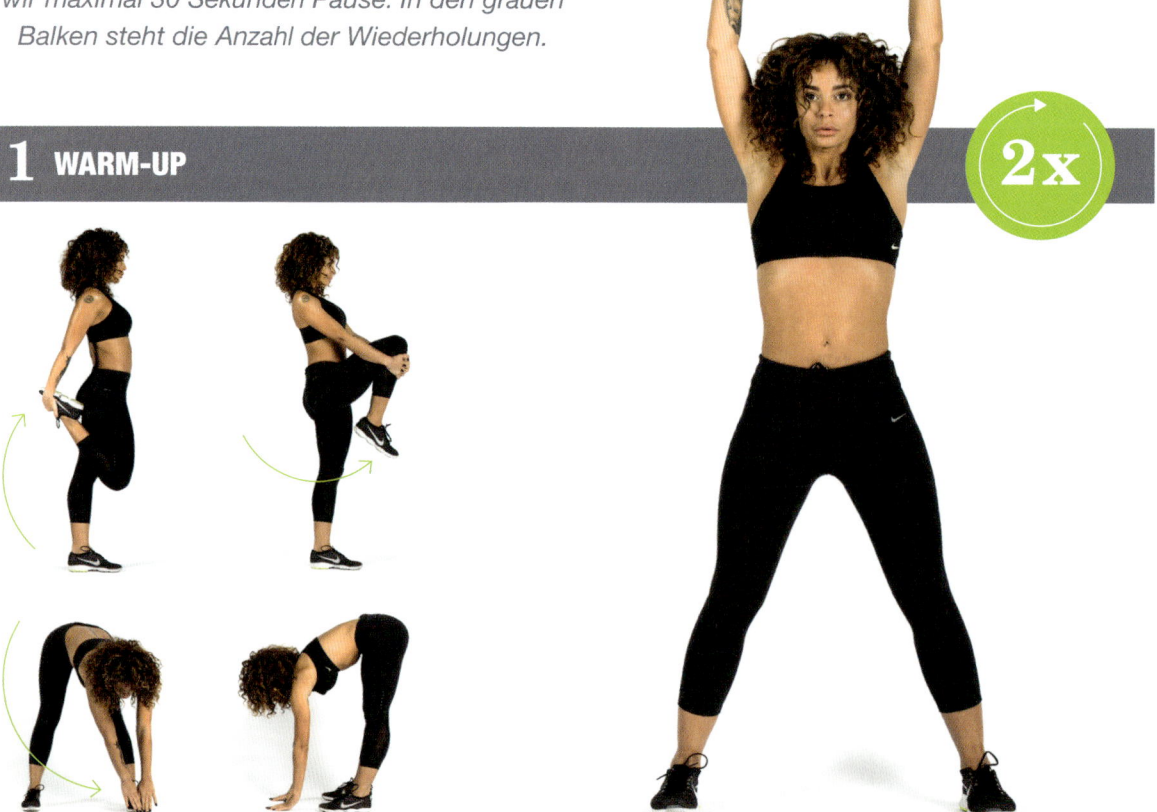

Jedes Bein und jede Seite 1x

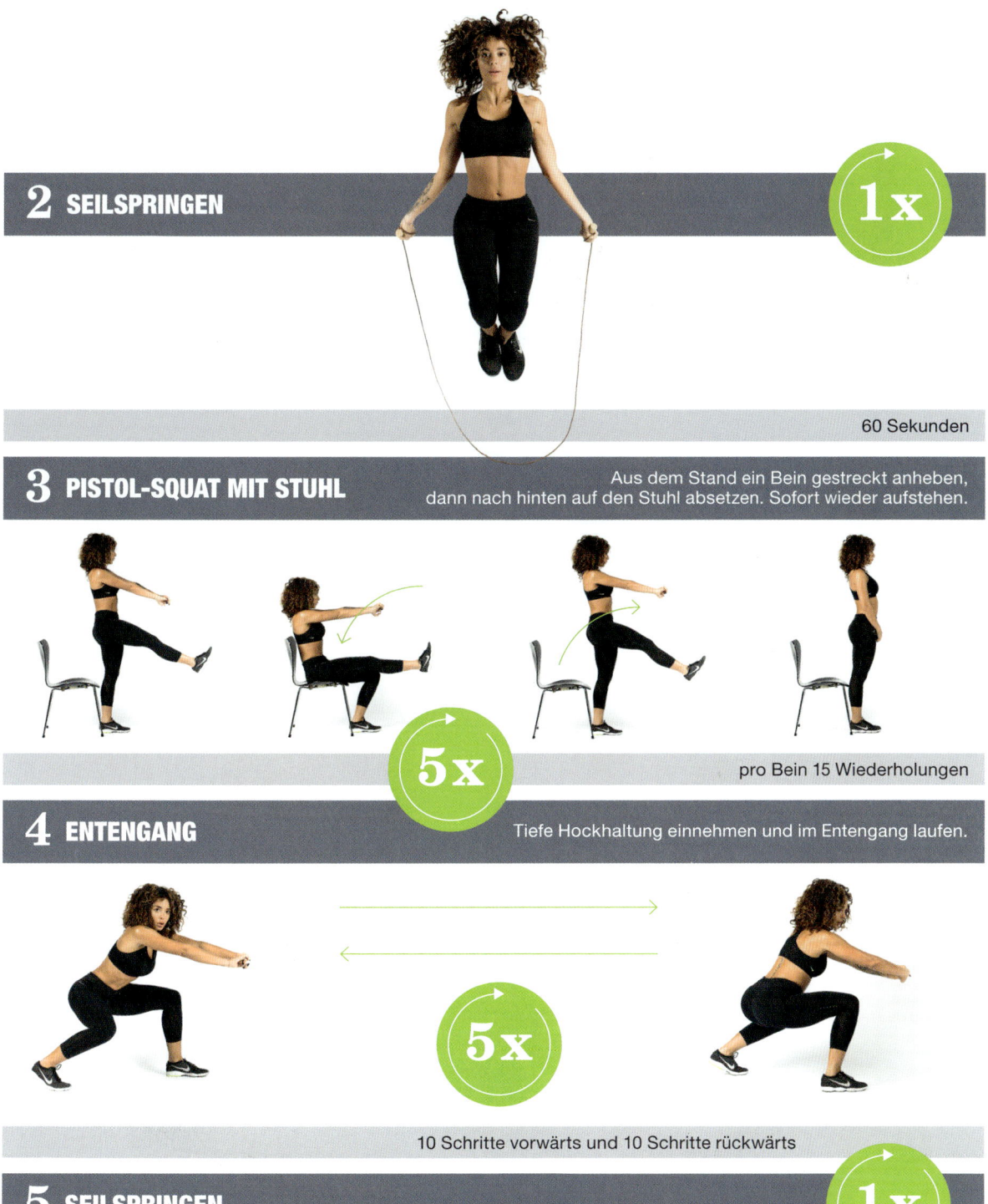

2 SEILSPRINGEN

1x

60 Sekunden

3 PISTOL-SQUAT MIT STUHL   Aus dem Stand ein Bein gestreckt anheben, dann nach hinten auf den Stuhl absetzen. Sofort wieder aufstehen.

5x

pro Bein 15 Wiederholungen

4 ENTENGANG   Tiefe Hockhaltung einnehmen und im Entengang laufen.

5x

10 Schritte vorwärts und 10 Schritte rückwärts

5 SEILSPRINGEN

1x

60 Sekunden

6 SEITWÄRTS LAUFEN IN DER HOCKE

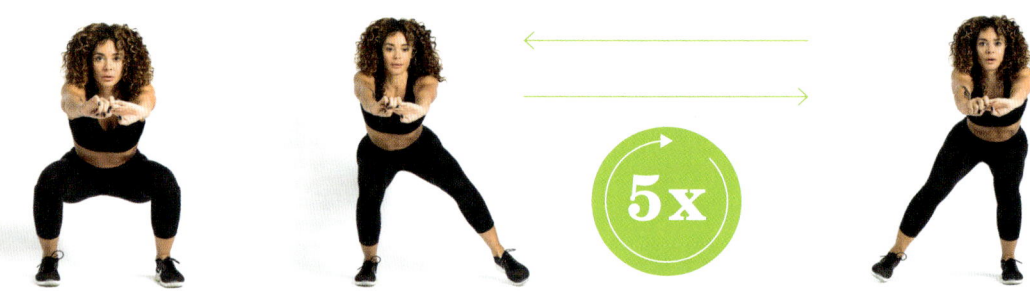

Im tiefen Squat 15 Schritte nach links und 15 Schritte nach rechts gehen.

7 SEILSPRINGEN

60 Sekunden

8 BEINSCHERE

Oberkörper anheben und die Beine abwechselnd übereinander kreuzen.

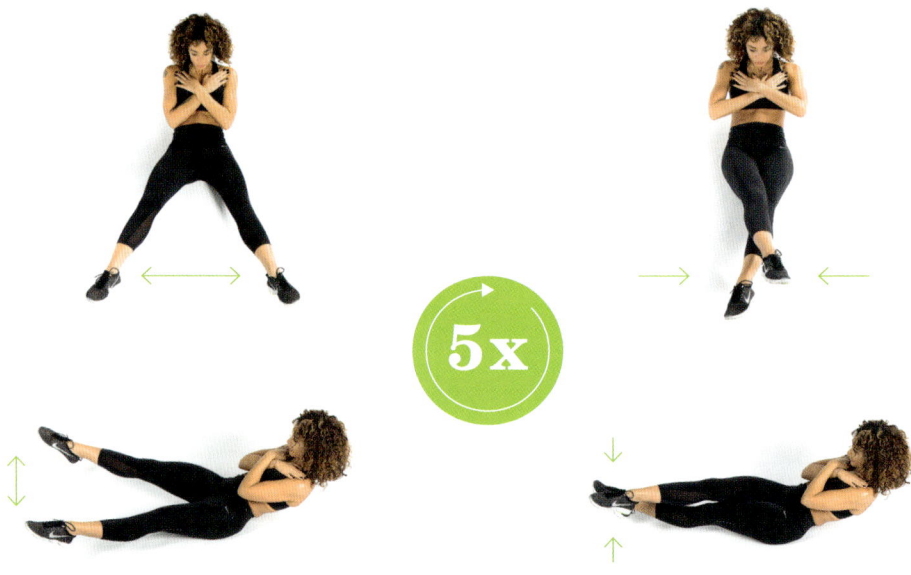

30 Wiederholungen

9 FROSCHSPRÜNGE

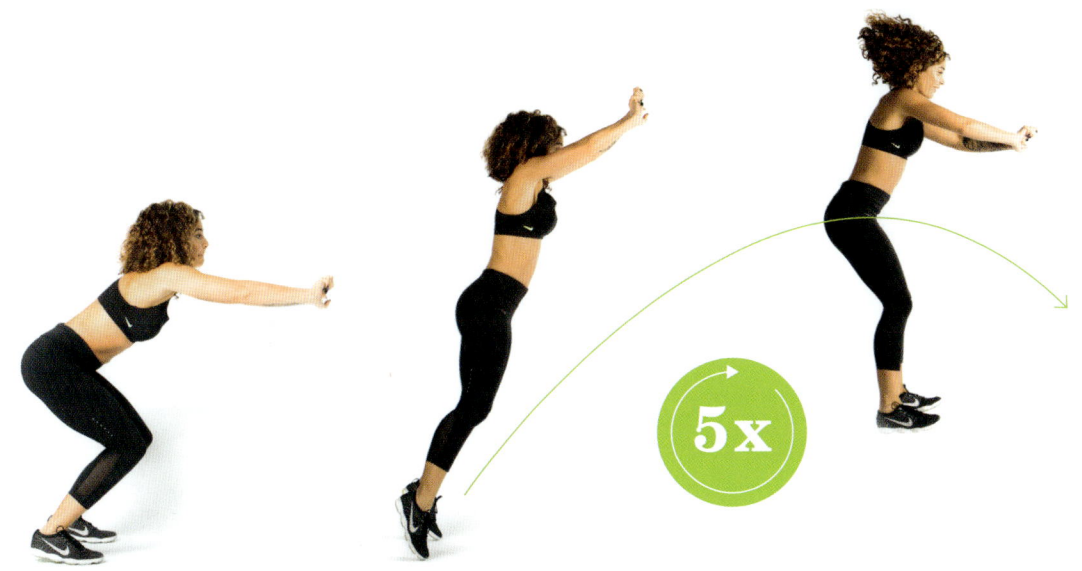

15 Sprünge hin und 15 Sprünge zurück

10 SUMO-SQUAT

Breitbeinige Position einnehmen, in die Hocke gehen, bis die Beine einen 90-Grad-Winkel bilden, aufrichten.

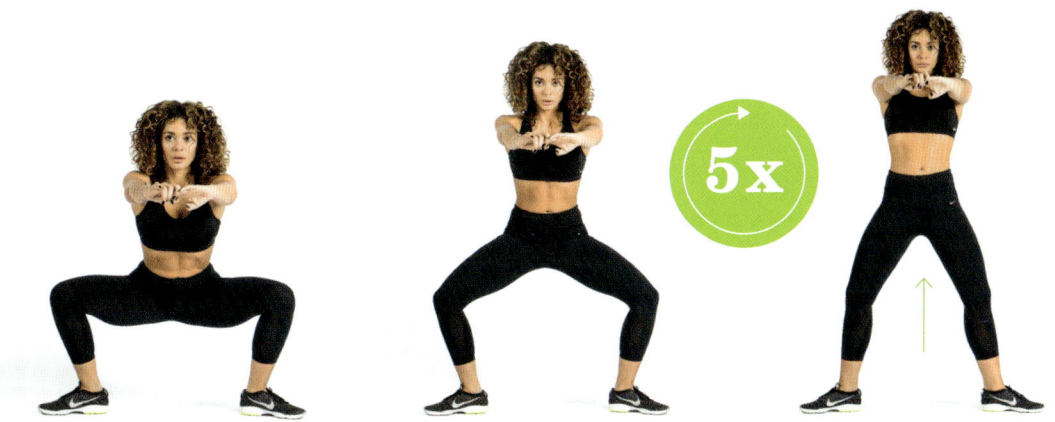

15 Wiederholungen

Phase 1 Woche 1 bis 4

TAG 2

Bauch, Trizeps & Schultern

Mit dem WARM-UP von Tag 1 beginnen.

1 TRIZEPS-DIP   So lange absenken und hochdrücken, wie du schaffst.

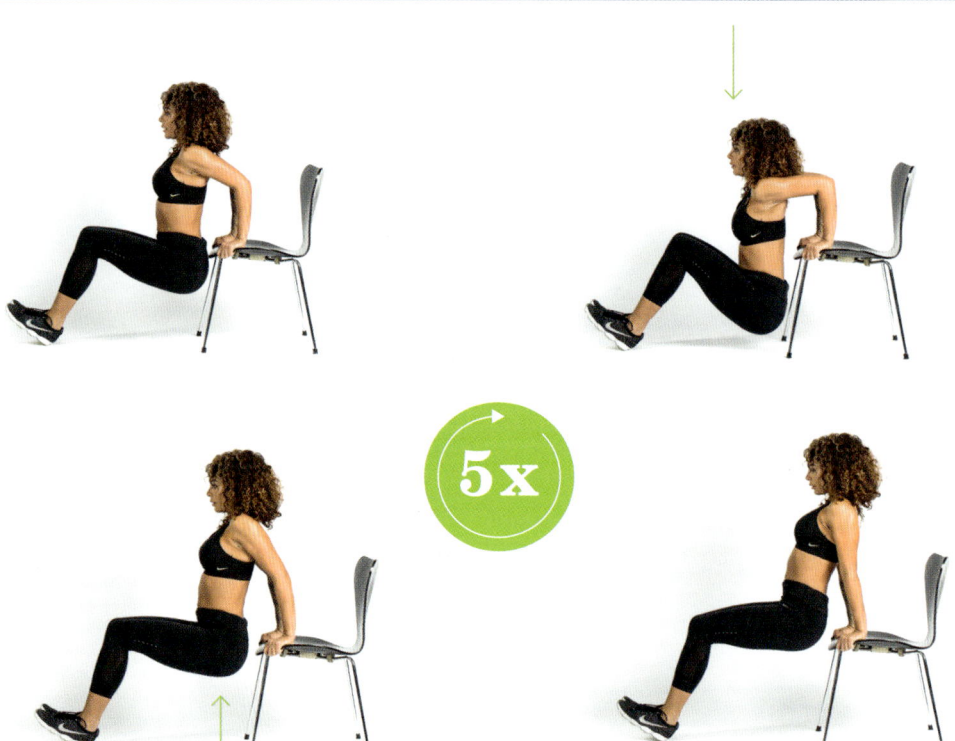

5x

Probiere, nicht mitzuzählen.

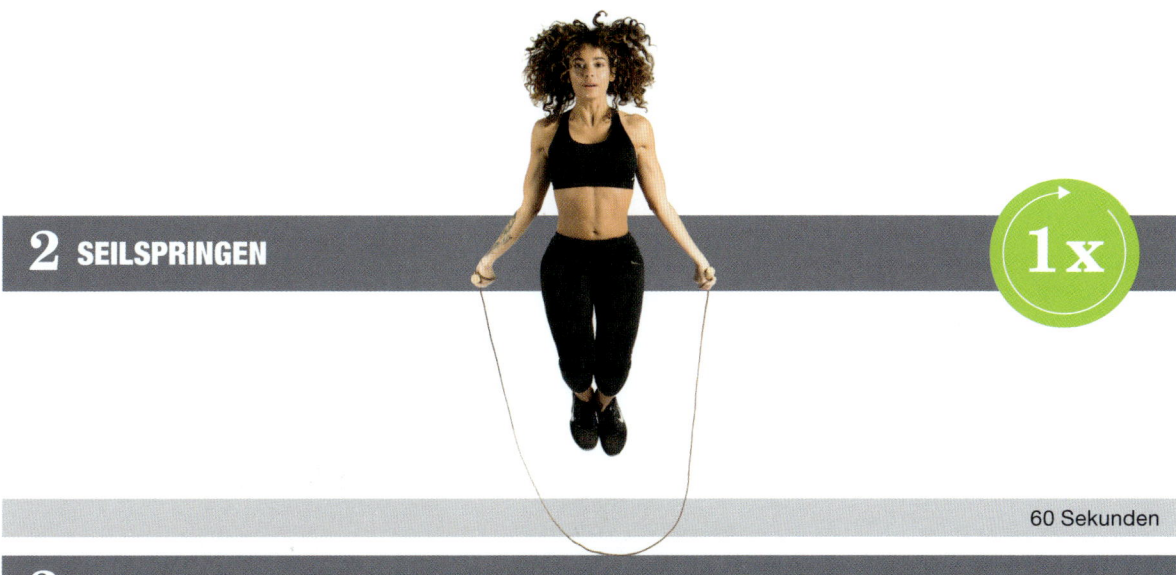

2 SEILSPRINGEN

1x

60 Sekunden

3 PUSH-UP

So oft absenken und hochdrücken, wie du kannst.

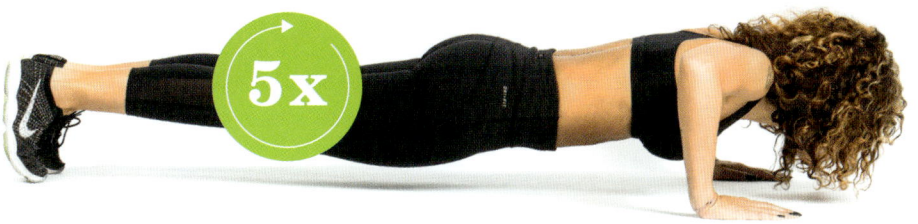

5x

Probiere, nicht mitzuzählen.

4 PLANK

Die Ellenbogen unter den Schultern platzieren, Zehen aufstellen, (Bauch-)Muskeln anspannen, Po anheben, der gesamte Körper bildet eine gerade Linie.

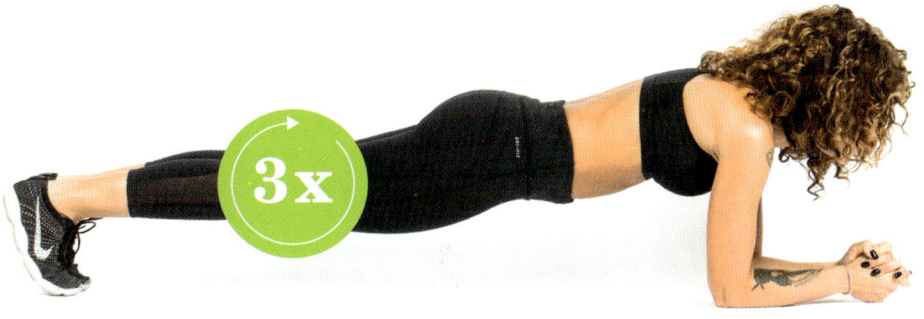

3x

30 Sekunden halten

5 PLANK MIT SEITROTATION

Die Ellenbogen unter den Schultern platzieren, Zehen aufstellen, Muskeln anspannen, Po anheben, der gesamte Körper bildet eine gerade Linie. Dann den Körper abwechselnd nach links und rechts aufdrehen.

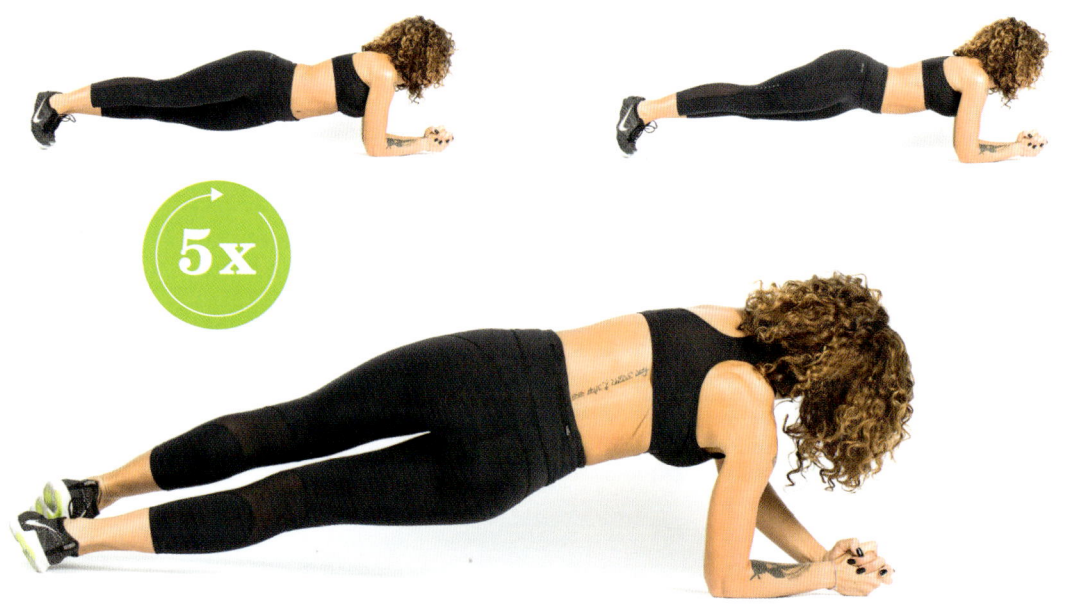

5x

15 Wiederholungen pro Seite

6 SEILSPRINGEN

1x

60 Sekunden

7 SEITHEBEN MIT GYMNASTIKBAND

Auf die Mitte des Gymnastikbands stellen, Arme seitlich gestreckt hochziehen, alternativ mit kleinen Wasserflaschen.

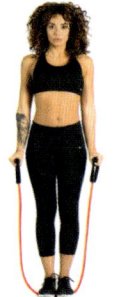
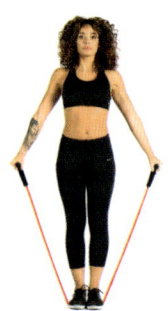
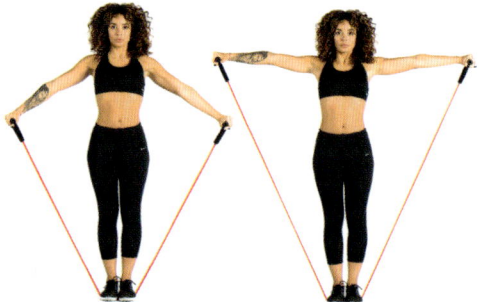

5x

15 Wiederholungen

8 FRONTHEBEN MIT GYMNASTIKBAND

Mit geradem Rücken und angespannten Bauchmuskeln gestreckte Arme nach vorn auf Brusthöhe bringen.

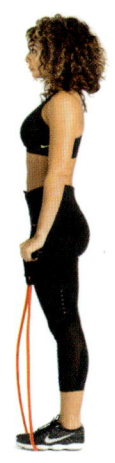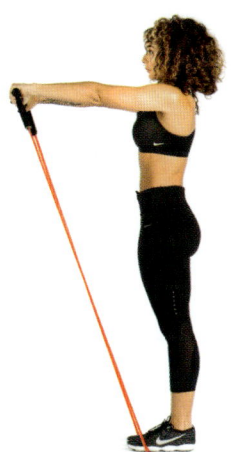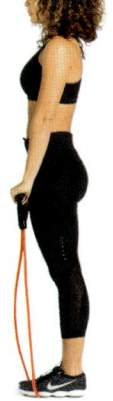

5x

15 Wiederholungen

9 SEILSPRINGEN

1x

60 Sekunden

10 BICYCLE-CRUNCHES

Nicht am Nacken ziehen.

5x

30 Wiederholungen

Phase 1 Woche 1 bis 4

TAG 3

In dieser Phase machen wir von den meisten Übungen 5 Sätze:
Die grünen Kreise geben die Anzahl der Sätze an.
Zwischen den Sätzen machen wir maximal 30 Sekunden Pause.
In den grauen Balken steht die Anzahl der Wiederholungen.
Mit dem **WARM-UP** *von Tag 1 beginnen.*

| 1 | BIZEPS-CURLS MIT GYMNASTIKBAND | Arme ohne Schwung nach oben anwinkeln. |

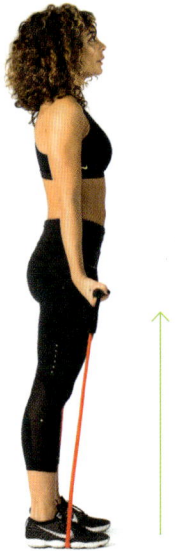 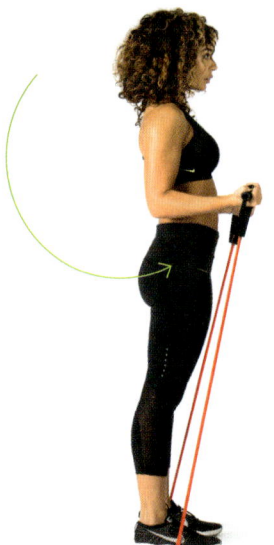

15 Wiederholungen

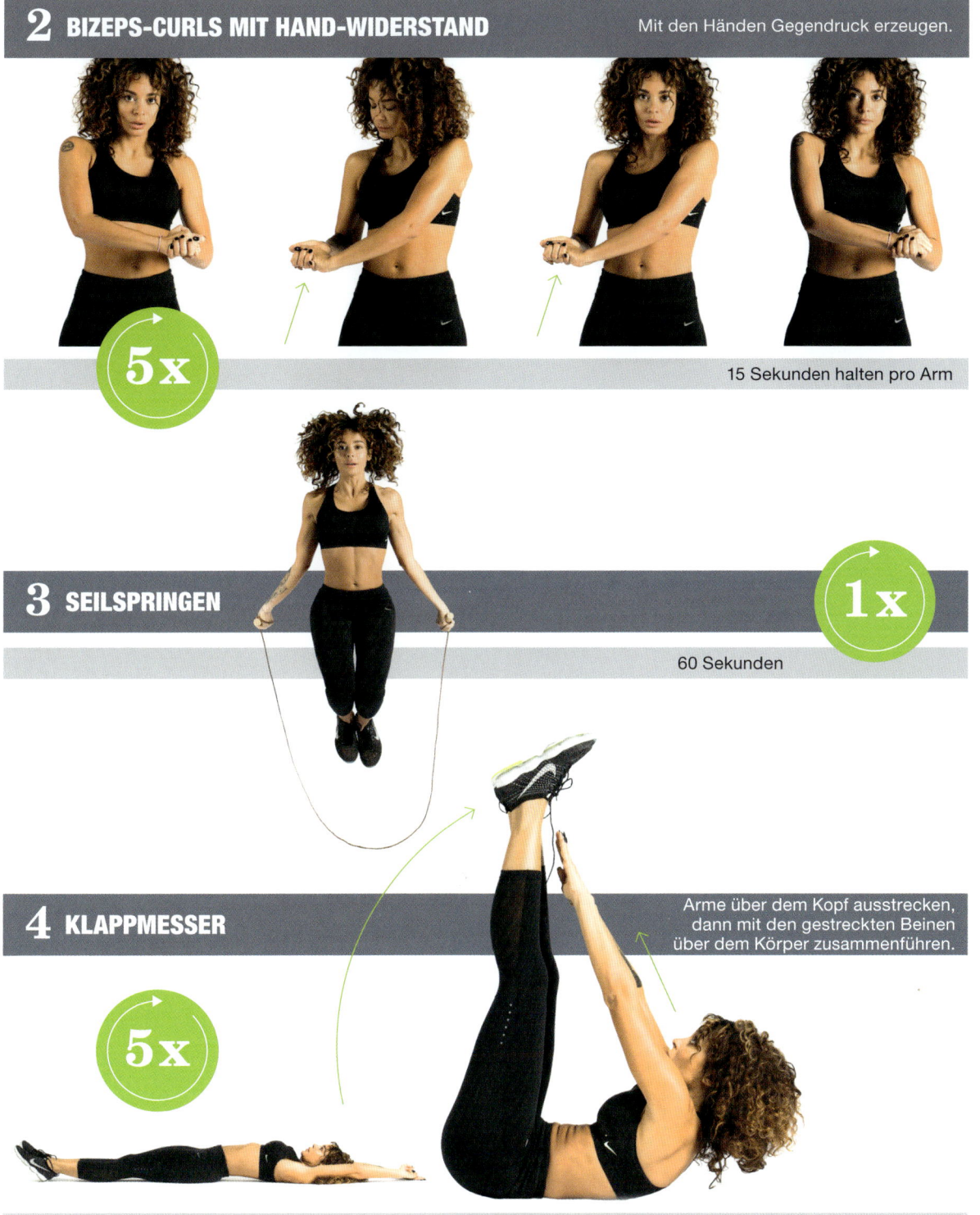

2 BIZEPS-CURLS MIT HAND-WIDERSTAND — Mit den Händen Gegendruck erzeugen.

5x

15 Sekunden halten pro Arm

3 SEILSPRINGEN

1x

60 Sekunden

4 KLAPPMESSER — Arme über dem Kopf ausstrecken, dann mit den gestreckten Beinen über dem Körper zusammenführen.

5x

15 Wiederholungen

5 TRAPEZIUS PULL

Auf den Bauch legen, Füße überkreuzen, dann die Arme zur Seite ziehen und mit der Brust hochkommen.

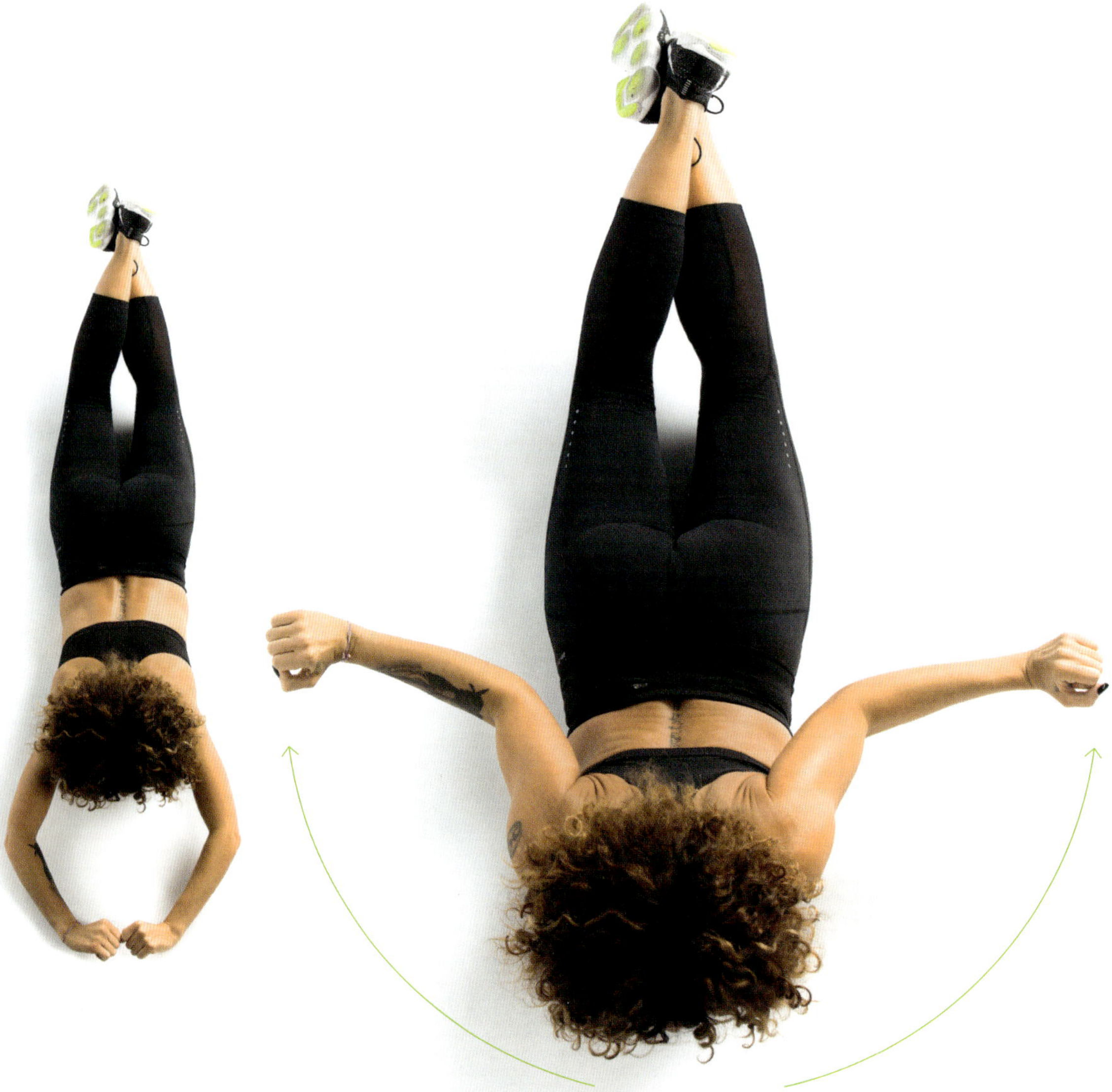

15 Wiederholungen

6 SEILSPRINGEN

60 Sekunden

7 ENGER PUSH-UP KNIEND

Hände unter den Schultern platzieren und Ellenbogen beim Absenken eng am Körper entlangführen: in 3 Sekunden runter, in 1 Sekunde hoch.

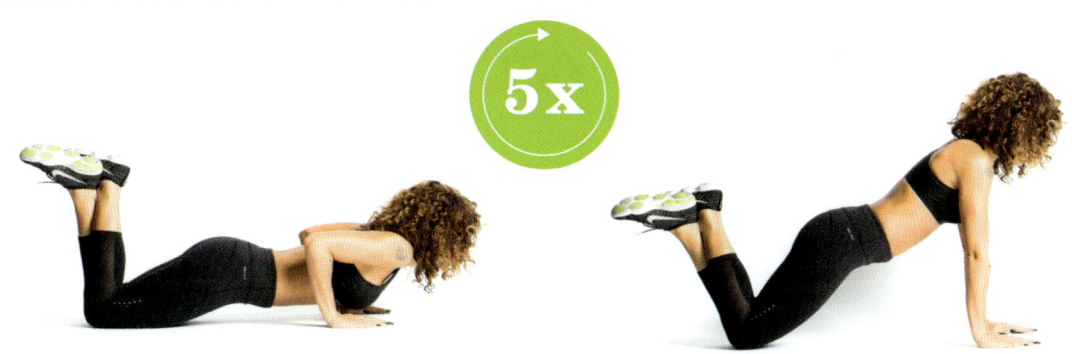

5x

15 Wiederholungen

8 SEILSPRINGEN

1x

60 Sekunden

9 PLANK

Die Ellenbogen unter den Schultern platzieren, Zehen aufstellen, (Bauch-)Muskeln anspannen, Po anheben, der gesamte Körper bildet eine gerade Linie.

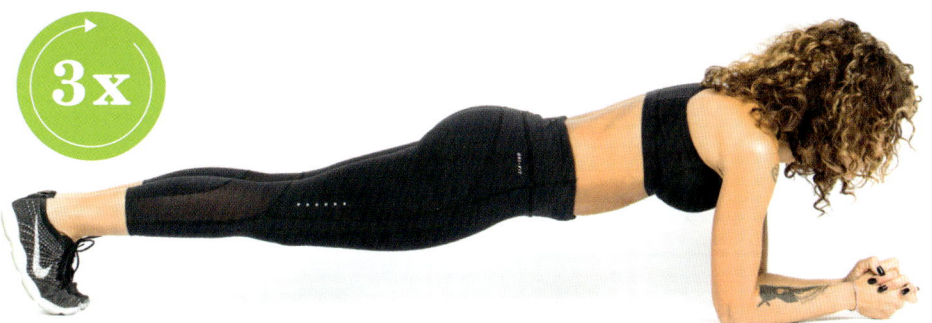

3x

60 Sekunden

Phase 2 Woche 5 bis 8
TAG 1

In dieser Phase machen wir wieder von den meisten Übungen 5 Sätze und 15 Wiederholungen, diesmal ohne Pause. Die Pausen von maximal 30 Sekunden machen wir nur zwischen den verschiedenen Übungen.
Die Dauer der Konditionsübungen erhöhen wir von 60 auf 90 Sekunden.
Mit dem **WARM-UP** *von Phase 1, Tag 1 beginnen.*

1 SEILSPRINGEN

60 Sekunden

2 WALKING LUNGES   15 Schritte nach vorn, mit Froschsprüngen zurück.

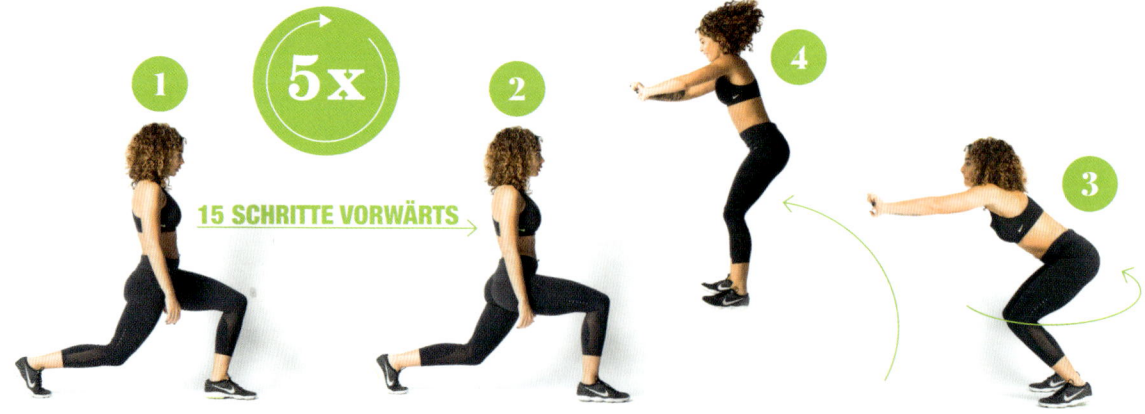

1   5x   2   4   3

15 SCHRITTE VORWÄRTS

15 Wiederholungen

3 SEITBRÜCKE

5x LINKS **5x RECHTS**

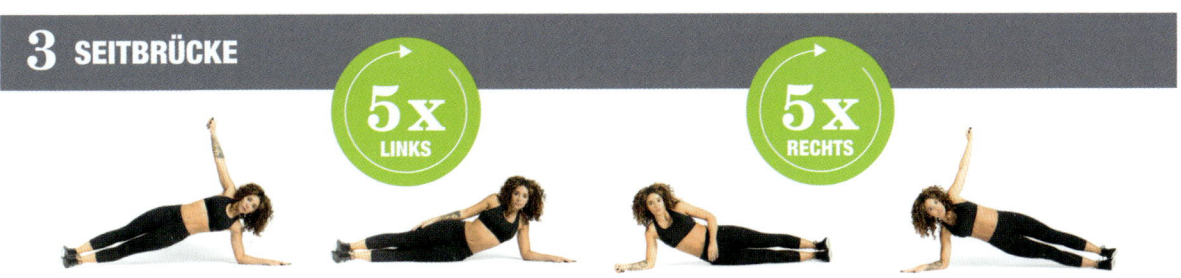

15 Wiederholungen

4 BURPEES

Aus dem hüftbreiten Stand in die Hocke gehen, mit den Beinen nach hinten springen, ein Push-up, wieder nach vorn in die Hocke springen, hochspringen.

5x

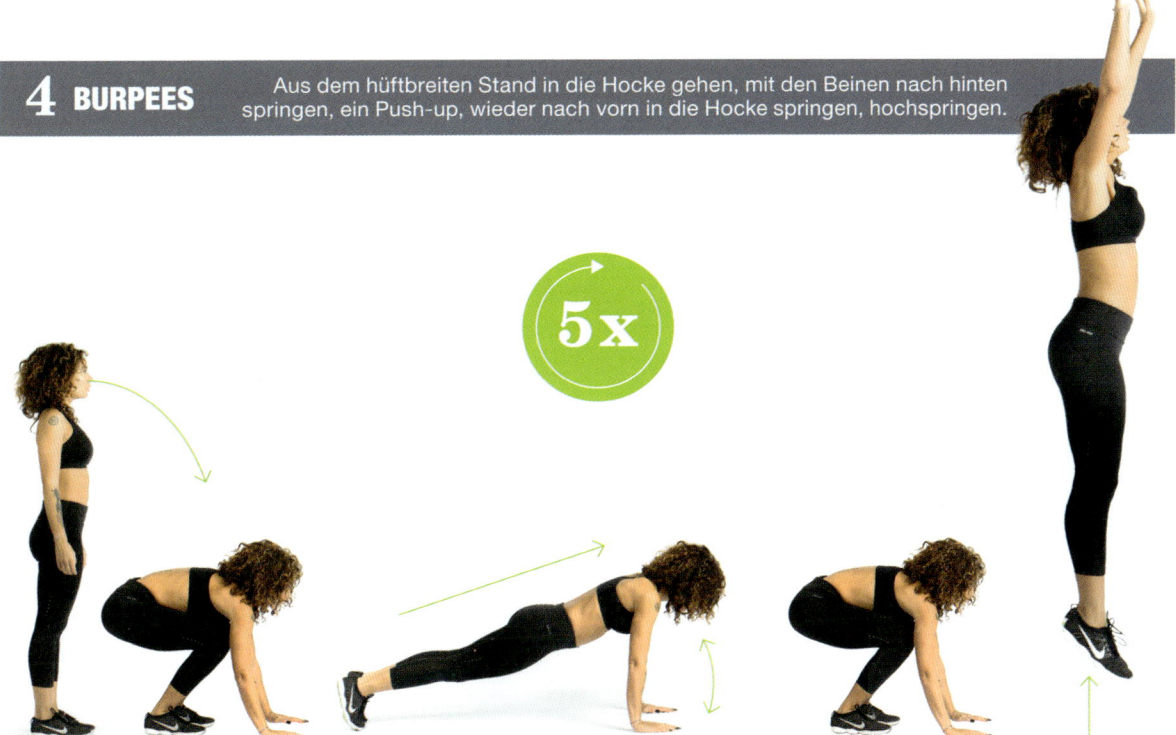

15 Wiederholungen

5 BULGARISCHE KNIEBEUGE

Einen Fuß nach hinten auf den Stuhl legen, in die Hocke gehen, Oberschenkel parallel zum Boden, das vordere Knie sollte nicht über den Fuß hinausragen.

5x LINKS **5x RECHTS**

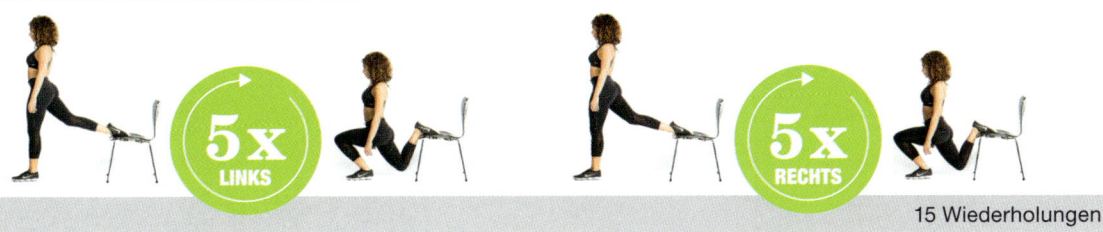

15 Wiederholungen

6 HIP THRUSTS

Rückenlage, beide Fersen auf den Stuhl aufsetzen, Hüfte anheben, bis der Rücken gerade ist.

5x

15 Wiederholungen

7 SEILSPRINGEN

1x

60 Sekunden

8 PLANK

Die Ellenbogen unter den Schultern platzieren, Zehen aufstellen, (Bauch-)Muskeln anspannen, Po anheben, der gesamte Körper bildet eine gerade Linie.

5x

30 Sekunden

9 BACK LUNGES

Kontrollierte Ausfallschritte nach hinten, in die Hocke gehen, bis der vordere Oberschenkel parallel zum Boden ist.

5x LINKS

5x RECHTS

15 Wiederholungen

10 BOX JUMPS

Mit angespanntem Rumpf explosionsartig auf eine Trainingsbank springen.

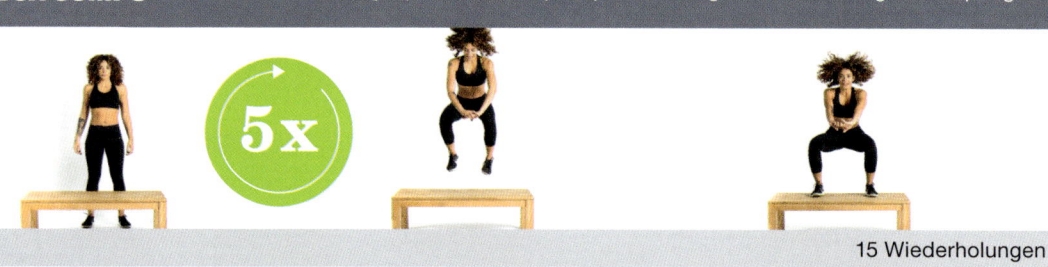

5x

15 Wiederholungen

11 HAMSTRING CURL AUF DEM GYMNASTIKBALL

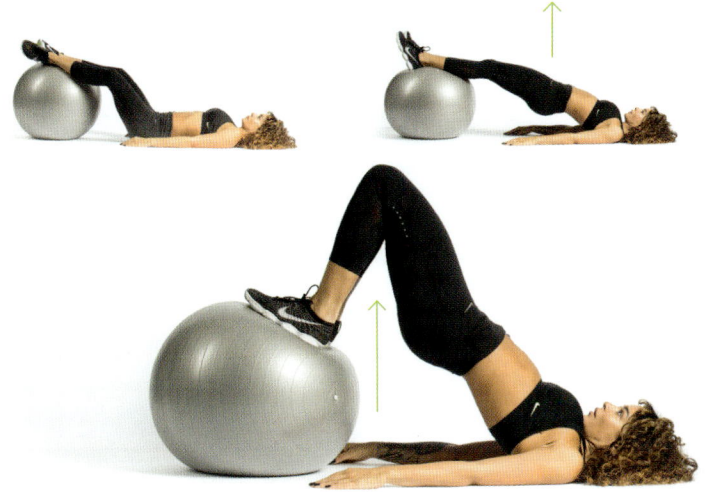

5x

15 Wiederholungen

12 BEINSTRECK-CRUNCH MIT GYMNASTIKBALL

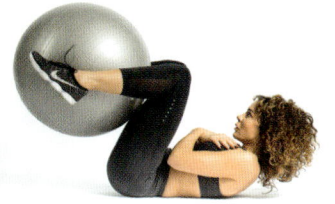
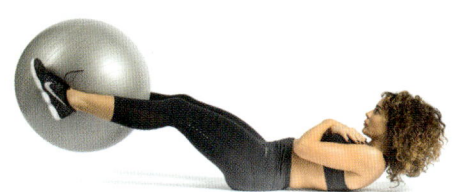

5x

15 Wiederholungen

13 DONKEY KICK

Vierfüßlerstand, nach vorn sehen, ein Bein angewinkelt nach oben bringen, bis der Oberschenkel parallel zum Boden ist. Beinwechsel.

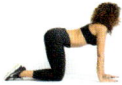
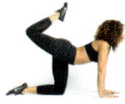

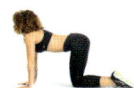
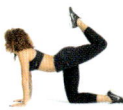

5x

15 Wiederholungen

Phase 2 Woche 5 bis 8

TAG 2

In dieser Phase machen wir wieder von den meisten Übungen 5 Sätze und 15 Wiederholungen, diesmal ohne Pause. Die Pausen von maximal 30 Sekunden machen wir nur zwischen den verschiedenen Übungen. Die Dauer der Konditionsübungen erhöhen wir von 60 auf 90 Sekunden.
Mit dem **WARM-UP** *von Phase 1, Tag 1 beginnen.*

1 ENGER PUSH-UP KNIEND   Hände unter den Schultern platzieren und Ellenbogen beim Absenken eng am Körper entlangführen: in 3 Sekunden runter, in 1 Sekunde hoch.

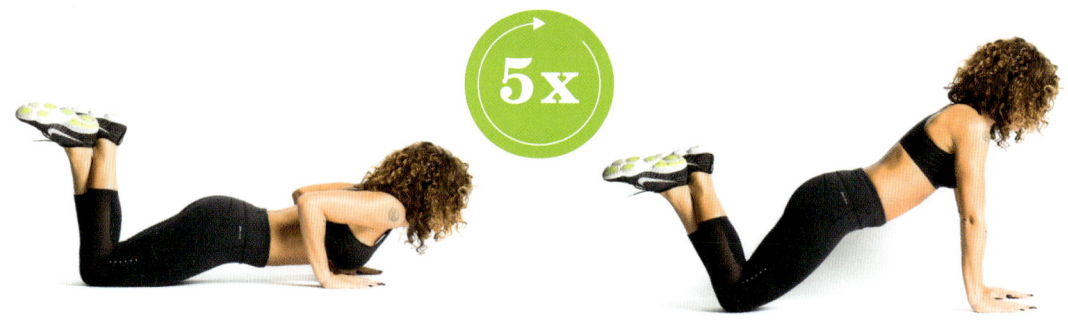

15 Wiederholungen

2 PLANK   Die Ellenbogen unter den Schultern platzieren, Zehen aufstellen, (Bauch-)Muskeln anspannen, Po anheben, der gesamte Körper bildet eine gerade Linie.

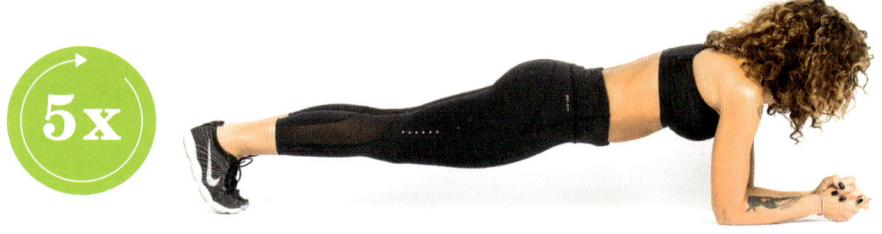

90 Sekunden

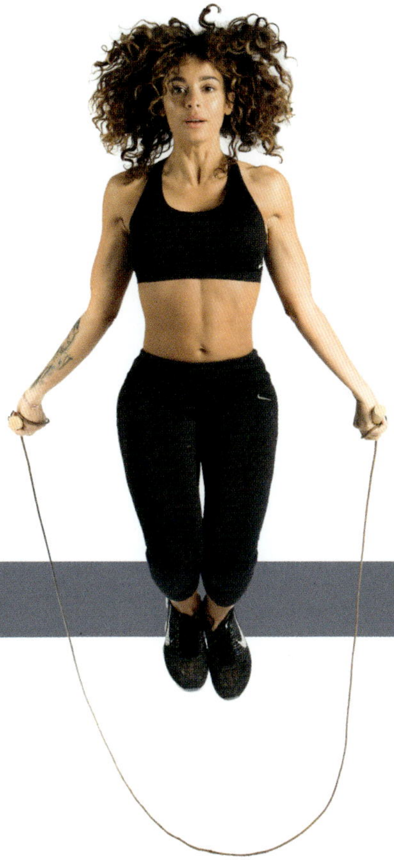

3 SEILSPRINGEN

1x

90 Sekunden

4 BICYCLE-CRUNCHES

Nicht am Nacken ziehen.

5x

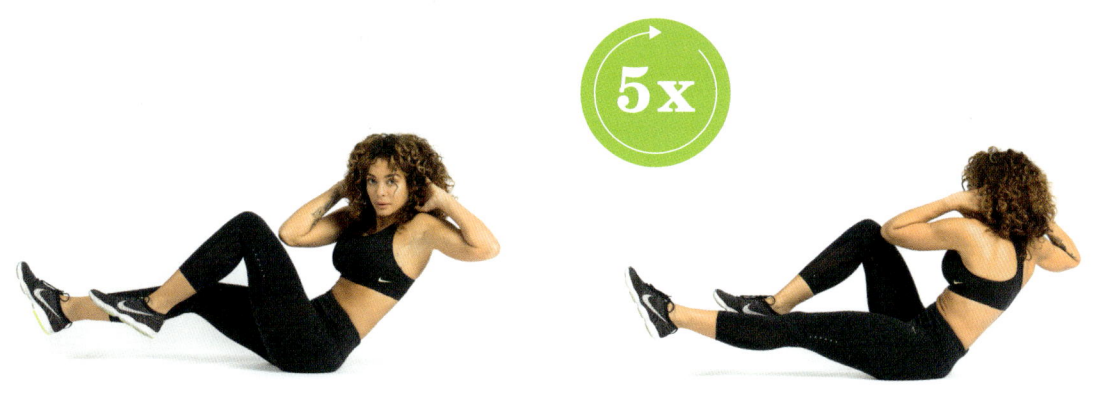

15 Wiederholungen

5 BURPEES

Aus dem hüftbreiten Stand in die Hocke gehen, mit den Beinen nach hinten springen, einen Push-up, wieder nach vorn in die Hocke springen, hochspringen.

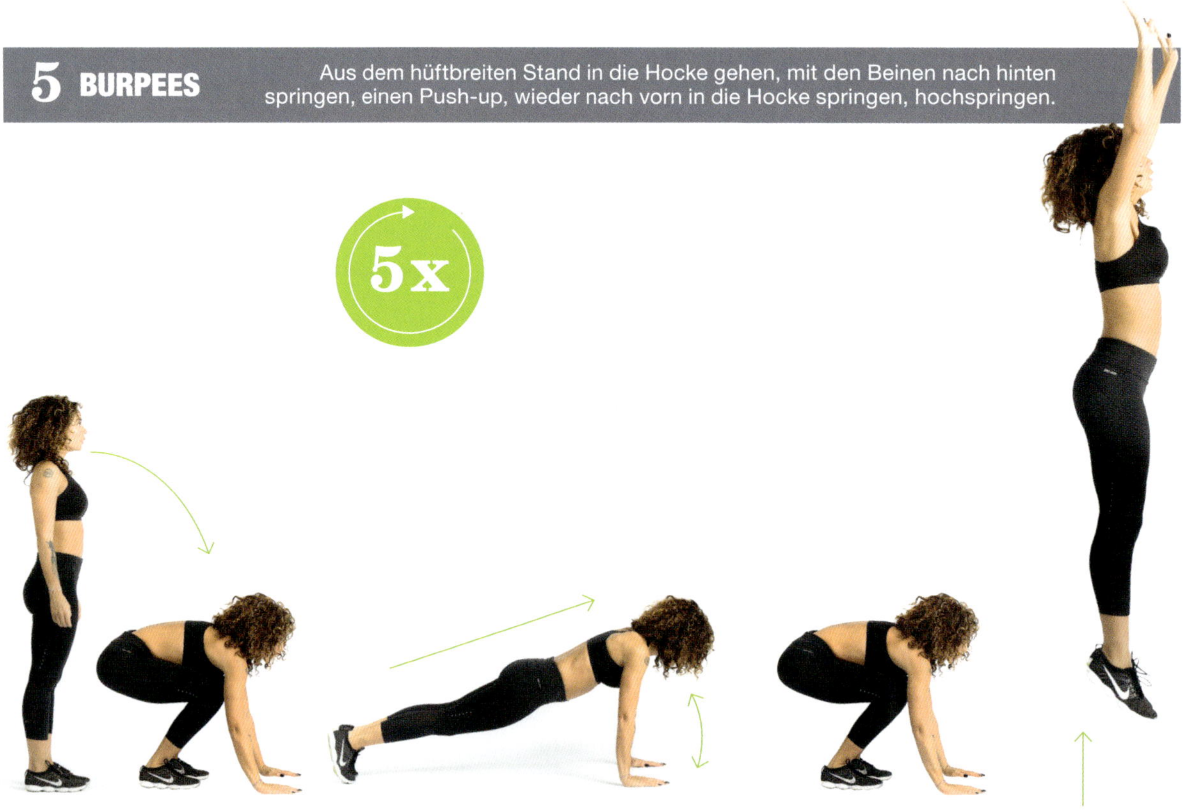

5x

15 Wiederholungen

6 BIZEPS-CURLS MIT GYMNASTIKBAND ODER WASSERFLASCHEN

Arme ohne Schwung nach oben anwinkeln.

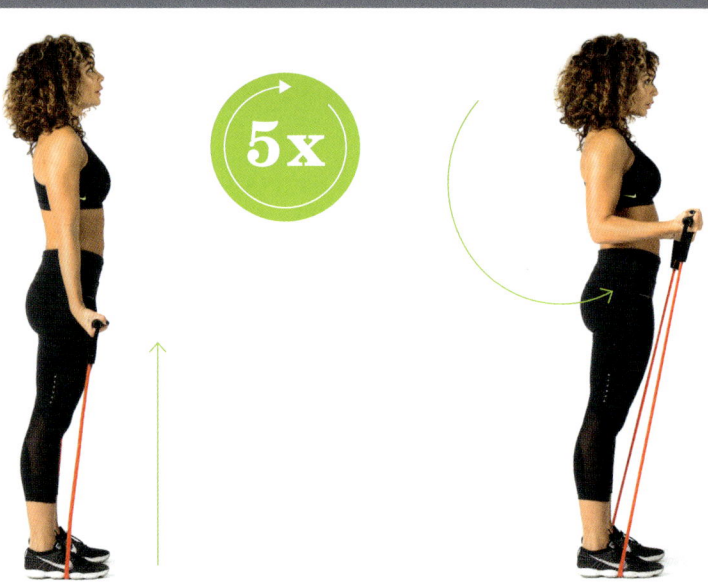

5x

15 Wiederholungen

7 TRIZEPS-DIPS

Die Hände hinten auf der Stuhlkante aufstützen, den Körper ablassen und hochdrücken.

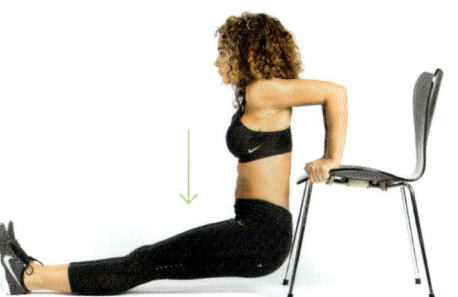

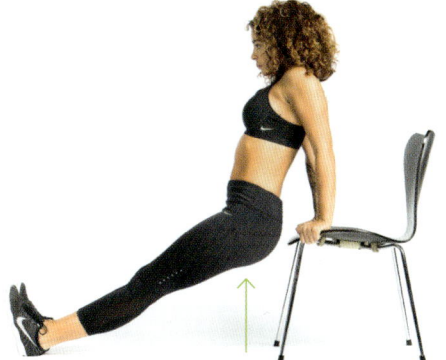

5x

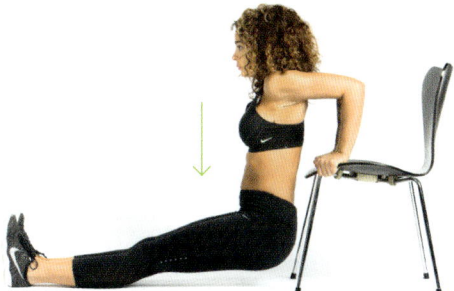

15 Wiederholungen

Phase 2 Woche 5 bis 8
TAG 3

In dieser Phase machen wir von den meisten Übungen wieder 5 Sätze und 15 Wiederholungen, diesmal ohne Pause. Die Pausen von maximal 30 Sekunden machen wir nur zwischen den verschiedenen Übungen. Die Dauer der Konditionsübungen erhöhen wir von 60 auf 90 Sekunden.
Mit dem WARM-UP von Phase1, Tag 1 beginnen.

| **1 SEITLICHES ARMKREISEN** | In jeder Hand eine Wasserflasche, Arme seitlich anheben und kleine Kreisbewegungen machen. |

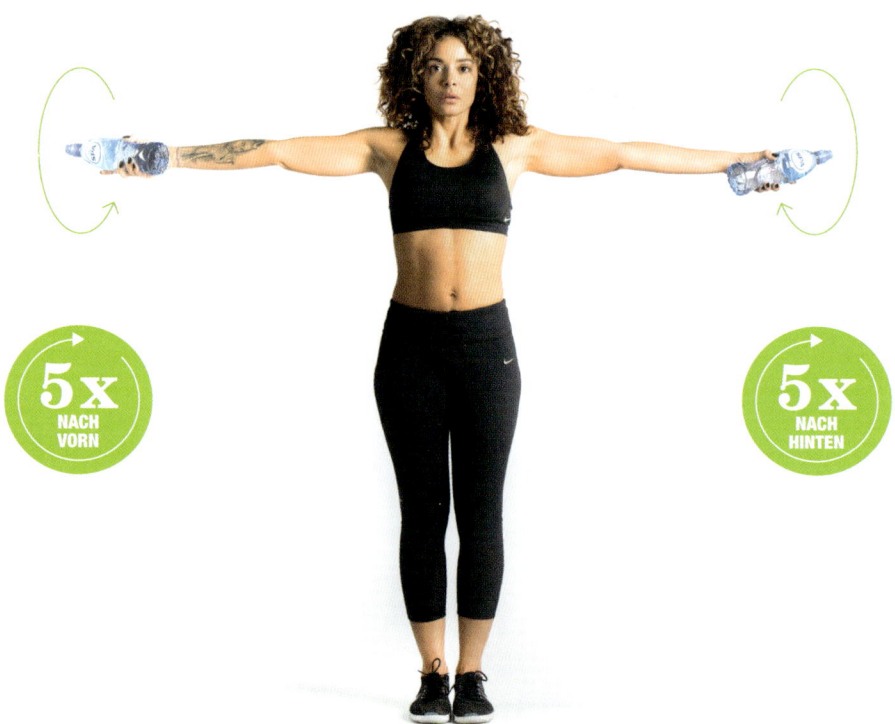

5x NACH VORN

5x NACH HINTEN

15 Wiederholungen

2 ARMKREISEN VORNE

Arme nach vorn ausstrecken und kleine Kreise machen. Optional: Um die Übung schwerer zu machen, in jede Hand eine Wasserflasche nehmen.

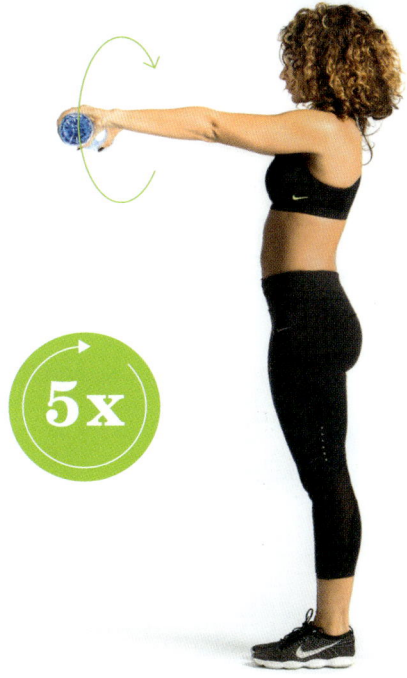

5x

15 Wiederholungen

3 BOXEN

In jeder Hand eine Wasserflasche, abwechselnd nach vorn boxen.

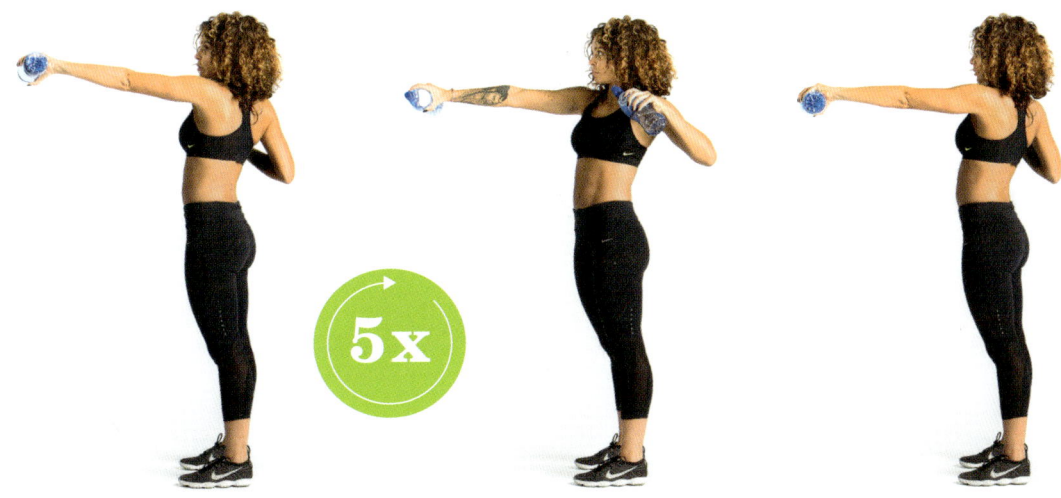

5x

60 Sekunden

4 SEILSPRINGEN

1x

90 Sekunden

5 PUSH-UP

Absenken und hochdrücken.

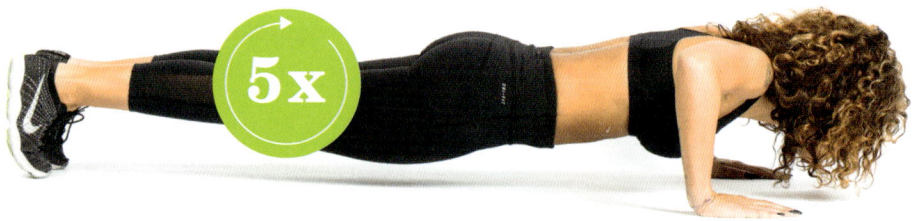

5x

15 Wiederholungen

6 TRAPEZIUS PULL

Auf den Bauch legen, Füße überkreuzen, dann mit den Armen ein aufgerolltes Handtuch Richtung Brust ziehen und mit dieser hochkommen.

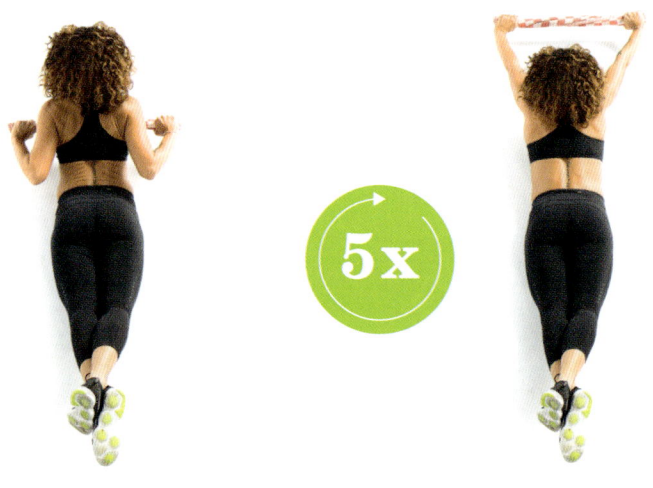

5x

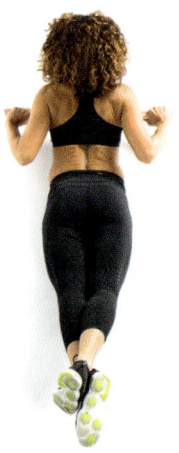

15 Wiederholungen

7 SUPERWOMAN Bauchlage; Arme und Beine gleichzeitig anheben.

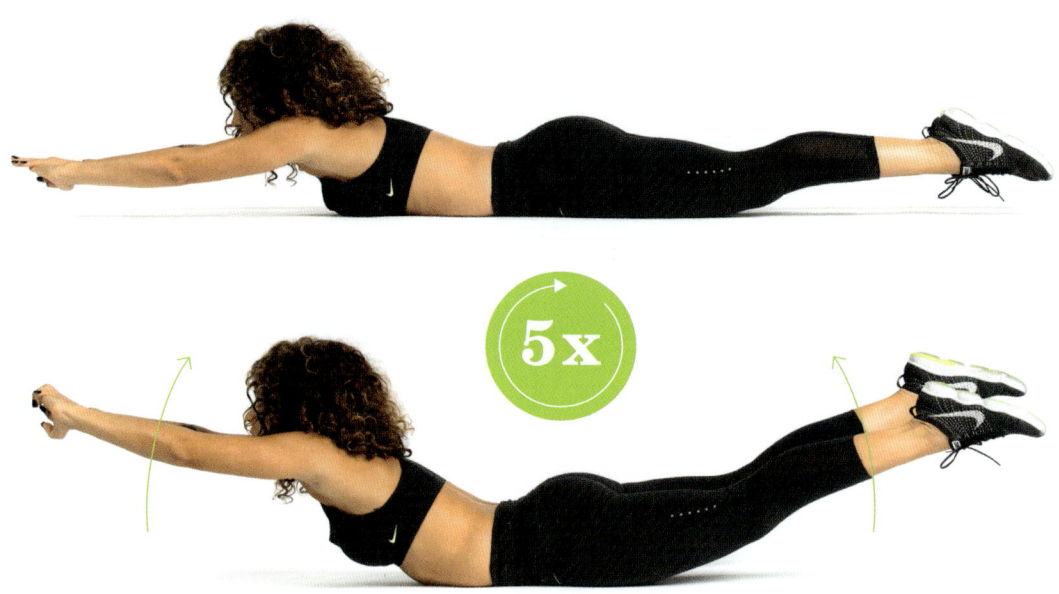

5x

15 Wiederholungen

8 SEILSPRINGEN 1x

90 Sekunden

Phase 3 Woche 9 bis 12

TAG 1

Das Motto dieser Phase lautet 10 x 10, das heißt, wir machen von den meisten Übungen 10 Wiederholungen und 10 Sätze nacheinander. Dabei machen wir jeweils zwei Übungen und erst dann 30 Sekunden Pause. Das heißt Supersatz. Wir machen zwar weniger verschiedene Übungen, dafür aber mehr Sätze.

Mit dem **WARM-UP** *von Phase 1, Tag 1 beginnen.*

1 SUMO SQUAT

Breitbeinige Position einnehmen, in die Hocke gehen, bis die Beine einen 90-Grad-Winkel bilden, aufrichten.

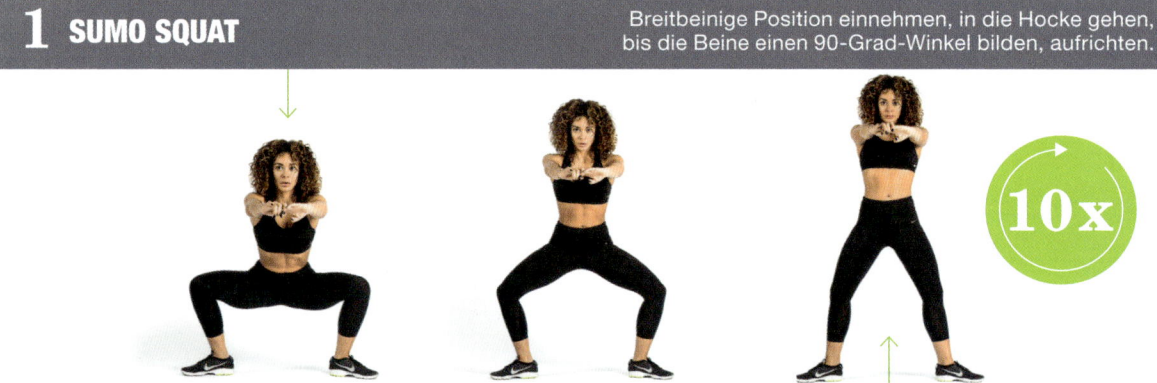

10x

2 SQUAT

Hüftbreiter Stand, tief in die Hocke gehen, die Knie ragen nicht über die Zehen hinaus.

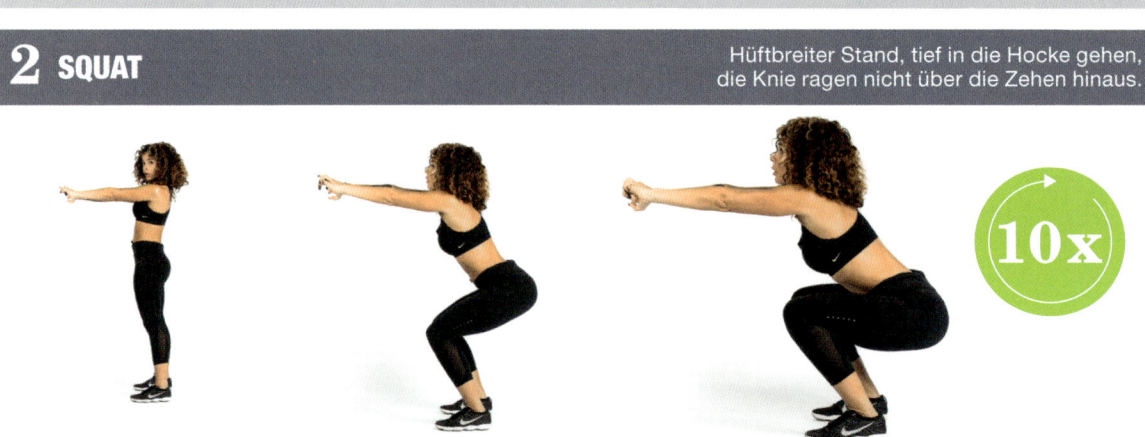

10x

10 Wiederholungen von jeder der beiden Übungen

3 BULGARISCHE KNIEBEUGE

Einen Fuß nach hinten auf den Stuhl legen, in die Hocke gehen, Oberschenkel parallel zum Boden, das vordere Knie sollte nicht über den Fuß hinausragen.

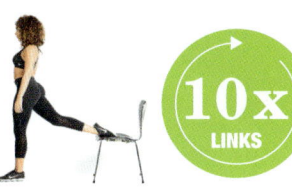 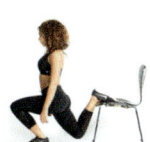 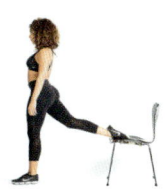 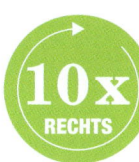 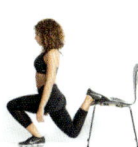

10x LINKS · 10x RECHTS

4 WALKING LUNGES

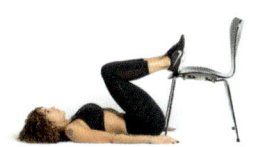  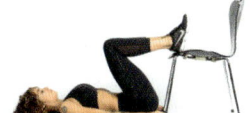 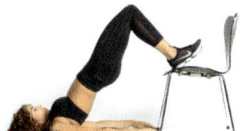

10x LINKS · 10x RECHTS

10 Wiederholungen von jeder der beiden Übungen

5 HIP THRUSTS

Rückenlage, beide Fersen auf den Stuhl aufsetzen, Hüfte anheben, bis der Rücken gerade ist.

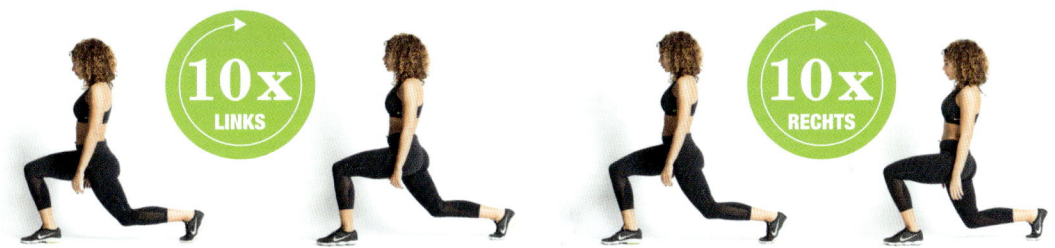

10x

6 JUMP SQUAT

Hüftbreit stehen, in eine tiefe Hocke gehen, nach oben springen und zurück in die Hocke. Mit einem Gymnastikband um die Beine ist die Übung schwerer.

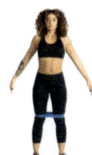  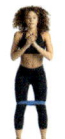 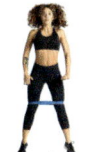 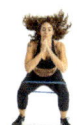

10x

10 Wiederholungen von jeder der beiden Übungen

Phase 3 Woche 9 bis 12
TAG 2

Das Motto dieser Phase lautet 10 x 10, das heißt, wir machen von den meisten Übungen 10 Wiederholungen und 10 Sätze nacheinander. Dabei machen wir jeweils zwei Übungen und erst dann 30 Sekunden Pause. Das heißt Supersatz. Wir machen zwar weniger verschiedene Übungen, dafür aber mehr Sätze.
Mit dem **WARM-UP** *von Phase1, Tag 1 beginnen.*

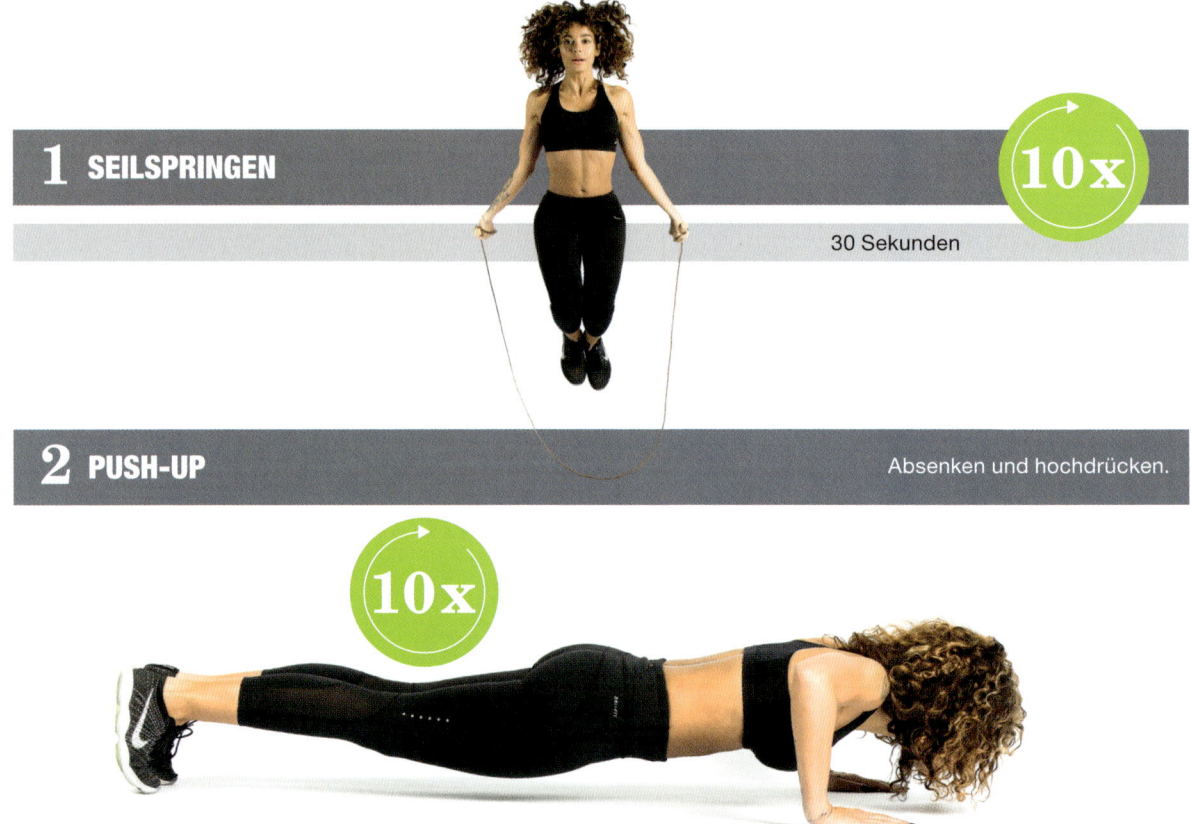

1 SEILSPRINGEN 10x

30 Sekunden

2 PUSH-UP Absenken und hochdrücken.

10x

10 Wiederholungen

3 TRIZEPS-DIP MIT STUHL UND GYMNASTIKBALL

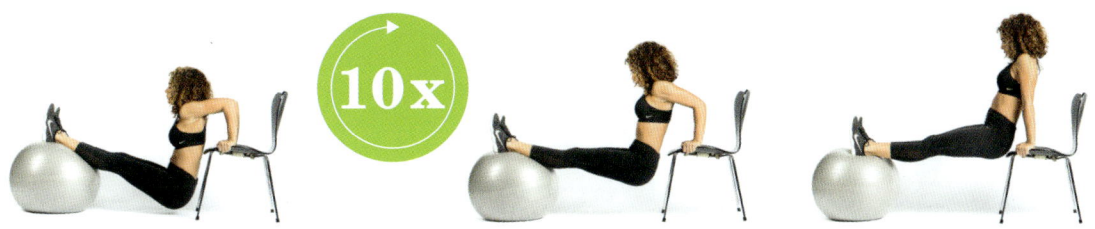

10x

4 ENGER PUSH-UP KNIEND

Hände unterhalb der Schultern platzieren, Ellenbogen eng am Körper entlangführen, auf 3 Sekunden runter.

10x

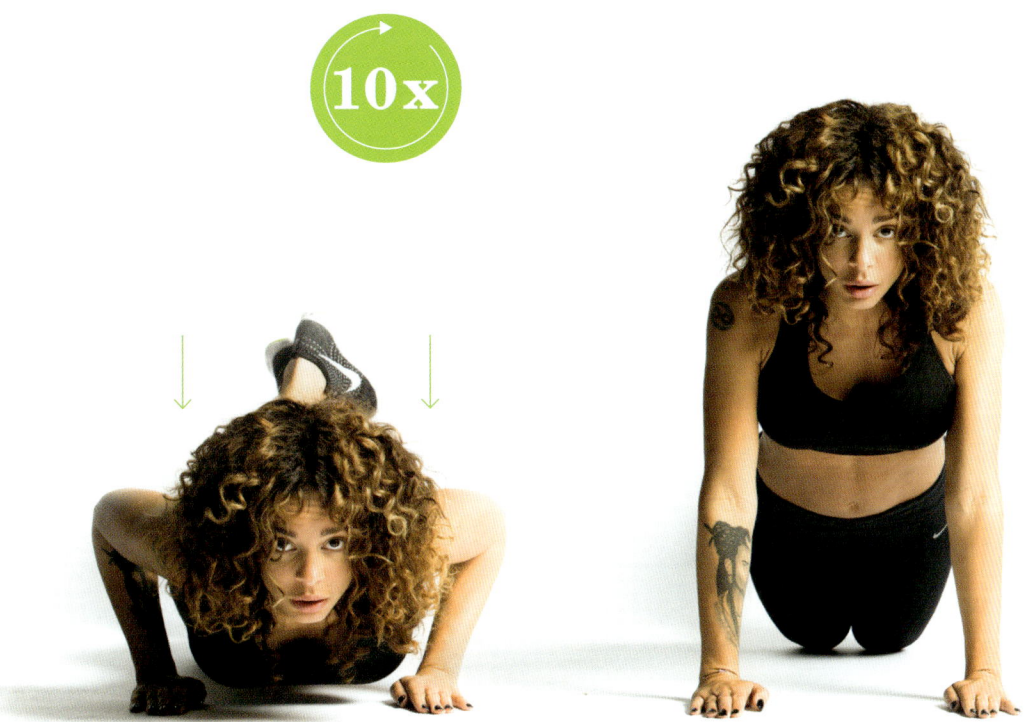

10 Wiederholungen von jeder der beiden Übungen

5 PLANK

Die Ellenbogen unter den Schultern platzieren, Zehen aufstellen, (Bauch-)Muskeln anspannen, Po anheben, der gesamte Körper bildet eine gerade Linie.

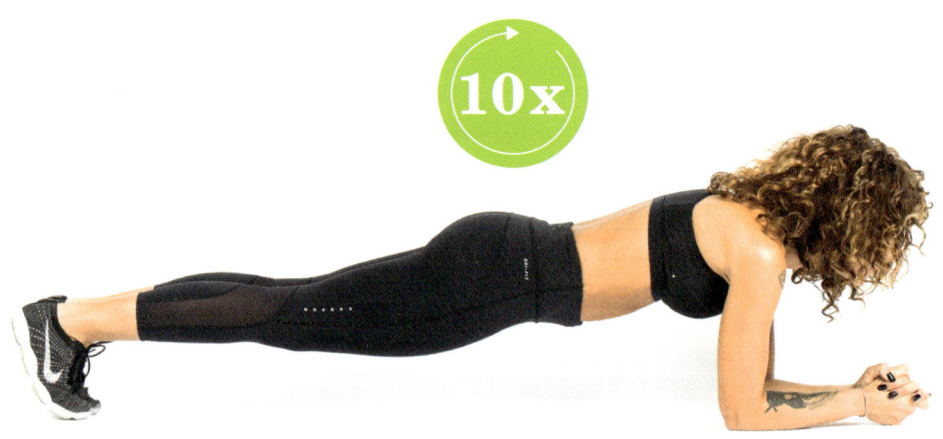

60 Sekunden

6 SUPERWOMAN

Bauchlage; Arme und Beine gleichzeitig anheben.

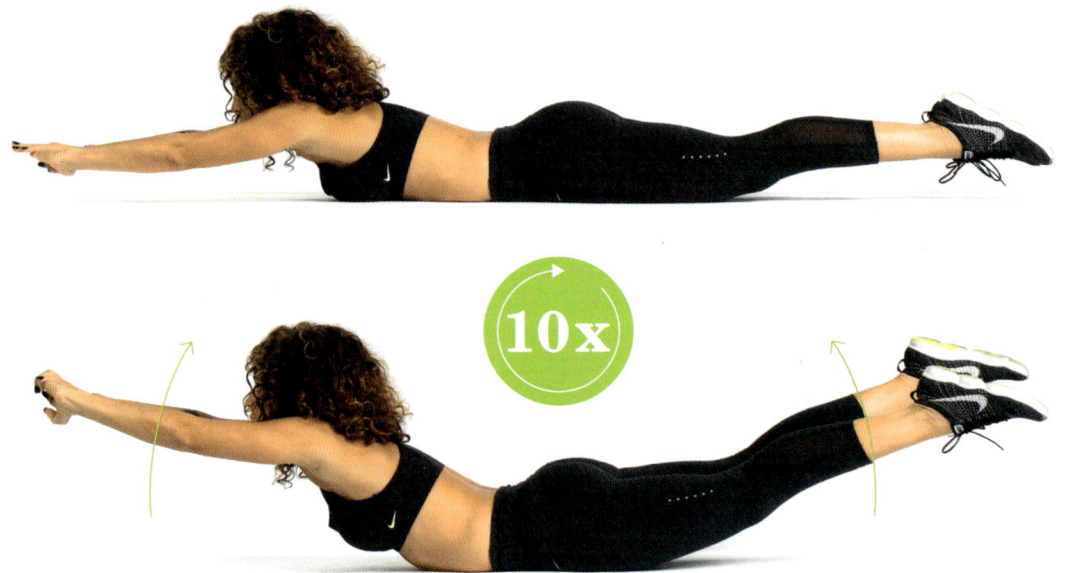

10 Wiederholungen

7 TRAPEZIUS PULL

Auf den Bauch legen, Füße überkreuzen, dann mit den Armen ein aufgerolltes Handtuch Richtung Brust ziehen und mit dieser hochkommen.

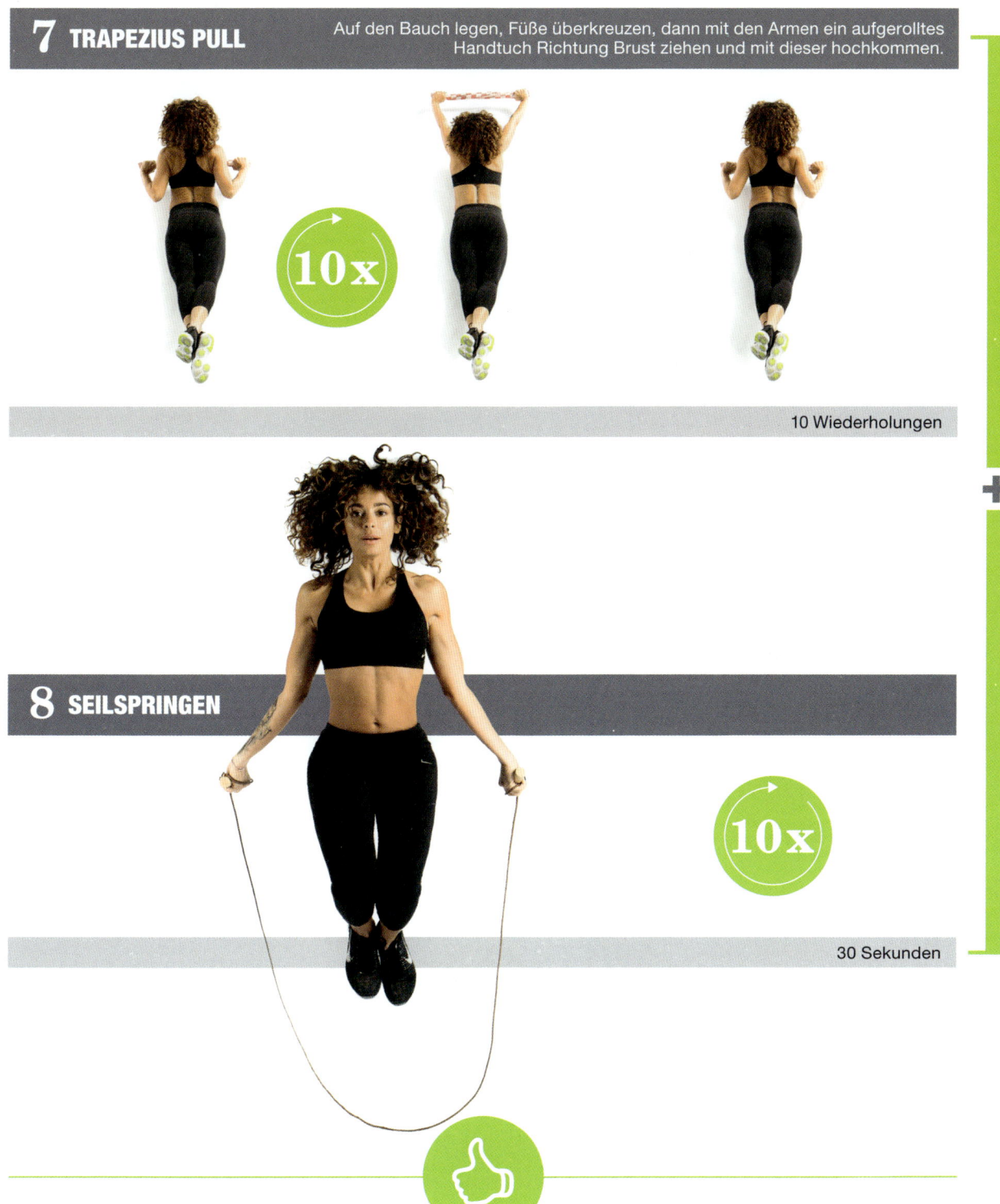

10x

10 Wiederholungen

8 SEILSPRINGEN

10x

30 Sekunden

Phase 3 Woche 9 bis 12

TAG 3

Das Motto dieser Phase lautet 10 x 10, das heißt, wir machen von den meisten Übungen 10 Wiederholungen und 10 Sätze nacheinander. Dabei machen wir jeweils zwei Übungen und erst dann 30 Sekunden Pause. Das heißt Supersatz. Wir machen zwar weniger verschiedene Übungen, dafür aber mehr Sätze.

*Mit dem **WARM-UP** von Phase1, Tag 1 beginnen.*

3 SPIDERMAN Liegestützposition, dann jeweils ein Knie zum Ellenbogen bringen.

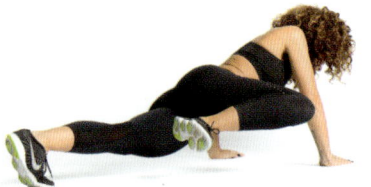 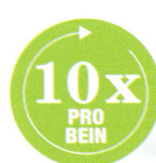 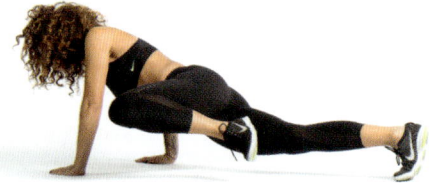

10x PRO BEIN

10 Wiederholungen

+

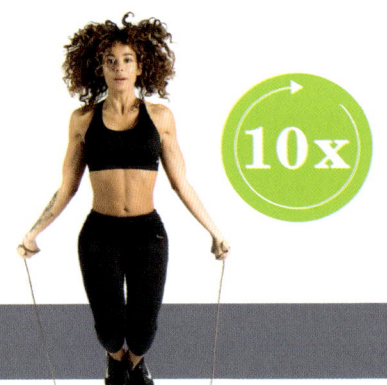

10x

1 SEILSPRINGEN

30 Sekunden

3 PLANK

Die Ellenbogen unter den Schultern platzieren, Zehen aufstellen, (Bauch-)Muskeln anspannen, Po anheben, der gesamte Körper bildet eine gerade Linie.

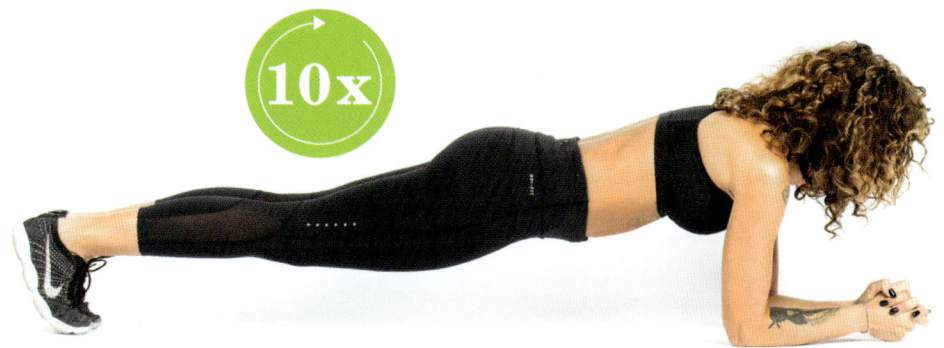

30 Sekunden

4 PLANK MIT SEITROTATION

Die Ellenbogen unter den Schultern platzieren, Zehen aufstellen, (Bauch-)Muskeln anspannen, Po anheben, der gesamte Körper bildet eine gerade Linie. Dann den Körper abwechselnd nach links und rechts aufdrehen.

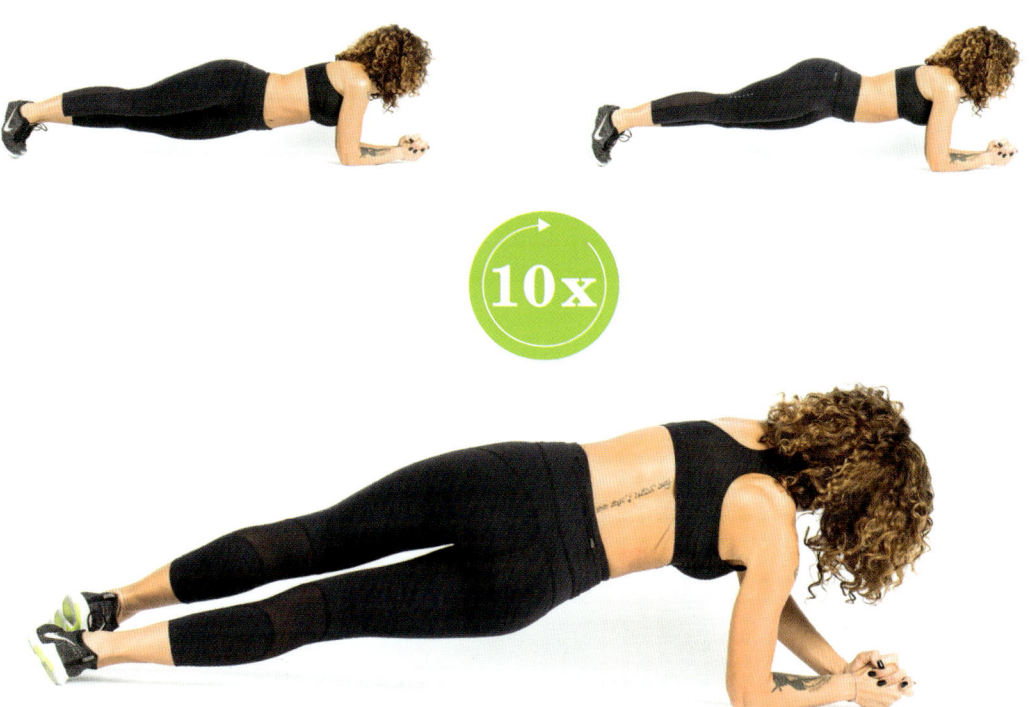

10 Wiederholungen von jeder der beiden Übungen

5 BIZEPS-CURLS MIT GYMNASTIKBAND

Arme mit Kraft nach oben anwinkeln.

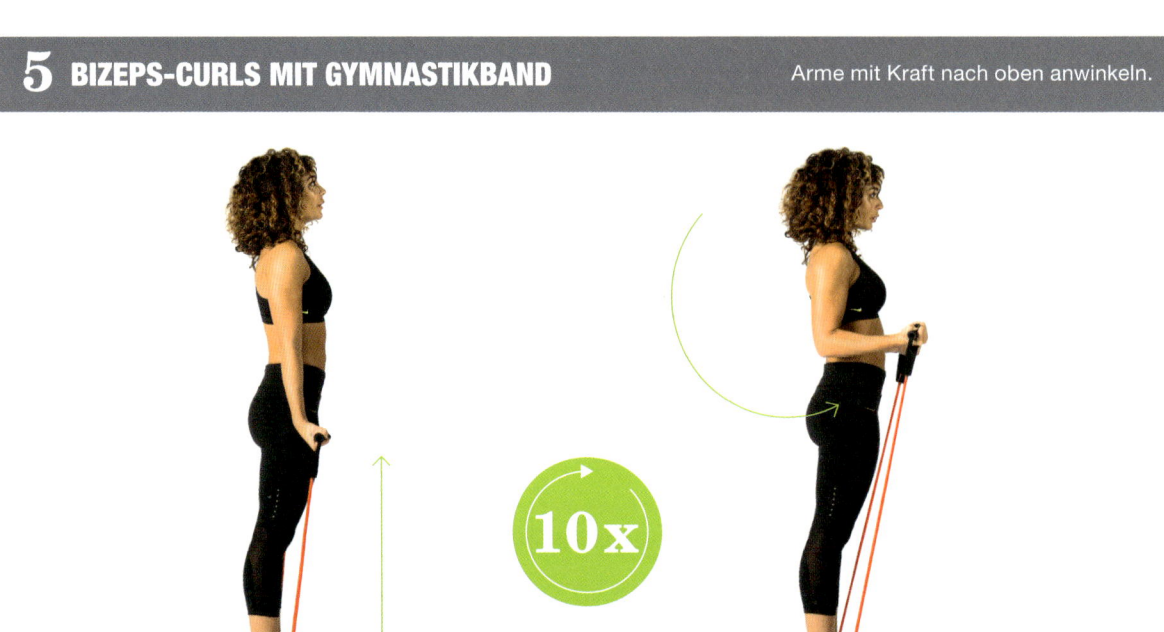

10x

6 BURPEES

Aus dem hüftbreiten Stand in die Hocke gehen, mit den Beinen nach hinten springen, einen Push-up, wieder nach vorn in die Hocke springen, hochspringen.

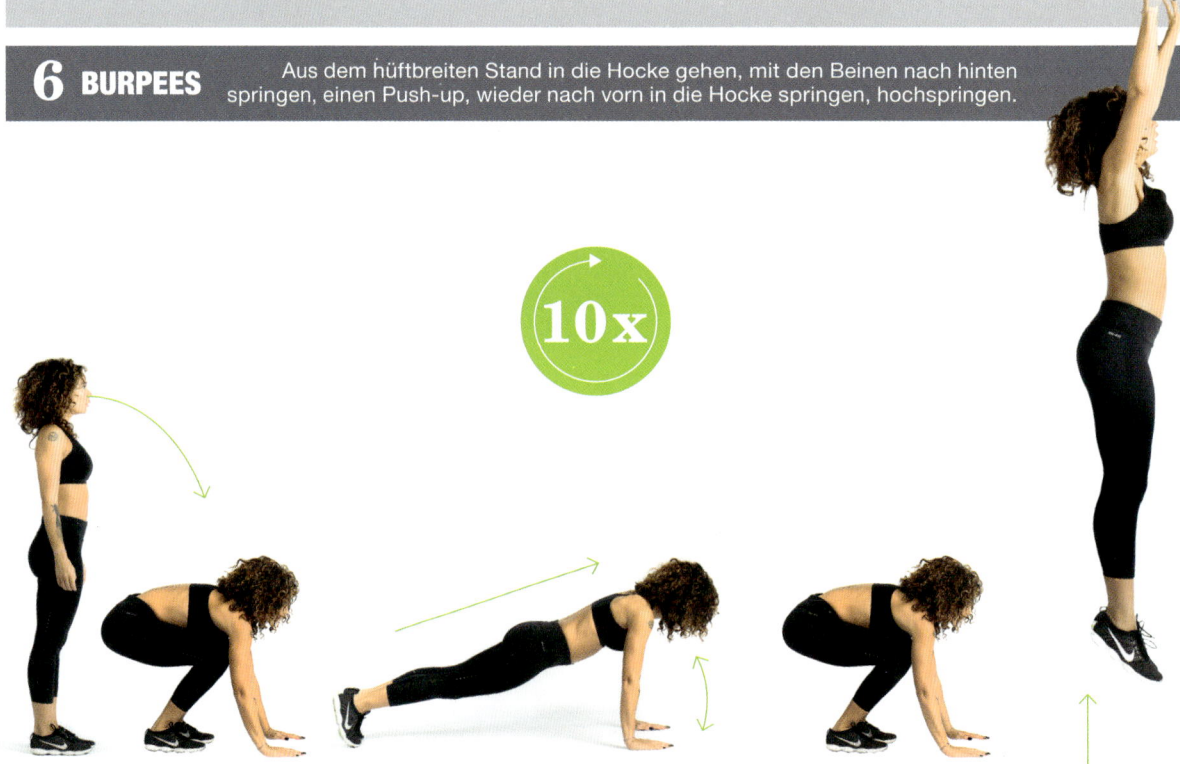

10x

10 Wiederholungen von jeder der beiden Übungen

7 SEITHEBEN MIT GYMNASTIKBAND

Auf die Mitte des Gymnastikbands stellen, die Arme seitlich gestreckt hochziehen.

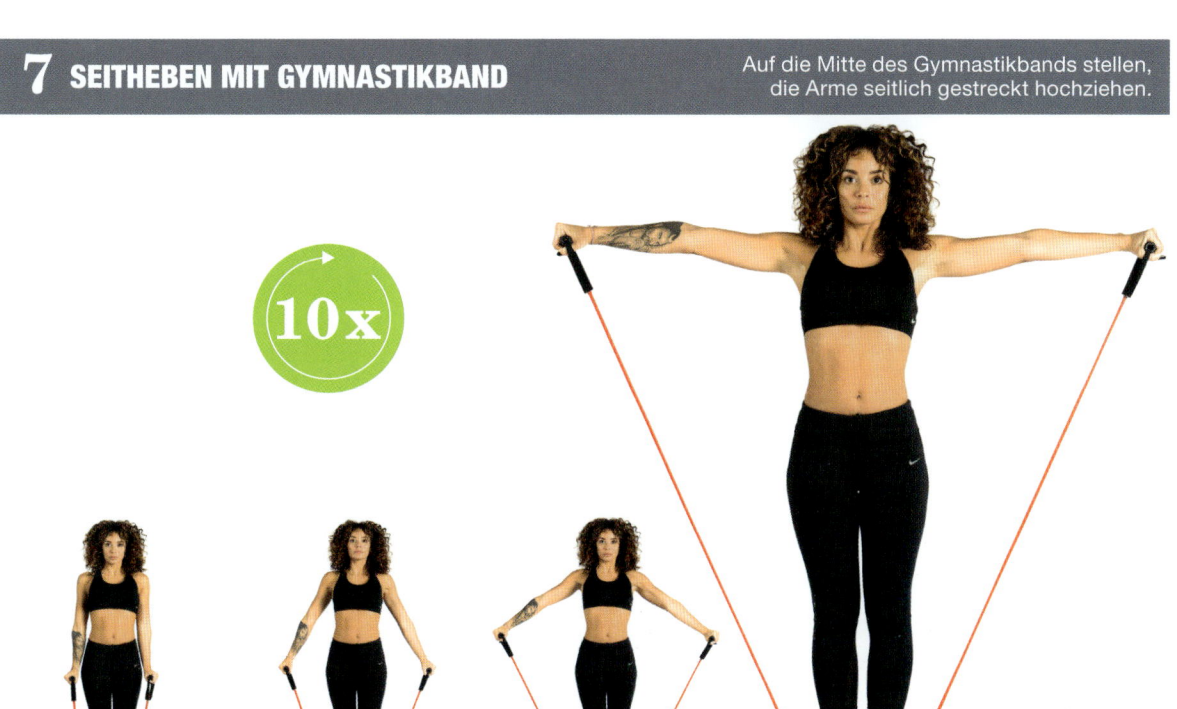

10x

8 FRONTHEBEN MIT GYNASTIKBAND

Mit geradem Rücken und angespannten Bauchmuskeln gestreckte Arme nach vorn auf Brusthöhe bringen.

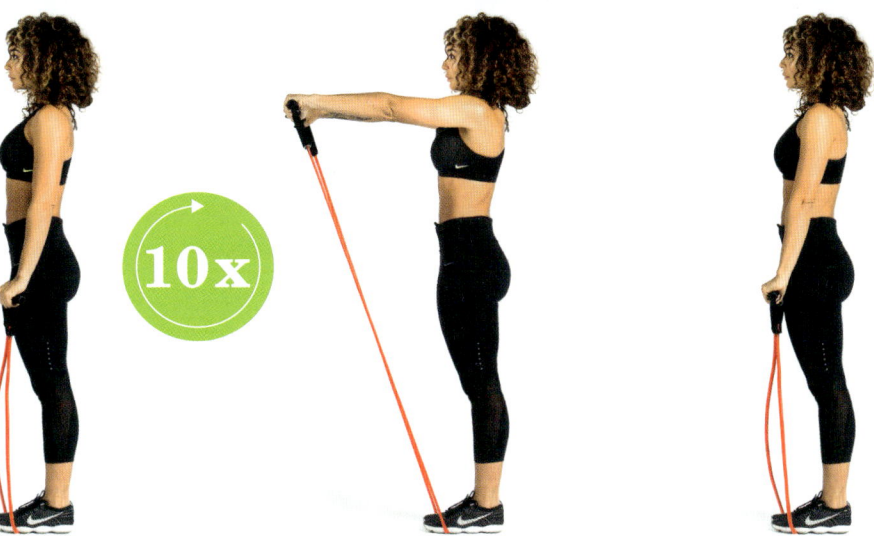

10x

10 Wiederholungen von jeder der beiden Übungen

9 SEILSPRINGEN

10x

30 Sekunden

10 BICYCLE-CRUNCHES

Nicht am Nacken ziehen.

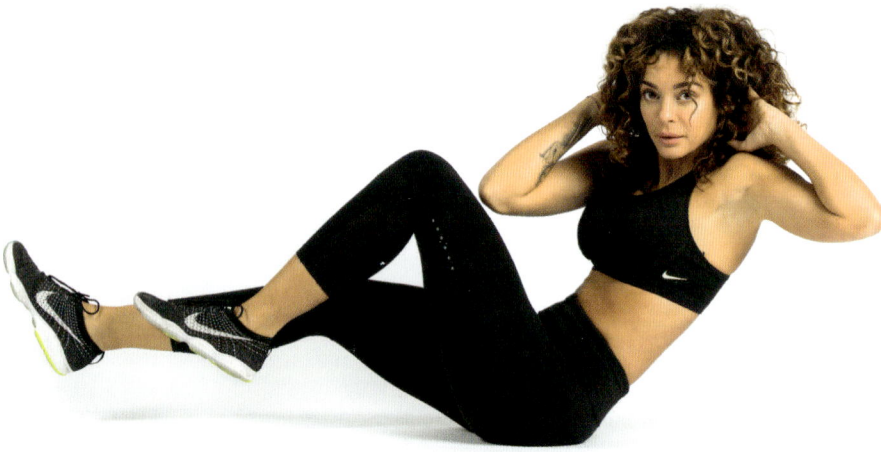

10x

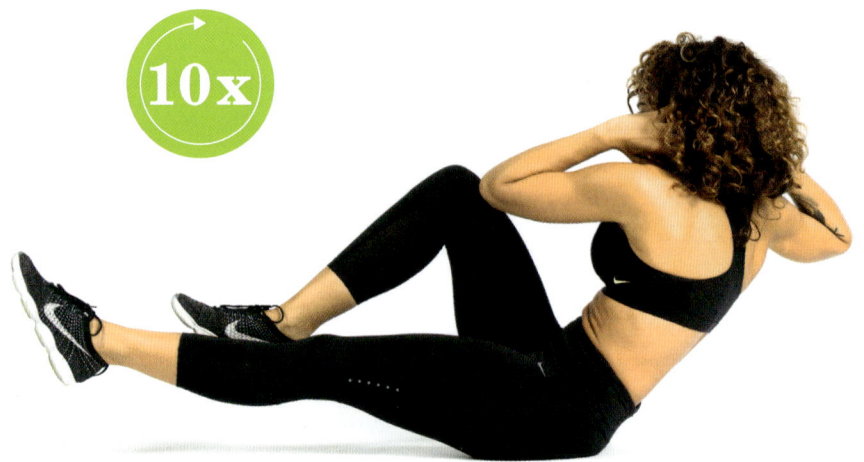

10 Wiederholungen

Effektiv trainieren: Variation und Fokus

Für ein effektive(re)s Training sind vor allem zwei Dinge wichtig: Variation und Fokus, und insbesondere die Kombi aus beiden:

Ich glaube, das Wort „Variation" spricht für sich. Wenn du zu lange dasselbe machst, gewöhnt sich dein Körper an Trainingsmethoden und -abläufe. Also wechsle regelmäßig die Übungen und fordere dich selbst mit mehr Wiederholungen oder schwereren Gewichten heraus. Nun also zum Fokus, dafür gibt es im Prinzip zwei Trainingsmethoden. Was möchtest du erreichen: Muskeln aufbauen oder abnehmen? Für beide Zielsetzungen kannst du die gleichen Übungen machen. Wenn du muskulöser werden möchtest, trainierst du in erster Linie mit schweren Gewichten und wenigen Wiederholungen. Wenn du schlanker werden möchtest, führst du mehr Wiederholungen aus (12 bis 18) und ergänzt dein Workout mit vielen plyometrischen Übungen (schnelle, kräftige und explosionsartige Bewegungen) und HIT (High Intensity Training, ein explosives Training mit größtmöglicher Intensität).

Ich möchte das Ganze am Beispiel der Squats verdeutlichen. Wenn dein Fokus auf großen Muskeln liegt, könnte dein Trainingsprogramm so aussehen: 6 Sätze mit 6 Wiederholungen mit schweren Gewichten und minimal 60 Sekunden Pause zwischen den Sätzen. Dieselbe Übung, aber dann mit dem Ziel, schlanker zu werden: 4 Sätze mit 12 bis 18 Wiederholungen mit leichteren Gewichten und 30 Sekunden Pause zwischen den Sätzen.

„DER GOLDENE TIPP: WECHSLE WÄHREND DEINES TRAININGS DEN FOKUS."

Hast du den Unterschied zwischen den beiden Trainingsmethoden verstanden? Dann habe ich hier noch einen goldenen Tipp für dich: Wechsle während deines Trainings den Fokus. Auf diese Weise holst du den maximalen Muskelaufbau und die beste Körperentwicklung für dich heraus. Dein Körper wird stimuliert, wenn du dein Training immer wieder veränderst, denn du setzt deinen Körper bei der Konfrontation mit Unbekanntem Stress aus, insbesondere dann, wenn du bei den Sätzen mit weniger Wiederholungen das Gewicht stark erhöhst. Du führst die Bewegung dann seltener aus, aber benötigst viel mehr Kraft, um sie zu schaffen. Deine Muskeln müssen dann ganz anders arbeiten.

Du solltest das Ganze sehr strukturiert in Angriff nehmen. Vermeide also, alle möglichen Trainingsmethoden planlos durcheinander anzuwenden. Es ist viel effektiver, für einen bestimmten Trainingszeitraum den Fokus auf die eine Entwicklung zu legen und anschließend auf die andere. Für den gewählten Zeitraum konzentrierst du dich voll und ganz auf die jeweilige Methode. Du erstellst also einen Trainingsplan für vier bis sechs Wochen, der sich auf Muskelaufbau richtet, und dann einen mit Schwerpunkt aufs Aufnehmen. Und ja, es erfordert Geduld! Aber nur so kannst du deinen Körper optimal entwickeln und optimal von deiner harten Arbeit profitieren.

Durch Variation in der Intensität des Trainings kannst du die Resultate weiter steigern. Sowieso eine schöne Sache, denn selbst der beste Sportler kann nicht immer 110 % Leistung bringen. Plane also Trainingstage mit höherer und niedrigerer Intensität ein.

Hier ein Beispiel für einen Trainingsmonat mit dem Fokus aufs Abnehmen:

BEISPIEL

WOCHE 1	3 Sätze mit 10 Wiederholungen mit 70 %*
WOCHE 2	4 Sätze mit 8 bis 10 Wiederholungen mit 75 %*
WOCHE 3	3 Sätze mit 8 Wiederholungen mit 70 %*
WOCHE 4	2 Sätze mit 8 Wiederholungen mit 80 %*

* deiner Maximalkraft

In der ersten Woche beginnst du mit einem für dich passenden Gewicht. In der zweiten Woche machst du einen Satz

mehr und erhöhst das Gewicht um 5 %. In der dritten Woche reduzierst du das Gewicht sowie die Anzahl der Sätze und Wiederholungen gegenüber der Vorwoche. Diese Woche ist also leichter und gibt dem Körper die Möglichkeit, sich zu regenerieren. In der vierten Woche erhöhst du das Gewicht und veränderst wiederum die Anzahl der Sätze und Wiederholungen.

Hier das Beispiel für einen Trainingsmonat mit Fokus Muskelwachstum:

BEISPIEL

WOCHE 1	4 Sätze mit 5 Wiederholungen mit 70 %*
WOCHE 2	5 Sätze mit 5 Wiederholungen mit 80 %*
WOCHE 3	4 Sätze mit 3 Wiederholungen mit 80 %*
WOCHE 4	3 Sätze mit 5 Wiederholungen mit 85 %*

* deiner Maximalkraft

Trainiere jedes Mal hart, aber gib dem Körper auch ausreichend Zeit, um sich zu regenerieren.

Die Trainingspläne für zu Hause sind auf drei Trainingstage pro Woche ausgelegt. Du darfst aber jederzeit mehr trainieren, zum Beispiel an einem Tag noch ein Training extra einlegen oder eine andere Sportart betreiben.

Trainieren im Fitnessstudio

Hier nun eine kurze Erläuterung für diejenigen Leser, die nicht zu Hause, sondern im Fitnessstudio trainieren. Für euch habe ich eigene Trainingspläne zusammengestellt. Wenn du die Killerbody-Diät machst, um abzunehmen (Abnehm-Diät), kannst du entweder die Trainingspläne für zu Hause absolvieren oder dich gleich auf das Programm fürs Fitnessstudio stürzen.

Die Trainingspläne fürs Fitnessstudio sind auf zwei, drei, vier oder fünf Trainingstage ausgelegt. Wenn du pro Woche an zwei Tagen Zeit fürs Krafttraining freimachen kannst, nimmst du das Programm für zwei Tage. Wenn du an mehr Tagen trainieren möchtest, wählst du das dafür entsprechende Training. Jedes Programm ist für vier Wochen erstellt, danach wechselst du zu Phase 2 mit derselben Anzahl Trainingstage.

Fordere dich in den vier Wochen selbst heraus, indem du stetig das Gewicht erhöhst. Es gibt einen sehr praktischen Anhaltspunkt: Wenn du dich während der Übungen noch unterhalten kannst, trainierst du nicht hart genug. Es ist gar nicht nötig, während des Trainierens zu quatschen, das kannst du den ganzen restlichen Tag noch machen. Konzentriere dich ganz auf dein Training und im Besonderen auf die Muskelgruppe, mit der du dich gerade befasst. Reiße die Übungen nicht einfach runter, der Effekt ist dann geringer. Und überhaupt, wenn du schon vor Ort bist, dann kannst du auch dein Bestes geben, oder?

Vielleicht hast du nicht jede Woche gleich viel Zeit, trotzdem solltest du immer versuchen, an einem Tag ein Workout aus dem 2-Tage-Trainingsplan einzuschieben. Das sind nämlich Workouts für den ganzen Körper, so hältst du alle Muskelgruppen aktiv.

Viel Erfolg und los geht's!

„WENN DU DICH WÄHREND DER ÜBUNGEN NOCH UNTERHALTEN KANNST, TRAINIERST DU NICHT HART GENUG."

Phase 1 Woche 1 bis 4
2 TAGE TRAINING

In Phase 1 gehen wir es mit 15 bis 18 Wiederholungen knackig an. Das bedeutet, dass es dir bei der 16. Wiederholung schon schwerfallen wird, die Übung zu Ende zu bringen.

TAG 1 *Ganzer Körper*

1	**KURZHANTEL-BANKDRÜCKEN AUF DER FLACHBANK** 5 Sätze	15–18x
2	**ALTERNIERENDER KURZHANTEL-CURL IM STEHEN** 5 Sätze	15–18x
3	**TRIZEPSDRÜCKEN AM KABELZUG IM OBERGRIFF** 5 Sätze	15–18x
4	**BANKDRÜCKEN AN DER MASCHINE** 5 Sätze	15–18x
5	**SEITHEBEN** 5 Sätze	15–18x
6	**LATZIEHEN MIT BREITEM GRIFF** 5 Sätze	15–18x
7	**RUDERN IM SITZEN MIT ENGEM GRIFF** 5 Sätze	15–18x
8	**BEINSTRECKER** 5 Sätze	15–18x
9	**BEINBEUGER IM LIEGEN** 5 Sätze	15–18x

TAG 2 *Ganzer Körper*

1	**KNIEBEUGE AN DER MULTIPRESSE** 5 Sätze	15–18x
2	**AUSFALLSCHRITT (LAUFEND)** 5 Sätze	15–18x
3	**KREUZHEBEN MIT GESTRECKTEN BEINEN** 5 Sätze	15–18x

4	**LANGHANTEL-RUDERN IM UNTERGRIFF** 5 Sätze	15–18x
5	**FRONTHEBEN AM KABELZUG AM UNTEREM GRIFF** 5 Sätze	15–18x
6	**KURZHANTEL-DRÜCKEN IM SITZEN** 5 Sätze	15–18x
7	**KURZHANTEL-BIZEPS-CURL AUF DER SCHRÄGBANK** 5 Sätze	15–18x
8	**TRIZEPSDRÜCKEN AM KABELZUG MIT GERADER STANGE** 5 Sätze	15–18x

Phase 2 Woche 5 bis 8
2 TAGE TRAINING

In Phase 2 trainieren wir in Form des Zirkeltrainings, das heißt, drei Übungen bilden einen Satz und werden nacheinander ausgeführt. Die erste Übung wird 8-mal wiederholt, die zweite 12-mal und die letzte 25-mal. Danach wird eine Minute pausiert. Jeder 3er-Satz wird 5-mal wiederholt.

TAG 1 *Ganzer Körper*

1	**BUTTERFLY AM KABELZUG**	8x
2	**BIZEPS-CURL AM KABELZUG MIT SZ-STANGE**	12x
3	**TRIZEPSDRÜCKEN ÜBER DEM KOPF AM KABELZUG** Diesen 3er-Satz 5x, nach jeder Wiederholung 1 Min. Pause	25x
4	**SEITHEBEN**	8x
5	**LANGHANTEL-RUDERN AUFRECHT**	12x
6	**LANGHANTEL-RUDERN IM UNTERGRIFF** Diesen 3er-Satz 5x, nach jeder Wiederholung 1 Min. Pause	25x
7	**RÜCKENSTRECKER**	8x

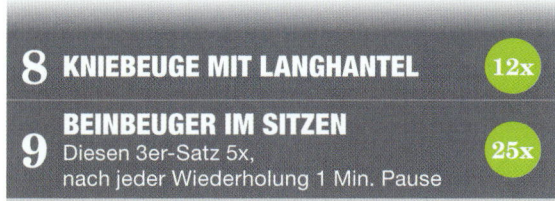

| 8 | **KNIEBEUGE MIT LANGHANTEL** | 12x |
| 9 | **BEINBEUGER IM SITZEN** Diesen 3er-Satz 5x, nach jeder Wiederholung 1 Min. Pause | 25x |

TAG 2 *Ganzer Körper*

1	**BEINPRESSE**	8x
2	**BEINSTRECKER**	12x
3	**BEINBEUGER IM SITZEN** Diesen 3er–Satz 5x, nach jeder Wiederholung 1 Min. Pause	25x
4	**LATZIEHEN IM UNTERGRIFF**	8x
5	**KURZHANTEL-FRONTHEBEN**	12x
6	**KURZHANTEL-DRÜCKEN IM SITZEN** Diesen 3er-Satz 5x, nach jeder Wiederholung 1 Min. Pause	25x
7	**LANGHANTEL-BIZEPS-CURL IM STEHEN**	8x
8	**KURZHANTEL-KICKBACKS** pro Arm	12x
9	**TRIZEPS-DIPS** Diesen 3er-Satz 5x, nach jeder Wiederholung 1 Min. Pause	25x

Phase 3 Woche 9 bis 12
2 TAGE TRAINING

Supersätze: 2 Übungen mit je 6 Wiederholungen, so schwer wie möglich

TAG 1 *Ganzer Körper*

| 1 | **KURZHANTEL-DRÜCKEN AUF DER SCHRÄGBANK** | 6x |

2	**KURZHANTEL-BIZEPS-CURL AUF DER SCHRÄGBANK** Diesen Supersatz 5x, nach jedem Satz 1 Min. Pause	6x
3	**TRIZEPSDRÜCKEN MIT KURZHANTEL ÜBER DEM KOPF**	6x
4	**KURZHANTEL-DRÜCKEN IM SITZEN** Diesen Supersatz 5x, nach jedem Satz 1 Min. Pause	6x
5	**SEITHEBEN AM KABELZUG**	6x
6	**KABELZUG-RUDERN IM SITZEN** Diesen Supersatz 5x, nach jedem Satz 1 Min. Pause	6x
7	**LATZIEHEN IM UNTERGRIFF**	6x
8	**BEINSTRECKER** Diesen Supersatz 5x, nach jedem Satz 1 Min. Pause	6x

TAG 2 *Ganzer Körper*

1	**KNIEBEUGE MIT LANGHANTEL**	6x
2	**AUSFALLSCHRITT AN DER MULTIPRESSE** Diesen Supersatz 5x, nach jedem Satz 1 Min. Pause	6x
3	**BEINBEUGER IM SITZEN ODER LIEGEN**	6x
4	**EINARMIGES KURZHANTEL-RUDERN** Diesen Supersatz 5x, nach jedem Satz 1 Min. Pause	6x
5	**LATZIEHEN ZUR BRUST UND ZUM NACKEN**	6x
6	**SCHULTERDRÜCKEN AN DER MASCHINE** Diesen Supersatz 5x, nach jedem Satz 1 Min. Pause	6x
7	**LANGHANTEL-CURL MIT SZ-STANGE IM STEHEN**	6x
8	**TRIZEPSDRÜCKEN AM KABELZUG MIT GERADER STANGE** Diesen Supersatz 5x, nach jedem Satz 1 Min. Pause	8x

Phase 1 Woche 1 bis 4
3 TAGE TRAINING

In Phase 1 gehen wir es mit 15 bis 18 Wiederholungen knackig an. Das bedeutet, dass es dir bei der 16. Wiederholung schon schwerfallen wird, die Übung zu Ende zu bringen.

TAG 1 *Bizeps, Trizeps & Brust*

1	**LANGHANTELDRÜCKEN AUF DER SCHRÄGBANK** 5 Sätze	15–18x
2	**KURZHANTEL-BANKDRÜCKEN AUF DER FLACHBANK** 5 Sätze	15–18x
3	**BUTTERFY AM KABELZUG** 5 Sätze	15–18x
4	**ALTERNIERENDER KURZHANTEL-CURL IM STEHEN** 5 Sätze	15–18x
5	**BIZEPS-KABEL-CURL** 5 Sätze	15–18x
6	**TRIZEPSDRÜCKEN AM KABELZUG MIT V-STANGE** 5 Sätze	15–18x
7	**TRIZEPSDRÜCKEN AM KABELZUG AM KABELZUG** 5 Sätze	15–18x

TAG 2 *Quadrizeps, Hamstrings & Waden*

1	**BEINSTRECKER** 5 Sätze	15–18x
2	**BEINPRESSE** 5 Sätze	15–18x
3	**AUSFALLSCHRITT (LAUFEND)** 5 Sätze	15–18x
4	**BEINBEUGER IM LIEGEN** 5 Sätze	15–18x
5	**SUMO-KNIEBEUGE AN DER MULTIPRESSE** 5 Sätze	15–18x
6	**KREUZHEBEN MIT GESTRECKTEN BEINEN** 5 Sätze	15–18x
7	**WADENHEBEN IM STEHEN** 5 Sätze	15–18x
8	**WADENHEBEN IM SITZEN** 5 Sätze	15–18x

TAG 3 *Rücken & Schultern*

1	**FRONTDRÜCKEN AM KABELZUG MIT GESTRECKTEN ARMEN** 5 Sätze	15–18x
2	**LATZIEHEN BREITER GRIFF** 5 Sätze	15–18x
3	**LANGHANTEL-RUDERN IM UNTERGRIFF** 5 Sätze	15–18x
4	**RUDERN IM SITZEN ENGER GRIFF** 5 Sätze	15–18x
5	**BANKDRÜCKEN AN DER MASCHINE** 5 Sätze	15–18x
6	**FRONTHEBEN AM KABELZUG AM UNTEREN GRIFF** 5 Sätze	15–18x
7	**SEITHEBEN** 5 Sätze	15–18x

Phase 2 Woche 5 bis 8
3 TAGE TRAINING

In Phase 2 trainieren wir in Form des Zirkeltrainings, das heißt, drei Übungen bilden einen Satz und werden nacheinander ausgeführt. Die erste Übung wird 8-mal wiederholt, die zweite 12-mal und die letzte 25-mal. Danach wird eine Minute pausiert. Jeder 3er-Satz wird 5-mal wiederholt.

TAG 1 *Bizeps, Trizeps & Brust*

1 BUTTERLFY AM KABELZUG — 8x

2 BANKDRÜCKEN AUF DER SCHRÄGBANK (MULTIPRESSE) — 12x

3 FLYS AUF DER SCHRÄGBANK — 25x
Diesen 3er–Satz 5x, nach jeder Wiederholung 1 Min. Pause

4 LANGHANTEL-CURL IM STEHEN — 8x

5 BIZEPS-CURL AM KABELZUG MIT SZ-STANGE — 12x

6 TRIZEPSDRÜCKEN ÜBER DEM KOPF AM KABELZUG — 25x
Diesen 3er-Satz 5x, nach jeder Wiederholung 1 Min. Pause

7 KURZHANTEL-KICKBACK pro Arm — 8x

8 BIZEPS-CURL MIT KURZHANTEL — 12x

9 EINARMIGES KURZHANTEL-DRÜCKEN pro Arm — 25x
Diesen 3er-Satz 5x, nach jeder Wiederholung 1 Min. Pause

TAG 2 *Quadrizeps, Hamstrings & Waden*

1 BEINSTRECKER — 8x

2 KNIEBEUGE — 12x

3 BEINPRESSE — 25x
Diesen 3er–Satz 5x, nach jeder Wiederholung 1 Min. Pause

4 ABDUKTION IM SITZEN (MASCHINE) — 8x

5 KREUZHEBEN MIT GESTRECKTEN BEINEN — 12x

6 BEINBEUGER IM SITZEN — 25x
Diesen 3er-Satz 5x, nach jeder Wiederholung 1 Min. Pause

7 BEINBEUGER IM LIEGEN — 8x

8 WADENHEBEN IM SITZEN — 12x

9 FROSCHSPRÜNGE — 25x
Diesen 3er-Satz 5x, nach jeder Wiederholung 1 Min. Pause

TAG 3 *Rücken & Schultern*

1 LANGHANTEL-RUDERN IM UNTERGRIFF — 8x

2 LATZIEHEN ZUR BRUST IM OBERGRIFF — 12x

3 HYPEREXTENSIONS — 25x
Diesen 3er–Satz 5x, nach jeder Wiederholung 1 Min. Pause

4 SEITHEBEN AN DER MASCHINE — 8x

5 LANGHANTEL-RUDERN AUFRECHT — 12x

6 LANGHANTEL-FRONTHEBEN IM UNTERGRIFF — 25x
Diesen 3er-Satz 5x, nach jeder Wiederholung 1 Min. Pause

7 KLIMMZÜGE — 8x

8 SEITHEBEN VORGEBEUGT — 12x

9 SCHULTERDRÜCKEN — 25x
Diesen 3er-Satz 5x, nach jeder Wiederholung 1 Min. Pause

Phase 3 Woche 9 bis 12
3 TAGE TRAINING

In Phase 3 trainieren wir hart mit Supersätzen. Jeder Supersatz besteht aus zwei Übungen mit je 6 Wiederholungen, so schwer wie möglich. Jeden Supersatz wiederholen wir 5-mal.

TAG 1 *Bizeps, Trizeps & Brust*

1	**DIPS** mit den Füßen auf einer Trainingsbank, 5 kg Hantelscheibe auf den Beinen	6x
2	**BANKDRÜCKEN** Diesen Supersatz 5x, nach jedem Satz 1 Min. Pause	6x
3	**BANKDRÜCKEN AUF DER FLACHBANK (MULTIPRESSE)**	6x
4	**LIEGESTÜTZE** Diesen Supersatz 5x, nach jedem Satz 1 Min. Pause	6x
5	**KURZHANTEL-CURL IM SITZEN**	6x
6	**KABEL-CURL** Diesen Supersatz 5x, nach jedem Satz 1 Min. Pause	6x
7	**TRIZEPSDRÜCKEN MIT KURZHANTEL ÜBER DEM KOPF**	6x
8	**TRIZEPSDRÜCKEN MIT V-STANGE** Diesen Supersatz 5x, nach jedem Satz 1 Min. Pause	6x

TAG 2 *Quadrizeps, Hamstrings & Waden*

1	**BEINPRESSE**	6x
2	**KNIEBEUGE AN DER MULTIPRESSE** Diesen Supersatz 5x, nach jedem Satz 1 Min. Pause	6x
3	**STEP-UPS (KASTEN ODER BANK)**	6x
4	**BEINSTRECKER** Diesen Supersatz 5x, nach jedem Satz 1 Min. Pause	6x
5	**BEINBEUGER IM LIEGEN**	6x
6	**AUSFALLSCHRITT** Diesen Supersatz 5x, nach jedem Satz 1 Min. Pause	6x
7	**BEINBEUGER IM SITZEN**	6x
8	**WADENHEBEN IM STEHEN** Diesen Supersatz 5x, nach jedem Satz 1 Min. Pause	6x

TAG 3 *Rücken & Schultern*

1	**LATZIEHEN ZUR BRUST IM UNTERGRIFF**	6x
2	**LANGHANTEL-RUDERN IM OBERGRIFF** Diesen Supersatz 5x, nach jedem Satz 1 Min. Pause	6x
3	**KABELZUG-RUDERN IM SITZEN**	6x
4	**EINARMIGES KURZHANTEL-RUDERN** Diesen Supersatz 5x, nach jedem Satz 1 Min. Pause	6x
5	**FRONTHEBEN MIT SZ-STANGE**	6x
6	**REVERSE FLY AM KABELZUG IM STEHEN** Diesen Supersatz 5x, nach jedem Satz 1 Min. Pause	6x
7	**KURZHANTEL-DRÜCKEN**	6x
8	**KLIMMZÜGE** Diesen Supersatz 5x, nach jedem Satz 1 Min. Pause	6x

Phase 1 Woche 1 bis 4
4 TAGE TRAINING

In Phase 1 gehen wir es mit 15 bis 18 Wiederholungen knackig an. Das bedeutet, dass es dir bei der 16. Wiederholung schon schwerfallen wird, die Übung zu Ende zu bringen.

TAG 1 *Bizeps & Brust*

1	**LANGHANTEL-DRÜCKEN AUF DER SCHRÄGBANK** 5 Sätze	15–18x
2	**BANKDRÜCKEN AN DER MASCHINE** 5 Sätze	15–18x
3	**KURZHANTEL-BANKDRÜCKEN AUF DER FLACHBANK** 5 Sätze	15–18x
4	**BUTTERLFY AM KABELZUG** 5 Sätze	15–18x
5	**ALTERNIERENDER KURZHANTEL-BIZEPS-CURL IM STEHEN** 5 Sätze	15–18x
6	**BIZEPS-CURL AM KABELZUG** 5 Sätze	15–18x

TAG 2 *Quadrizeps & Hamstrings*

1	**BEINSTRECKER** 5 Sätze	15–18x
2	**BEINPRESSE** 5 Sätze	15–18x
3	**AUSFALLSCHRITTE (LAUFEND)** 5 Sätze	15–18x
4	**BEINBEUGER IM LIEGEN** 5 Sätze	15–18x
5	**SUMO-KNIEBEUGE AN DER MULTIPRESSE** 5 Sätze	15–18x
6	**KREUZHEBEN MIT GESTRECKTEN BEINEN** 5 Sätze	15–18x

TAG 3 *Rücken & Schultern*

1	**FRONTDRÜCKEN AM KABELZUG MIT GESTRECKTEN ARMEN** 5 Sätze	15–18x
2	**LATZIEHEN BREITER GRIFF** 5 Sätze	15–18x
3	**LANGHANTEL-RUDERN IM UNTERGRIFF** 5 Sätze	15–18x
4	**KABELZUG-RUDERN IM SITZEN ENGER GRIFF** 5 Sätze	15–18x
5	**WADENHEBEN IM STEHEN** 5 Sätze	15–18x
6	**WADENHEBEN IM SITZEN** 5 Sätze	15–18x

TAG 4 *Deltamuskeln* & Trizeps*

1	**SEITHEBEN EINARMIG** (seitlich auf einer Flachbank liegend) 5 Sätze	15–18x
2	**BANKDRÜCKEN AN DER MASCHINE** 5 Sätze	15–18x
3	**FRONTHEBEN AM KABELZUG AM UNTEREN GRIFF** 5 Sätze	15–18x
4	**SEITHEBEN** 5 Sätze	15–18x
5	**LATZIEHEN IM UNTERGRIFF** 5 Sätze	15–18x
6	**TRIZEPSDRÜCKEN AM KABELZUG AM KABELZUG MIT V-STANGE** 5 Sätze	15–18x
7	**TRIZEPSDRÜCKEN AM KABELZUG** 5 Sätze	15–18x

* Der Deltamuskel liegt wie ein Paket über dem Schultergelenk, oberhalb von Trizeps und Bizeps und dient der Hebung und Drehung des Oberarms.

Phase 2 Woche 5 bis 8
4 TAGE TRAINING

In Phase 2 trainieren wir in Form des Zirkeltrainings, das heißt, drei Übungen bilden einen Satz und werden nacheinander ausgeführt. Die erste Übung wird 8-mal wiederholt, die zweite 12-mal und die letzte 25-mal. Danach wird eine Minute pausiert. Jeder 3er-Satz wird 5-mal wiederholt.

TAG 1 *Bizeps, Trizeps & Brust*

1. BUTTERLFY AM KABELZUG — 8x
2. BANKDRÜCKEN AN DER MASCHINE — 12x
3. FLYS AUF DER SCHRÄGBANK — Diesen 3er–Satz 5x, nach jeder Wiederholung 1 Min. Pause — 25x
4. BANKDRÜCKEN AUF DER SCHRÄGBANK (MULTIPRESSE) — 8x
5. LANGHANTEL-CURL IM STEHEN — 12x
6. BIZEPS-CURL AM KABELZUG MIT SZ-STANGE — Diesen 3er-Satz 5x, nach jeder Wiederholung 1 Min. Pause — 25x

TAG 2 *Quadrizeps & Hamstrings*

1. BEINPRESSE — 8x
2. KNIEBEUGE — 12x
3. BEINSTRECKER — Diesen 3er–Satz 5x, nach jeder Wiederholung 1 Min. Pause — 25x
4. KREUZHEBEN MIT GESTRECKTEN BEINEN — 8x
5. BEINBEUGER IM SITZEN — 12x
6. BEINBEUGER IM LIEGEN — Diesen 3er-Satz 5x, nach jeder Wiederholung 1 Min. Pause — 25x

TAG 3 *Rücken*

1. FRONTDRÜCKEN AM KABELZUG MIT GESTRECKTEN ARMEN — 8x
2. LANGHANTEL-RUDERN IM UNTERGRIFF — 12x
3. LATZIEHEN IM OBERGRIFF – LATZIEHEN ZUR BRUST NACH HINTEN GEBEUGT — Diesen 3er-Satz 5x, nach jeder Wiederholung 1 Min. Pause — 25x
4. HYPEREXTENSIONS — 8x
5. WADENHEBEN IM STEHEN — 12x
6. WADENHEBEN IM SITZEN — Diesen 3er-Satz 5x, nach jeder Wiederholung 1 Min. Pause — 25x

TAG 4 *Deltamuskel & Trizeps*

1. SEITHEBEN — 8x
2. SEITHEBEN AN DER MASCHINE — 12x
3. LANGHANTEL-RUDERN AUFRECHT — Diesen 3er-Satz 5x, nach jeder Wiederholung 1 Min. Pause — 25x
4. KURZHANTEL-KICKBACK — 8x
5. TRIZEPSDRÜCKEN ÜBER DEM KOPF AM KABELZUG — 12x
6. LANGHANTEL-FRONTHEBEN IM UNTERGRIFF — Diesen 3er-Satz 5x, nach jeder Wiederholung 1 Min. Pause — 25x

Phase 3 Woche 9 bis 12
4 TAGE TRAINING

In Phase 3 trainieren wir mit harten Supersätzen.

TAG 1 *Brust*

1	**FLYS AUF DER SCHRÄGBANK**	6x
2	**BANKDRÜCKEN** Diesen Supersatz 5x, nach jedem Satz 1 Min. Pause	6x
3	**BANKDRÜCKEN AUF DER FLACHBANK (MULTIPRESSE)**	6x
4	**LIEGESTÜTZE** Diesen Supersatz 5x, nach jedem Satz 1 Min. Pause	6x
5	**KURZHANTEL-BIZEPS-CURL IM SITZEN**	6x
6	**BIZEPS-CURL AM KABELZUG** Diesen Supersatz 5x, nach jedem Satz 1 Min. Pause	6x
7	**SCOTT-CURL**	6x
8	**LIEGESTÜTZE** Diesen Supersatz 5x, nach jedem Satz 1 Min. Pause	6x

TAG 2 *Quadrizeps*

1	**BEINPRESSE MIT EINEM BEIN**	6x
2	**KNIEBEUGE** Diesen Supersatz 5x, nach jedem Satz 1 Min. Pause	6x
3	**AUFSTEIGER (KASTEN ODER BANK)**	6x
4	**BEINSTRECKER** Diesen Supersatz 5x, nach jedem Satz 1 Min. Pause	6x
5	**BEINBEUGER IM LIEGEN**	6x
6	**SUMO-KNIEBEUGE MIT KURZHANTEL** Diesen Supersatz 5x, nach jedem Satz 1 Min. Pause	6x
7	**AUSFALLSCHRITT**	6x
8	**FROSCHSPRÜNGE** Diesen Supersatz 5x, nach jedem Satz 1 Min. Pause	6x

TAG 3 *Rücken*

1	**LATZIEHEN ZUR BRUST IM UNTERGRIFF**	6x
2	**LANGHANTEL-RUDERN IM OBERGRIFF MIT WEITEM GRIFF** Diesen Supersatz 5x, nach jedem Satz 1 Min. Pause	6x
3	**KABELZUG-RUDERN IM SITZEN**	6x
4	**EINARMIGES KURZHANTEL-RUDERN** Diesen Supersatz 5x, nach jedem Satz 1 Min. Pause	6x
5	**KURZHANTEL-ÜBERZÜGE**	6x
6	**WADENHEBEN IM STEHEN** Diesen Supersatz 5x, nach jedem Satz 1 Min. Pause	6x
7	**WADENHEBEN IM SITZEN**	6x
8	**TRIZEPS-DRÜCKEN AM KABELZUG MIT GERADER STANGE** 3x 10 Min., 2 Drop-Sätze	6x

TAG 4 *Deltamuskeln*

1	**SEITHEBEN**	6x
2	**FRONTHEBEN MIT SZ-STANGE** Diesen Supersatz 5x, nach jedem Satz 1 Min. Pause	6x
3	**REVERSE FLY AM KABELZUG IM STEHEN**	6x
4	**KURZHANTEL-DRÜCKEN** Diesen Supersatz 5x, nach jedem Satz 1 Min. Pause	6x
5	**TRIZEPSDRÜCKEN MIT KURZHANTEL ÜBER DEM KOPF**	6x
6	**LATZIEHEN IM UNTERGRIFF** Diesen Supersatz 5x, nach jedem Satz 1 Min. Pause	6x
7	**TRIZEPSDRÜCKEN AM KABELZUG MIT V-STANGE**	6x
8	**SCHULTERDRÜCKEN** Diesen Supersatz 5x, nach jedem Satz 1 Min. Pause	6x

Phase 1 Woche 1 bis 4
5 TAGE TRAINING

In Phase 1 gehen wir es mit 15 bis 18 Wiederholungen knackig an. Das bedeutet, dass es dir bei der 16. Wiederholung schon schwerfallen wird, die Übung zu Ende zu bringen.

TAG 1 *Bizeps & Po*

1	**BIZEPS-CURL AM KABELZUG** 5 Sätze	15–18x
2	**KURZHANTEL-BIZEPS-CURL** 5 Sätze	15–18x
3	**SCOTT-CURL MIT LANGHANTEL** 5 Sätze	15–18x
4	**LIEGESTÜTZE** 5 Sätze	15–18x
5	**FROSCHSPRÜNGE** 5 Sätze	15–18x
6	**WANDSITZEN** 5 Sätze	15–18x
7	**ESELSTRITTE AN DER MULTIPRESSE** 5 Sätze	15–18x
8	**SUMO-KNIEBEUGE AN DER MULTIPRESSE** 5 Sätze	15–18x
9	**BEINPRESSE AN DER MULTIPRESSE** 5 Sätze	15–18x
10	**AUSFALLSCHRITT (LAUFEND)** 5 Sätze	15–18x
11	**BEINBEUGER IM LIEGEN** 5 Sätze	15–18x

TAG 2 *Trizeps & Brust*

1	**LANGHANTEL-DRÜCKEN AUF DER SCHRÄGBANK** 5 Sätze	15–18x
2	**KURZHANTEL-BANKDRÜCKEN AUF DER FLACHBANK** 5 Sätze	15–18x
3	**BANKDRÜCKEN AUF DER SCHRÄGBANK (MULTIPRESSE)** 5 Sätze	15–18x
4	**BUTTERLFY AM KABELZUG** (Hände etwa auf Höhe Oberkante Brust) 5 Sätze	15–18x
5	**DIPS** 5 Sätze	15–18x
6	**LANGHANTEL-ÜBERZÜGE** 5 Sätze	15–18x
7	**TRIZEPSDRÜCKEN AM KABELZUG** 5 Sätze	15–18x
8	**KURZHANTEL-KICKBACK** 5 Sätze	15–18x

TAG 3 *Beine*

#	Übung	Wdh.
1	**KNIEBEUGE** 5 Sätze	15–18x
2	**BEINPRESSE** 5 Sätze	15–18x
3	**KNIEBEUGE AUF EINEM BEIN** 5 Sätze	15–18x
4	**WANDSITZEN** 3x 45 Sek.	
5	**KREUZHEBEN MIT GESTRECKTEN BEINEN** 5 Sätze	15–18x
6	**WADENHEBEN IM STEHEN AN DER MULTIPRESSE** 5 Sätze	15–18x
7	**BEINBEUGER IM LIEGEN** 5 Sätze	15–18x
8	**BEINSTRECKER** 5 Sätze	15–18x

TAG 4 *Rücken*

#	Übung	Wdh.
1	**KLIMMZÜGE** 5 Sätze	15–18x
2	**FRONTDRÜCKEN MIT GESTRECKTEN ARMEN** 5 Sätze	15–18x
3	**LATZIEHEN BREITER GRIFF** 5 Sätze	15–18x
4	**LANGHANTEL-RUDERN IM UNTERGRIFF** 5 Sätze	15–18x
5	**KABELZUG-RUDERN IM SITZEN ENGER GRIFF** 5 Sätze	15–18x
6	**PARTIELLES KREUZHEBEN** 5 Sätze	15–18x
7	**LAUFBAND:** 20 Min. Bergauflaufen (13 %, Geschwindigkeit 6 km/h)	

TAG 5 *Schultern*

1	**SCHULTERDRÜCKEN** 5 Sätze	15–18x
2	**ARNOLD PRESS (KURZHANTEL-DRÜCKEN)** 5 Sätze	15–18x
3	**FRONTHEBEN** (beide Arme gleichzeitig) 5 Sätze	15–18x
4	**SEITHEBEN** 5 Sätze	15–18x
5	**LANGHANTEL-RUDERN AUFRECHT** 5 Sätze	15–18x
6	**LAUFBAND:** 20 Min. Gehen, Trittfrequenz (90–110 U./Min.)	15–18x

Phase 2 Woche 5 bis 8
5 TAGE TRAINING

In Phase 2 trainieren wir in Form des Zirkeltrainings, das heißt, drei Übungen bilden einen Satz und werden nacheinander ausgeführt. Die erste Übung wird 8-mal wiederholt, die zweite 12-mal und die letzte 25-mal. Danach wird eine Minute pausiert. Jeder 3er-Satz wird 5-mal wiederholt.

TAG 1 *Bizeps & Po*

1. **KURZHANTEL-BIZEPS-CURL IM STEHEN** — 8x
2. **KURZHANTEL-HAMMER-CURL** — 12x
3. **BIZEPS-CURL AM KABELZUG** Diesen 3er–Satz 5x, nach jeder Wiederholung 1 Min. Pause — 25x
4. **HIP THRUSTS** — 8x
5. **SUMO-KNIEBEUGE MIT KETTLEBELL** — 12x
6. **BEINBEUGER IM LIEGEN MIT GYMNASTIKBALL** Diesen 3er–Satz 5x, nach jeder Wiederholung 1 Min. Pause — 25x

TAG 2 *Trizeps & Brust*

1. **KURZHANTEL-KICKBACK** pro Arm — 8x
2. **TRIZEPS-DIPS** (Füße auf einer Flachbank) — 12x
3. **TRIZEPSDRÜCKEN AM KABELZUG** Diesen 3er–Satz 5x, nach jeder Wiederholung 1 Min. Pause — 25x
4. **FLYS AUF DER SCHRÄGBANK** — 8x
5. **BUTTERFLY AM KABELZUG** — 12x
6. **BANKDRÜCKEN AN DER MASCHINE** Diesen 3er–Satz 5x, nach jeder Wiederholung 1 Min. Pause — 25x

TAG 3 *Beine*

1. **KNIEBEUGE** — 8x
2. **FROSCHSPRÜNGE** — 12x
3. **AUSFALLSCHRITT (LAUFEND)** pro Bein Diesen 3er–Satz 5x, nach jeder Wiederholung 1 Min. Pause — 25x
4. **BEINBEUGER IM LIEGEN EINBEINIG** pro Bein — 8x
5. **BEINPRESSE MIT EINEM BEIN** pro Bein (Füße oben auf der Platte) — 12x
6. **BEINSTRECKER** Diesen 3er–Satz 5x, nach jeder Wiederholung 1 Min. Pause — 25x
7. **WADENHEBEN IM STEHEN** 3 Sätze à 30x — 30x
8. **LAUFBAND ANLAUFEN:** 10 x 10 Sek. Achtung: Das Laufband steht still, du läufst es jedes Mal an. Nach 10 Sek. machst du 10 Sek. Pause und fängst von vorn an.

TAG 4 *Rücken*

1	**KLIMMZÜGE**	8x
2	**EINARMIGES KURZHANTEL-RUDERN**	12x
3	**FRONTDRÜCKEN AM KABELZUG MIT GESTRECKTEN ARMEN** Diesen 3er–Satz 5x, nach jeder Wiederholung 1 Min. Pause	25x
4	**GOOD MORNINGS MIT LANGHANTEL**	8x
5	**HYPEREXTENSIONS** (eventuell mit 5- oder 10-kg-Scheibe)	12x
6	**KABELZUG-RUDERN IM SITZEN** Diesen 3er–Satz 5x, nach jeder Wiederholung 1 Min. Pause	25x
7	**LAUFBAND:** 15 Min. Gehen, Trittfrequenz (90–110 U./Min.)	

TAG 5 *Schultern*

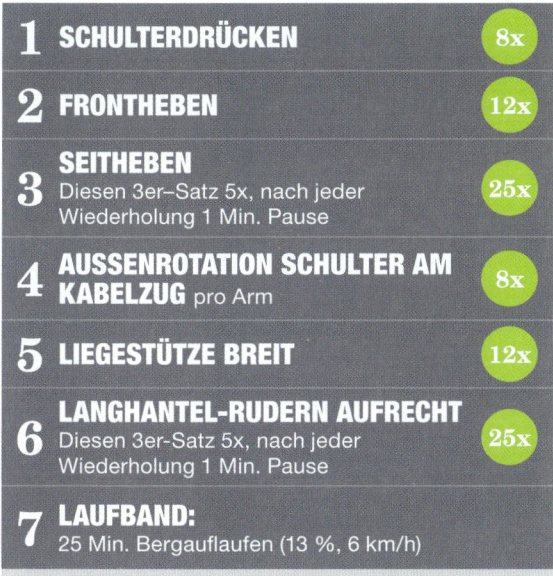

1	**SCHULTERDRÜCKEN**	8x
2	**FRONTHEBEN**	12x
3	**SEITHEBEN** Diesen 3er–Satz 5x, nach jeder Wiederholung 1 Min. Pause	25x
4	**AUSSENROTATION SCHULTER AM KABELZUG** pro Arm	8x
5	**LIEGESTÜTZE BREIT**	12x
6	**LANGHANTEL-RUDERN AUFRECHT** Diesen 3er-Satz 5x, nach jeder Wiederholung 1 Min. Pause	25x
7	**LAUFBAND:** 25 Min. Bergauflaufen (13 %, 6 km/h)	

Phase 3 Woche 9 bis 12
5 TAGE TRAINING

Supersätze: 2 Übungen mit je 6 Wiederholungen, so schwer wie möglich.

TAG 1 *Bizeps & Beine*

1	**LANGHANTEL-BIZEPS-CURL IM STEHEN**	6x
2	**KURZHANTEL-HAMMER-CURL** Diesen Supersatz 5x, nach jedem Satz 1 Min. Pause	6x
3	**KURZHANTEL-BIZEPS-CURL IM LIEGEN**	6x
4	**KURZHANTEL-BIZEPS-CURL IM SITZEN** Diesen Supersatz 5x, nach jedem Satz 1 Min. Pause	6x
5	**HIP THRUSTS**	6x
6	**SUMO-KNIEBEUGE MIT KETTLEBELL** Diesen Supersatz 5x, nach jedem Satz 1 Min. Pause	6x
7	**ESELSTRITTE AN DER MULTI-PRESSE** pro Bein	6x
8	**BEINPRESSE AN DER MULTIPRESSE** Diesen Supersatz 5x, nach jedem Satz 1 Min. Pause	6x

TAG 2 *Trizeps & Po*

1	**DIPS** Füße auf einer Flachbank und eine Scheibe von min. 5 kg auf den Beinen	6x
2	**TRIZEPSDRÜCKEN AM KABELZUG MIT V-STANGE** Diesen Supersatz 5x, nach jedem Satz 1 Min. Pause	6x
3	**TRIZEPSDRÜCKEN ÜBER DEM KOPF AM KABELZUG**	6x
4	**KURZHANTEL-KICKBACK** Diesen Supersatz 5x, nach jedem Satz 1 Min. Pause	6x
5	**BRUSTPRESSE AUF DER SCHRÄGBANK (MASCHINE)**	6x
6	**FLYS AUF DER SCHRÄGBANK** Diesen Supersatz 5x, nach jedem Satz 1 Min. Pause	6x
7	**BANKDRÜCKEN AUF DER FLACHBANK (MASCHINE)**	6x
8	**LIEGESTÜTZE** Diesen Supersatz 5x, nach jedem Satz 1 Min. Pause	6x

TAG 3 *Beine*

1	**KNIEBEUGE MIT LANGHANTEL AUF DER BRUST**	6x
2	**FROSCHSPRÜNGE** pro Bein Diesen Supersatz 5x, nach jedem Satz 1 Min. Pause	6x
3	**BEINBEUGER IM LIEGEN**	6x
4	**BEINSTRECKER** Diesen Supersatz 5x, nach jedem Satz 1 Min. Pause	6x
5	**EINBEINIGE KNIEBEUGE** (Fuß auf einer Flachbank)	6x
6	**KREUZHEBEN MIT GESTRECKTEN BEINEN** Diesen Supersatz 5x, nach jedem Satz 1 Min. Pause	6x
7	**AUSFALLSCHRITT (LAUFEND)** pro Bein	6x
8	**STEP-UP (KASTEN ODER BANK)** pro Bein Diesen Supersatz 5x, nach jedem Satz 1 Min. Pause	6x

TAG 4 *Rücken*

1	**KLIMMZÜGE**	**6x**
2	**LATZIEHEN BREITER GRIFF** Diesen Supersatz 5x, nach jedem Satz 1 Min. Pause	**6x**
3	**HYPEREXTENSIONS**	**6x**
4	**KURZHANTEL-RUDERN EINARMIG** pro Arm Diesen Supersatz 5x, nach jedem Satz 1 Min. Pause	**6x**
5	**KABELZUG-RUDERN IM SITZEN**	**6x**
6	**LANGHANTEL-ÜBERZÜGE** Diesen Supersatz 5x, nach jedem Satz 1 Min. Pause	**6x**
7	**LAUFBAND:** 20 Min. Gehen, Trittfrequenz (80–110 U./Min.)	

TAG 5 *Schultern & Trizeps*

1	**SCHULTERDRÜCKEN**	**6x**
2	**LANGHANTEL-RUDERN AUFRECHT** Diesen Supersatz 5x, nach jedem Satz 1 Min. Pause	**6x**
3	**SEITHEBEN**	**6x**
4	**FRONTHEBEN** Diesen Supersatz 5x, nach jedem Satz 1 Min. Pause	**6x**
5	**REVERSE FLY AM KABELZUG IM STEHEN**	**6x**
6	**LIEGESTÜTZE** Diesen Supersatz 5x, nach jedem Satz 1 Min. Pause	**6x**
7	**LAUFBAND:** 25 Min. Bergauflaufen (13 %, 6 km/h)	

WESLEY VAN STAVEREN

Die Sport-Diät (S. 92–97) und die Trainingspläne fürs Fitnessstudio (S. 136–149) wurden von Wesley van Staveren zusammengestellt. Wesley ist Trainer, Mentaltrainer und Ernährungswissenschaftler. Er arbeitet mit mir an meinem niederländischen Onlineprogramm MyKillerbodyMotivation (#MKBM) unter anderem bei der Trainingsausführung und bei den Informationen und Tipps zu Ernährung und Nahrungsergänzungsmitteln. Wesley ist im klassischen Bodybuilding aktiv. Er ist dreifacher Europameister, mehrfacher Landesmeister und hat einen Weltmeistertitel, darüber hinaus hat er verschiedene Grands Prix gewonnen. Wesley betreut diverse Athleten und Sportler verschiedener Sportverbände und in verschiedenen Klassen. Aufgrund seiner jahrelangen Erfahrung in den Bereichen Ernährung, Nahrungsergänzung und Training ist er der ideale Coach für alle möglichen Ernährungs- und Trainingsmethoden.

V

REZEPTE

Frühstück
Salate
Snack
Suppen
Abendessen
Smoothies

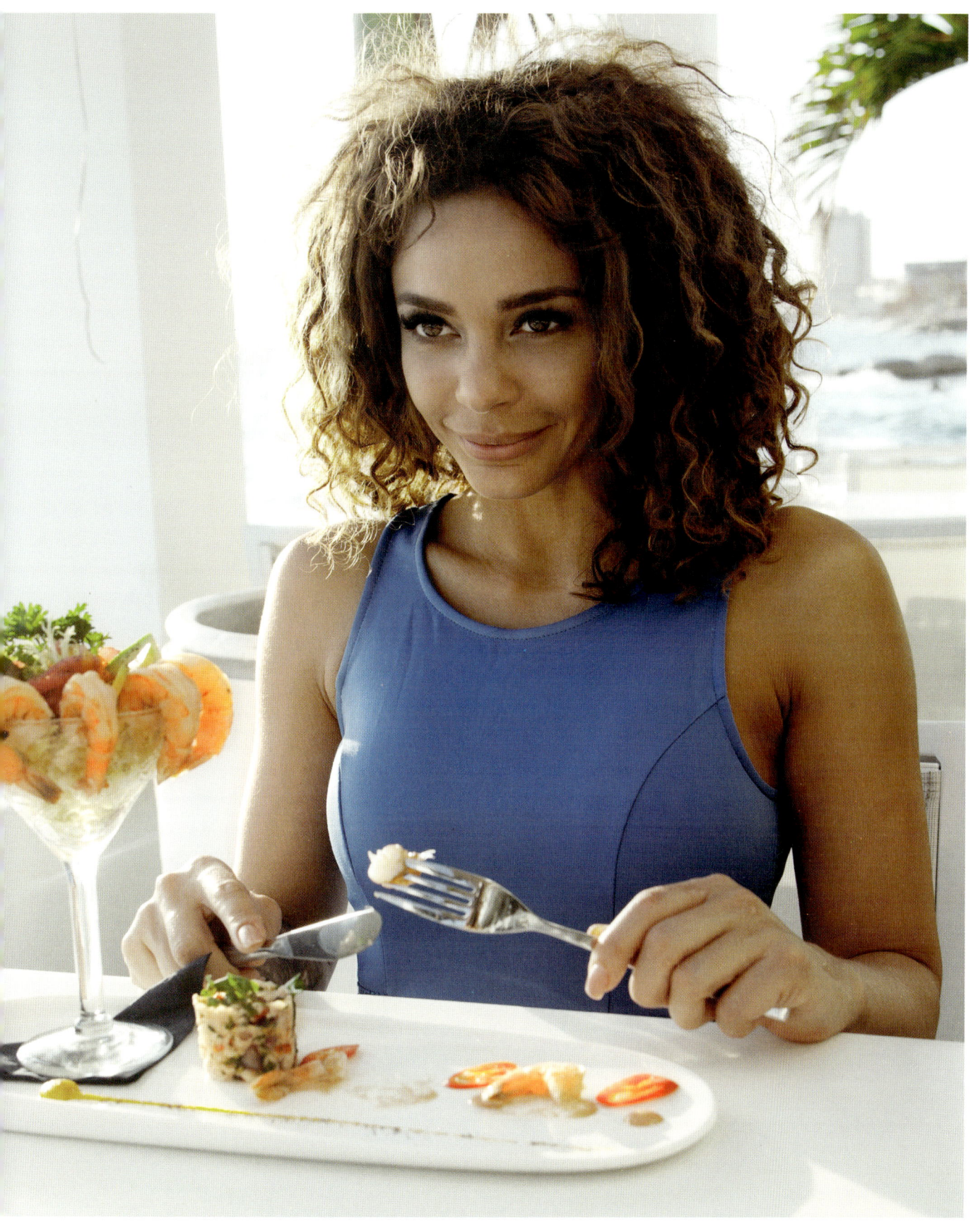

Frühstück

OVERNIGHT OATS

KALORIEN	FETT	KH	EIWEISS
317,1 kcal	7,53 g	47,7 g	10,88 g

ZUTATEN
für 1 Portion

40 g Haferflocken, kernig

100 ml Mandelmilch

Saft von ½ Zitrone

frisches Obst nach Wahl

ZUBEREITUNG

1 Haferflocken in eine Schale oder ein Einmachglas geben.

2 Mandelmilch hinzugießen und kurz umrühren.

3 Zum Einweichen zudecken und über Nacht in den Kühlschrank stellen.

4 Zitronensaft zufügen und gut umrühren.

5 Mit Blaubeeren oder anderem Obst servieren.

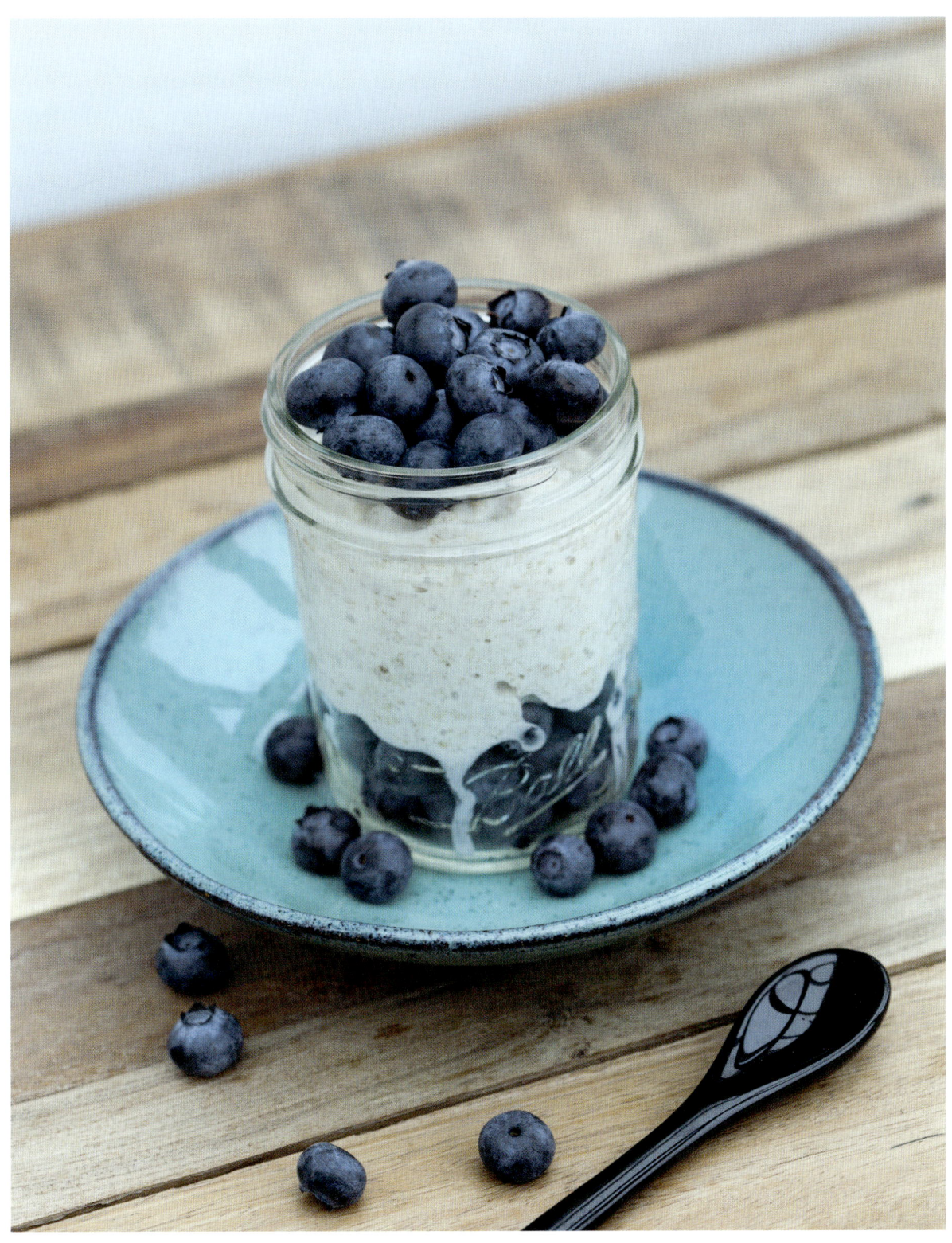

Frühstück

PROTEIN-PFANNKUCHEN

KALORIEN	FETT	KH	EIWEISS
431 kcal	15,55 g	34,95 g	38,54 g

ZUTATEN
für 1 Portion

3 Eier

30 g Haferflocken, zart

½ Banane

1 EL Proteinpulver mit Vanillegeschmack

1 TL Kokosöl

ZUBEREITUNG

1 Zwei Eier trennen und das Eiweiß auffangen.

2 Eiweiß und das dritte Ei in einer Schale mischen.

3 Haferflocken, Banane und Proteinpulver zufügen.

4 Alles pürieren und gut vermengen, anschließend mit Kokosöl einen Pfannkuchen backen.

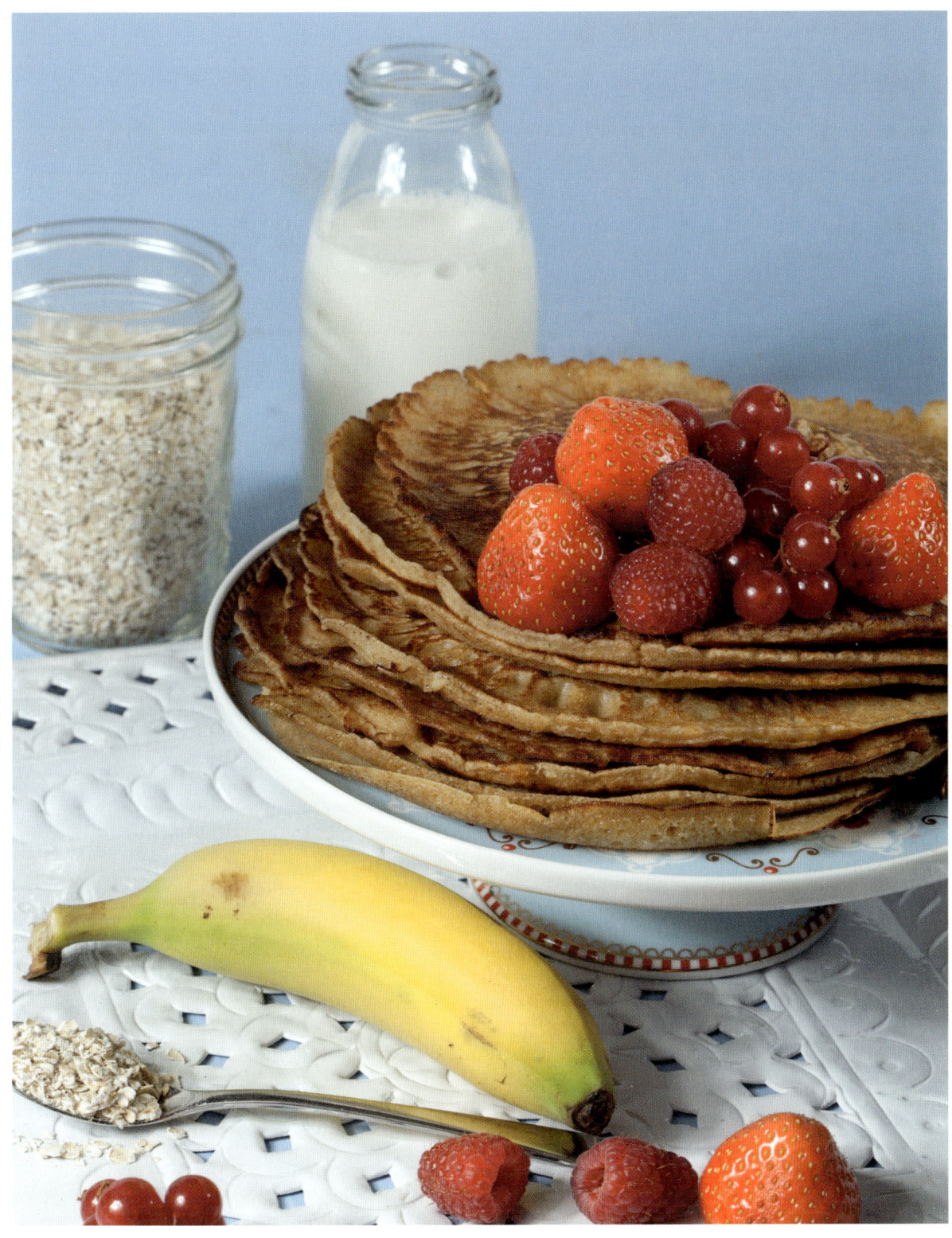

Salat
THUNFISCHSALAT

KALORIEN	FETT	KH	EIWEISS
129 kcal	4,1 g	4,64 g	15,92 g

ZUTATEN
für 2 Portionen

1 Handvoll Cherrytomaten

1 Handvoll Radieschen

½ Salatgurke

150 g Salat nach Wahl

100 g gekochte grüne Bohnen

10–15 schwarze Oliven

1 kleine Dose Thunfisch (in eigenem Saft)

Salz und Pfeffer

ZUBEREITUNG

1 Tomaten, Radieschen und Gurke in kleine Stücke schneiden und mit dem geputzten Salat mischen.

2 Mit den Bohnen und Oliven garnieren.

3 Thunfisch darüber verteilen und mit Salz und Pfeffer abschmecken.

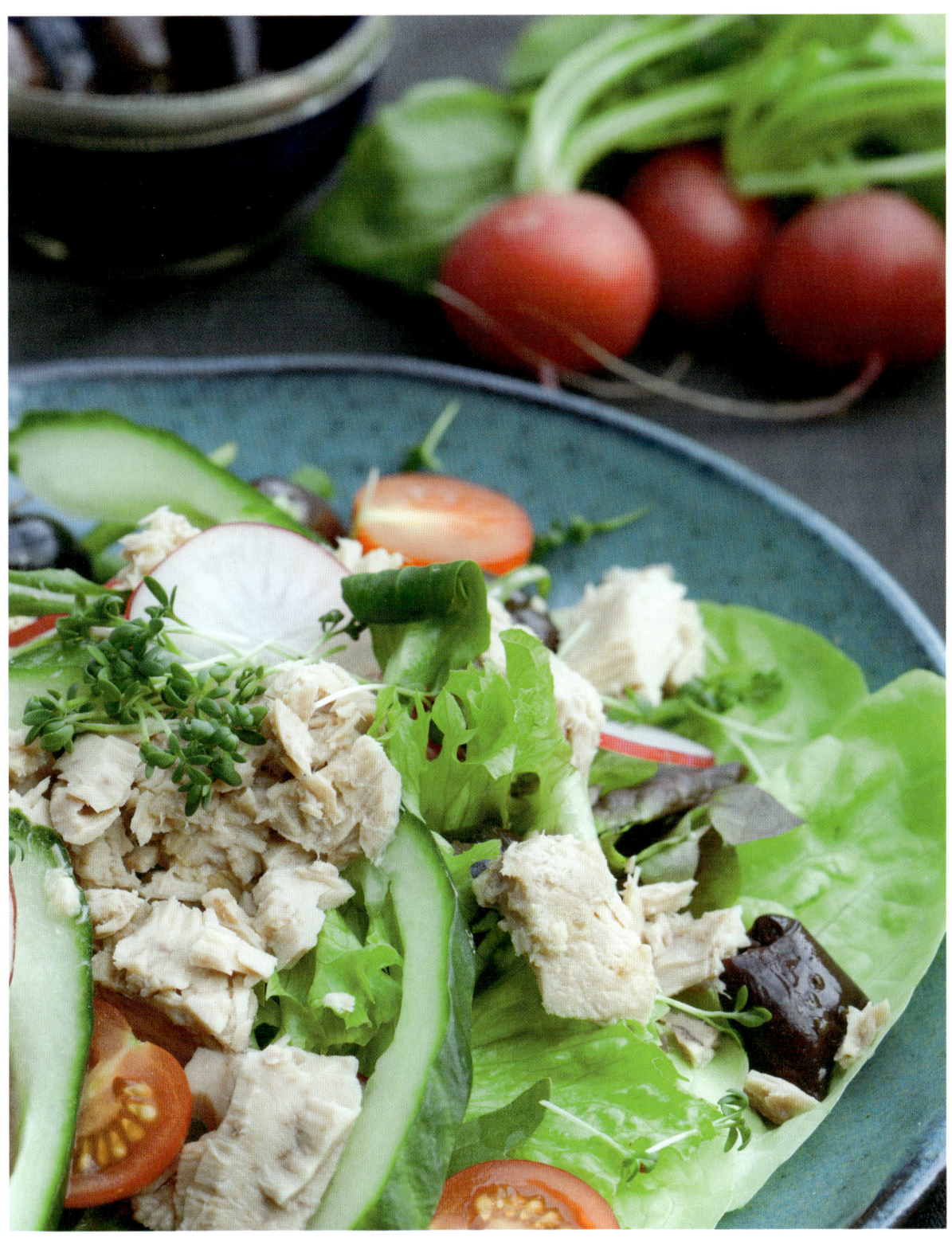

Salat
HÜHNCHENSALAT

KALORIEN	FETT	KH	EIWEISS
403,25 kcal	21,09 g	6,65 g	43,21 g

ZUTATEN
für 2 Portionen

200 g Feldsalat

1 Avocado

2 Cherrytomaten

½ Salatgurke

250 g Hühnchenbrust

100 g Champignons

Salz und Pfeffer

ZUBEREITUNG

1 Feldsalat auf zwei Tellern verteilen.

2 Avocado und Tomaten in Stücke schneiden und auf dem Salat verteilen.

3 Hühnerbrust goldbraun grillen.

4 Währenddessen Champignons anbraten.

5 Hühnchen und Pilze ebenfalls auf dem Salat verteilen.

6 Mit Salz und Pfeffer abschmecken.

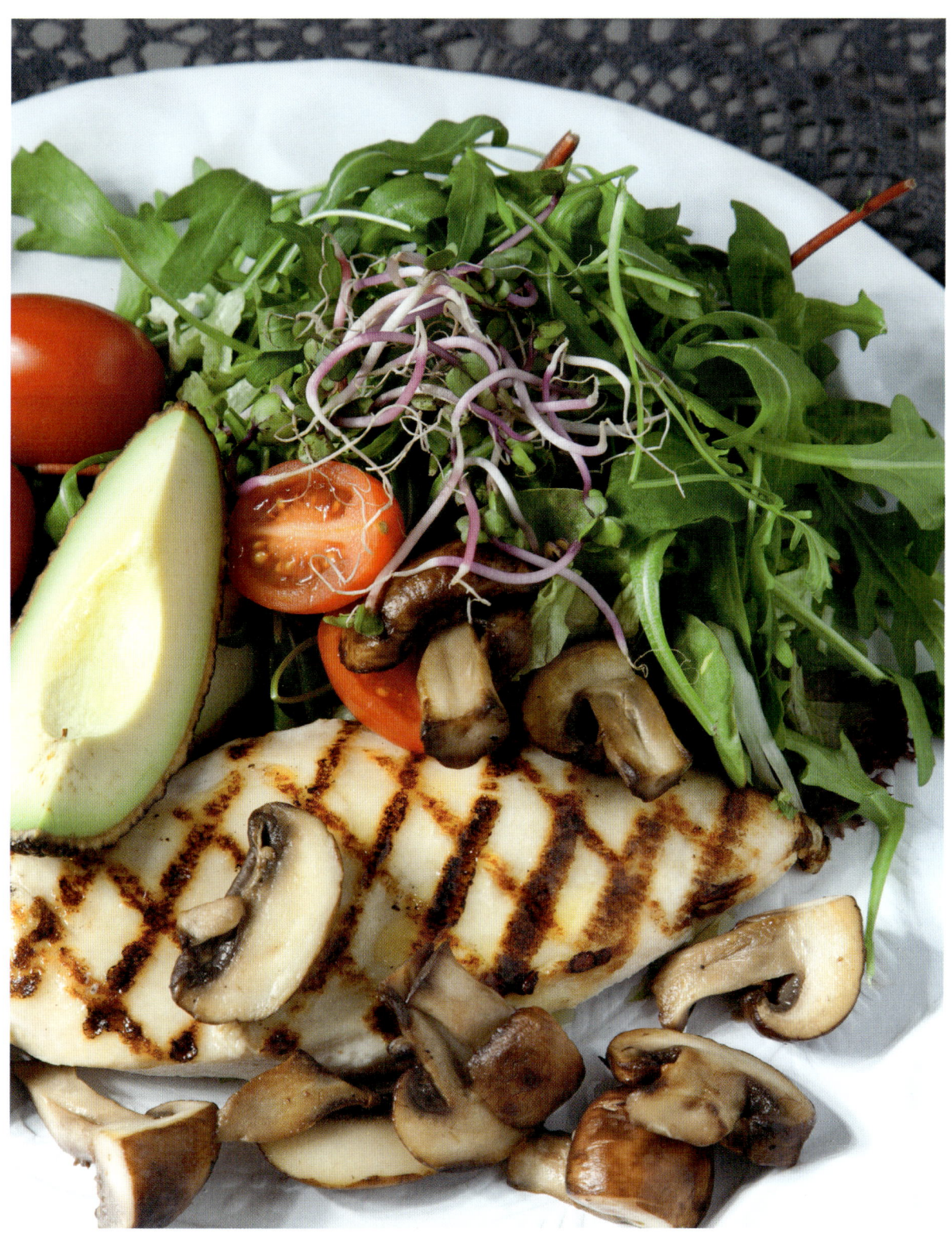

Salat

VEGETARISCHER SALAT MIT EI

KALORIEN	FETT	KH	EIWEISS
304,7 kcal	17,16 g	17,96 g	15,23 g

ZUTATEN
für 2 Personen

200 g gemischter Salat

2 gekochte Eier

100 g Mais

100 g Kichererbsen

1 Paprika

1 EL Olivenöl

1 kleine Handvoll Walnüsse

Salz und Pfeffer

ZUBEREITUNG

1 Gemischten Salat auf zwei Teller verteilen.

2 Restliche Zutaten nach Bedarf klein schneiden, Nüsse in kleine Stücke hacken und alles auf dem Salat verteilen.

3 Mit Salz und Pfeffer abschmecken.

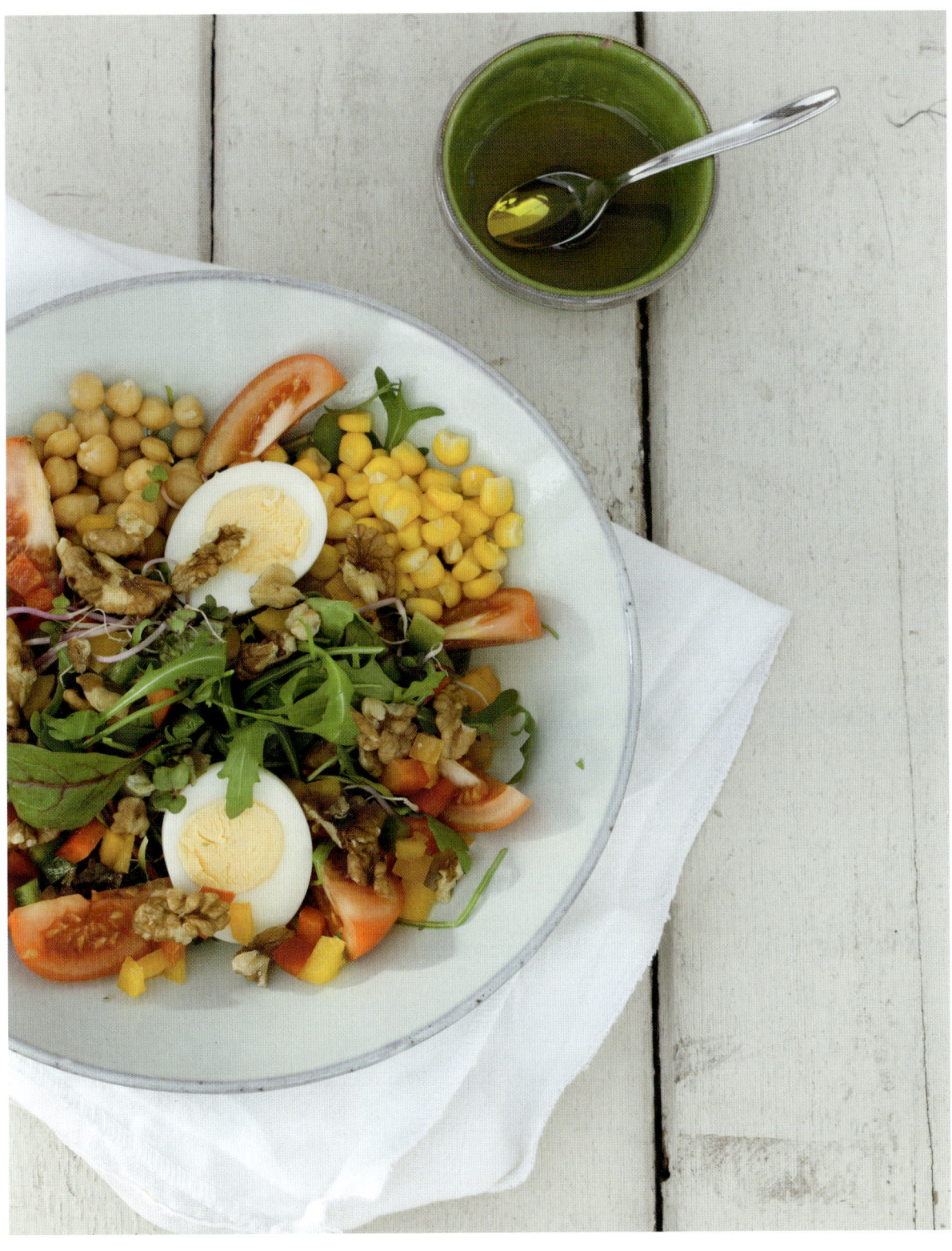

Snack

SCHOKO-VANILLE-PROTEIN-BÄLLCHEN

FÜR NACH DER 12-WOCHEN-DIÄT

KALORIEN	FETT	KH	EIWEISS
137,72 kcal	11,21 g	11,99 g	5,06 g

ZUTATEN
für ca. 19 Bällchen

200 g Datteln, ohne Kern

50 g Rosinen

50 g Pistazien (geschält)

50 g Kürbiskerne

150 g Mandeln

50 g Kokosöl (geschmolzen)

1 EL Kakaopulver, entölt

1 TL Bourbon-Vanillepulver

1 Messlöffel Proteinpulver mit Vanillegeschmack

1 Prise Salz

ZUBEREITUNG

1 Alle Zutaten in der Küchenmaschine zerkleinern und zu einer gleichmäßigen Masse verkneten.

2 Zwei bis drei Zentimeter große Bällchen formen. Sie sind zum sofortigen Verzehr geeignet, du kannst sie aber auch im Kühlschrank kühl stellen, so dass sie fester werden.

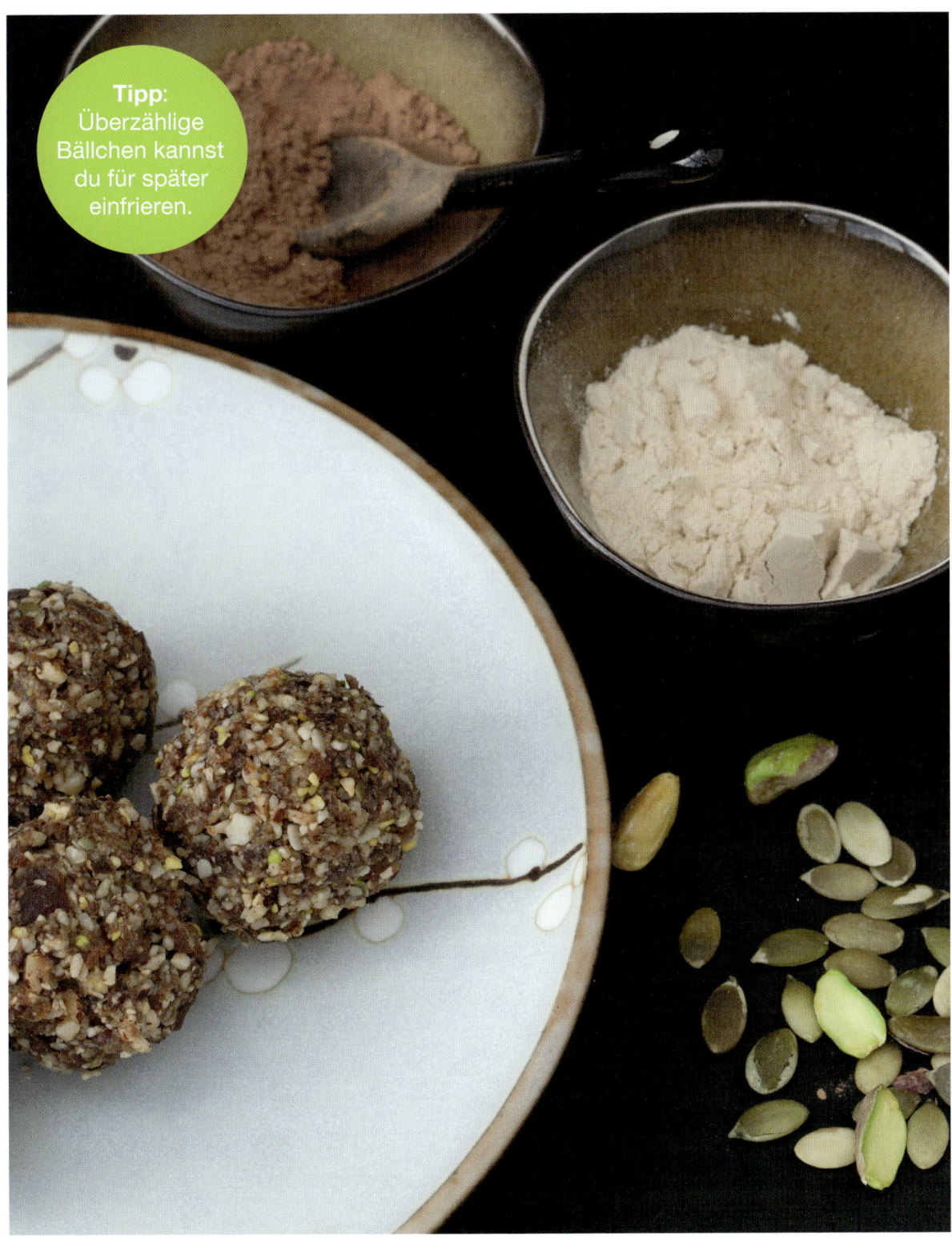

Tipp: Überzählige Bällchen kannst du für später einfrieren.

Suppen
KÜRBIS-SÜSSKARTOFFEL-SUPPE

KALORIEN	FETT	KH	EIWEISS
303,9 kcal	11,40 g	42,95 g	4,03 g

(pro Person als Hauptmahlzeit)

ZUTATEN
für 4 Portionen

1 kleiner Kürbis

2 Süßkartoffeln

1 Knoblauchzehe

1 rote Zwiebel

1 EL Kokosöl

½ Chilischote, rot

2 Zweige Koriander

1 Liter Gemüsebrühe

Salz

ZUBEREITUNG

1 Kürbis halbieren, Kerne entfernen und in Stücke schneiden. Süßkartoffeln schälen und ebenfalls in Stücke schneiden.

2 Knoblauch und Zwiebel zerkleinern und in einen Suppentopf mit Kokosöl anbraten.

3 Süßkartoffel- und Kürbisstücke zusammen mit zerkleinerter Chilischote und Koriander dazugeben und 5 Minuten mitbraten.

4 Gemüsebrühe angießen und langsam zum Kochen bringen. 25 Minuten köcheln lassen, bis die Süßkartoffeln schön weich sind.

5 Korianderzweige entfernen.

6 Suppe pürieren und mit Salz abschmecken.

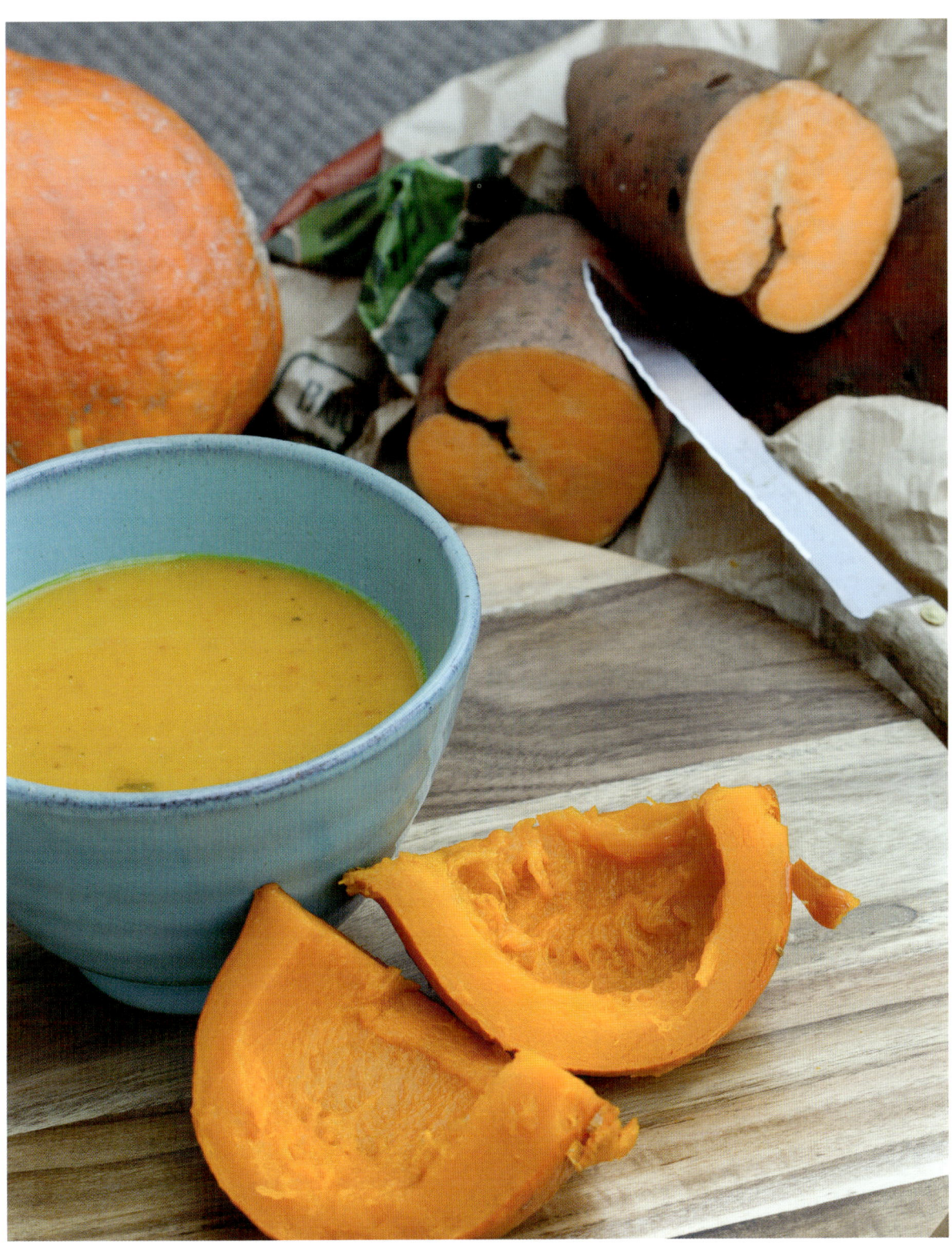

Suppen
GRÜNE SUPPE

KALORIEN	FETT	KH	EIWEISS
128,46 kcal	6,12 g	8,04 g	7,82 g

ZUTATEN
für 4 Portionen

2 Brokkoli

2 Zucchini

1 l Bouillon

Salz und Pfeffer

1 EL Kokosöl

200 g Pilze nach Wahl

ZUBEREITUNG

1 Brokkoli in Röschen zerteilen, Zucchini in Scheiben schneiden. Bissfest kochen und einen kleinen Teil der Kochflüssigkeit im Topf lassen.

2 In der Küchenmaschine zu einer sämigen Masse verarbeiten.

3 Danach wieder in den Suppentopf geben und heiße Bouillon angießen.

4 Einige Minuten ziehen lassen und mit Salz und Pfeffer abschmecken. Du kannst die Konsistenz der Suppe selbst bestimmen, indem du mehr oder weniger Bouillon zufügst.

5 In der Zwischenzeit Pilze im Kokosöl anbraten.

6 Suppe in tiefe Teller geben und mit gebratenen Pilzen garnieren.

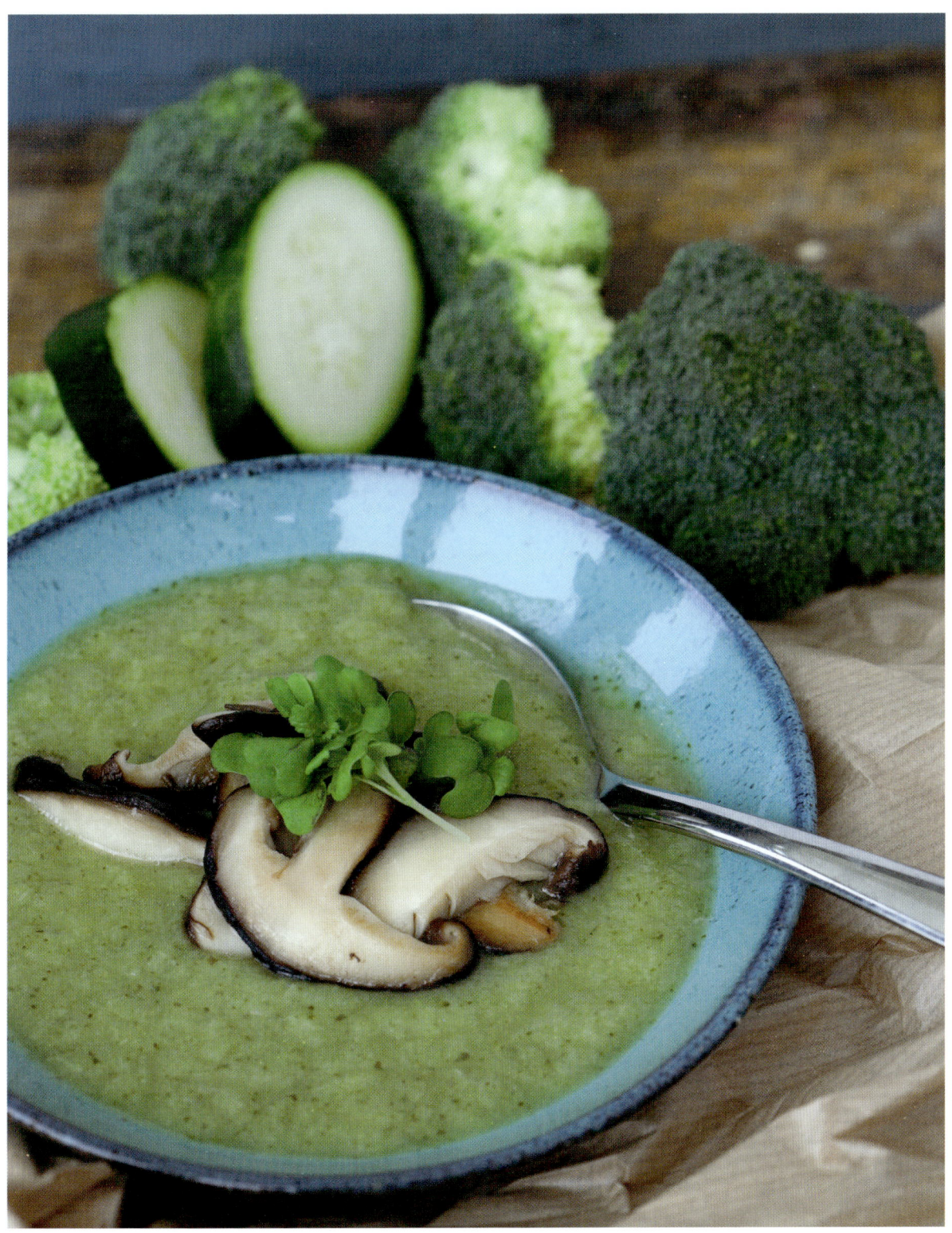

Abendessen
VEGETARISCHE LASAGNE

ALS ABENDESSEN NACH DER 12-WOCHEN-ABNEHM-DIÄT

KALORIEN	FETT	KH	EIWEISS
388,47 kcal	23,07 g	15,64 g	27,85 g

ZUTATEN
für 2 Portionen

- 1 Zucchini
- 1 Aubergine
- 1 rote Paprika
- 1 Zwiebel
- Olivenöl
- 2 Tomaten
- 2 Kugeln Mozzarella
- Tomatensoße
- italienische Kräuter
- Salz und Pfeffer

ZUBEREITUNG

1 Zucchini, Aubergine, Paprika und Zwiebel in Scheiben schneiden und in einer Grillpfanne braten.

2 Bau die Lasagne Lage für Lage auf, indem du das gegrillte Gemüse abwechselnd mit Tomatenscheiben, Mozzarellascheiben und etwas Tomatensoße in eine Auflaufform schichtest. Die Lagen mit italienischen Kräutern, Salz und Pfeffer würzen.

3 Als oberste Lage eignet sich am besten Mozzarella.

4 Lasagne im auf 175 Grad vorgeheizten Ofen 35–40 Minuten garen.

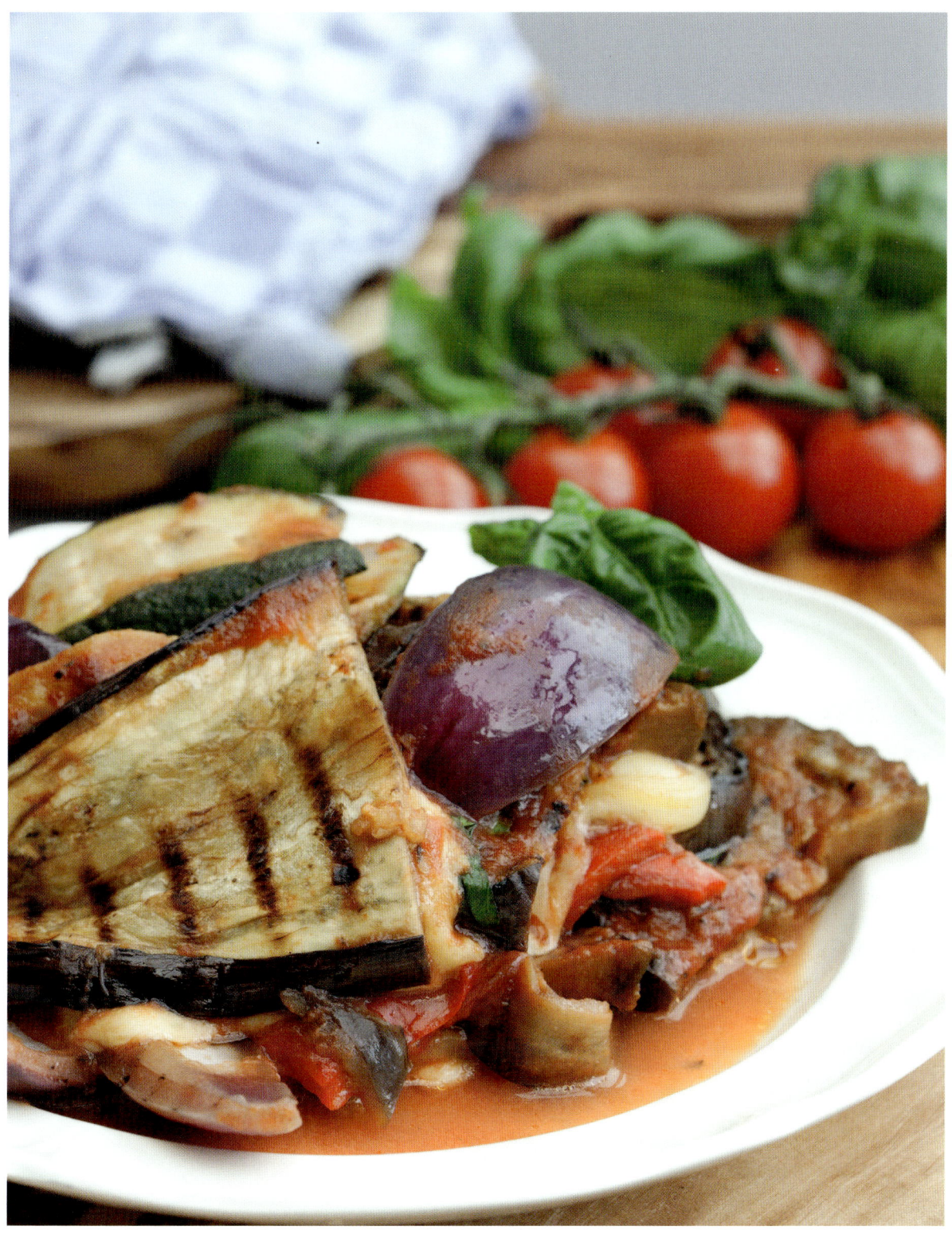

Basissoße

HACKFLEISCHSOSSE MIT TOMATEN

KALORIEN	FETT	KH	EIWEISS
385,56 kcal	24,0 g	12,40 g	27,85 g

(Diese Angaben beziehen sich nur auf die Soße, also ohne Pasta etc.)

ZUTATEN
für 4 Portionen

20 g Butter

20 g Olivenöl

2 Zwiebeln

2 Knoblauchzehen

500 g mageres Rinderhackfleisch

1 kg reife Tomaten

1 Handvoll frischer Basilikum

50 g Tomatenmark

Salz und Pfeffer

extra Gemüse (optional)

ZUBEREITUNG

1 In einer tiefen Pfanne Butter und Öl erhitzen. Zwiebeln und Knoblauch, gehackt, zugeben und bei geringer Hitze anbraten.

2 Hackfleisch zufügen, mit dem Kochlöffel zerteilen und gut durchbraten.

3 Anschließend Tomaten und Basilikum zugeben, Temperatur erhöhen und köcheln lassen. Gleichmäßig rühren, bis die Tomaten weich werden. Beim Rühren Tomaten leicht an den Pfannenrand drücken, bis sie auseinanderfallen.

4 Nun Tomatenmark unterrühren. Noch einmal aufkochen lassen und etwas ziehen lassen. Mit Salz und Pfeffer abschmecken.

5 Du kannst das Basisrezept nach Belieben durch das Zufügen von anderen Gemüsesorten abändern. Hierfür eigenen sich z. B. Möhren, Zucchini, Paprika etc.

6 Mit deinen Lieblings-Vollkornnudeln servieren.

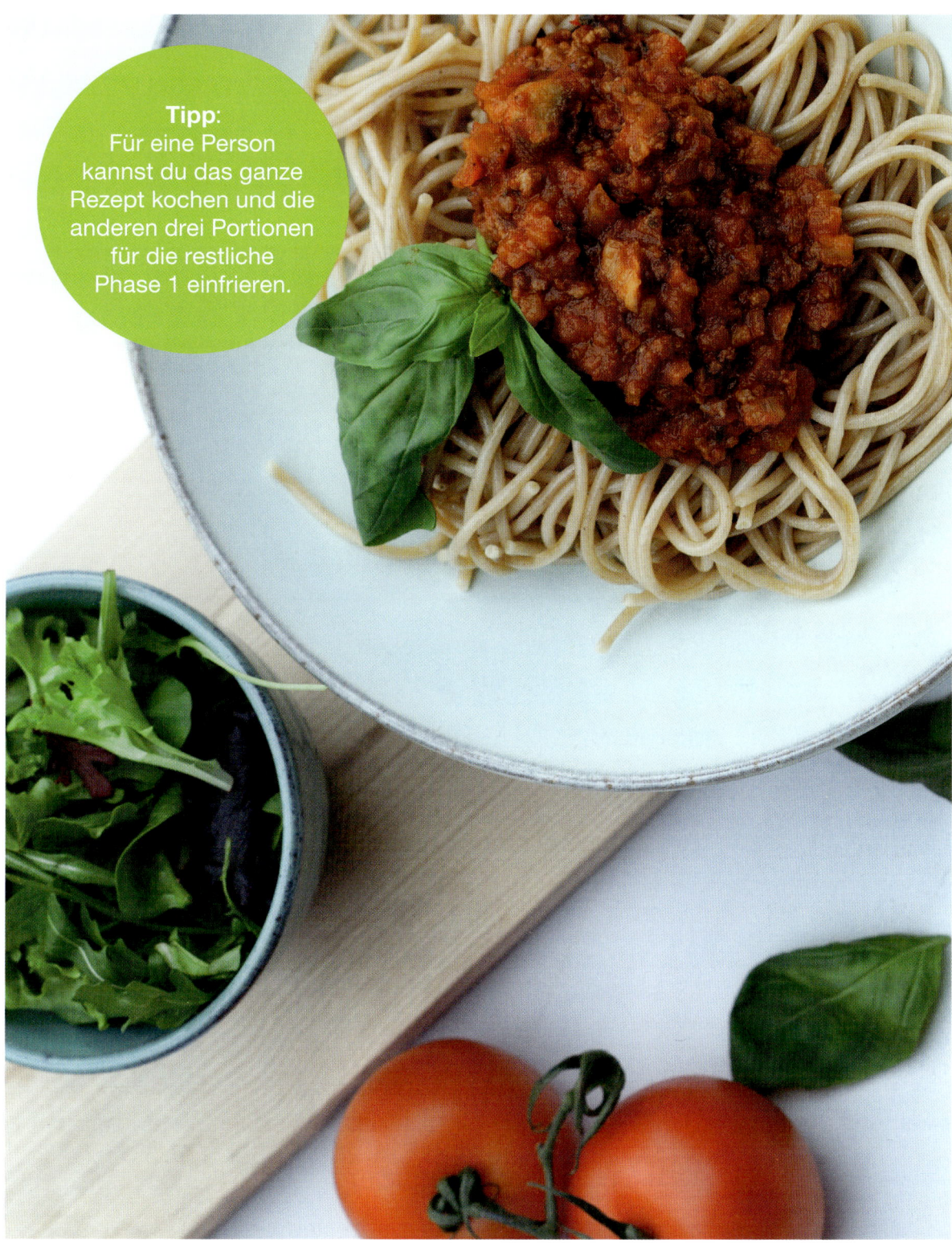

Tipp:
Für eine Person kannst du das ganze Rezept kochen und die anderen drei Portionen für die restliche Phase 1 einfrieren.

Abendessen
OFENHUHN MIT SERRANO-SCHINKEN

KALORIEN	FETT	KH	EIWEISS
386,9 kcal	15,04 g	2,23 g	60,48 g

ZUTATEN
für 4 Portionen

4 Hühnerfilets (à 150 g)

Salz und Pfeffer

ca. 16 Scheiben Serrano-Schinken

½ Zwiebel

2 Knoblauchzehen

Pesto Genovese

Pinienkerne

Variation: Dieses Rezept kann auch mit rotem Pesto, roter Zwiebel und sonnengetrockneten Tomaten zubereitet werden. Man kann auch fein geschnittenen Porree zugeben. Festlicher wird dieses Gericht, wenn man das Hühnerfilet vor dem Garen mit einem scharfen Messer einritzt und dünne Scheiben Knoblauch in die Schnitte steckt, der Knoblauchgeschmack zieht so intensiver in das Fleisch.

ZUBEREITUNG

1 Hühnerfilet salzen und pfeffern (Salz kann nach Belieben auch entfallen).

2 Schinken leicht überlappend nebeneinanderlegen.

3 Mit halbierten Zwiebelringen und in dünne Scheiben geschnittenen Knoblauch belegen.

4 Oberseite der Hühnerfilets mit Pesto bestreichen, mit dieser Seite auf den Schinken legen, nun die andere Seite ebenfalls mit Pesto bestreichen.

5 Auf diese Seite der Länge nach ebenfalls zwei leicht überlappende Schinkenstreifen legen.

6 Hühnerfiletpakete umdrehen und in eine Auflaufform legen. Einige Pinienkerne darüberstreuen und mit Alufolie abdecken. Im vorgeheizten Ofen (180 Grad) etwa 25 Minuten garen.

7 Aluminiumfolie entfernen und weitere 10 Minuten im Ofen backen.

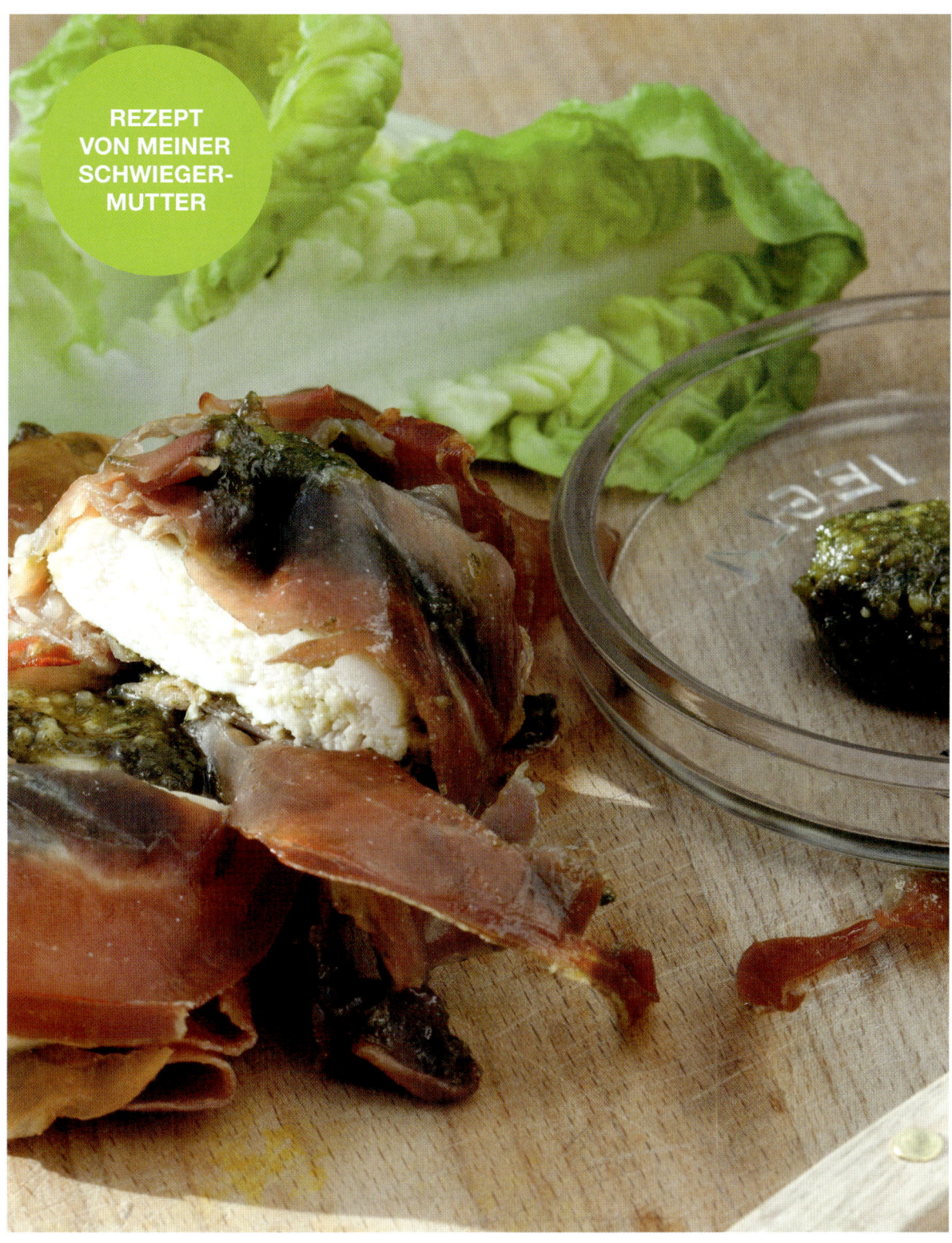

REZEPT
VON MEINER
SCHWIEGER-
MUTTER

Abendessen

HOMEMADE HAMBURGER

KALORIEN	FETT	KH	EIWEISS
251,52 kcal	14,71 g	3,05 g	26,3 g

ZUTATEN
für 4 Portionen

500 g mageres Rinderhackfleisch

1 Knoblauchzehe

1 Zwiebel

1 Eigelb

1 EL Sojasoße

1 TL Senf

Salz und Pfeffer

Tomaten (optional)

Zwiebel zusätzlich (optional)

Gewürzgurke (optional)

ZUBEREITUNG

1 Hackfleisch mit den anderen (nach Bedarf zerkleinerten) Zutaten in einer Schüssel gut vermischen.

2 Vier Fleischbällchen à 125 g formen. Anschließend einzeln platt drücken.

3 Hamburger auf beiden Seiten jeweils 3–4 Minuten braten.

4 Mit Tomatenscheiben, Zwiebelringen, Gewürzgurke etc. garnieren.

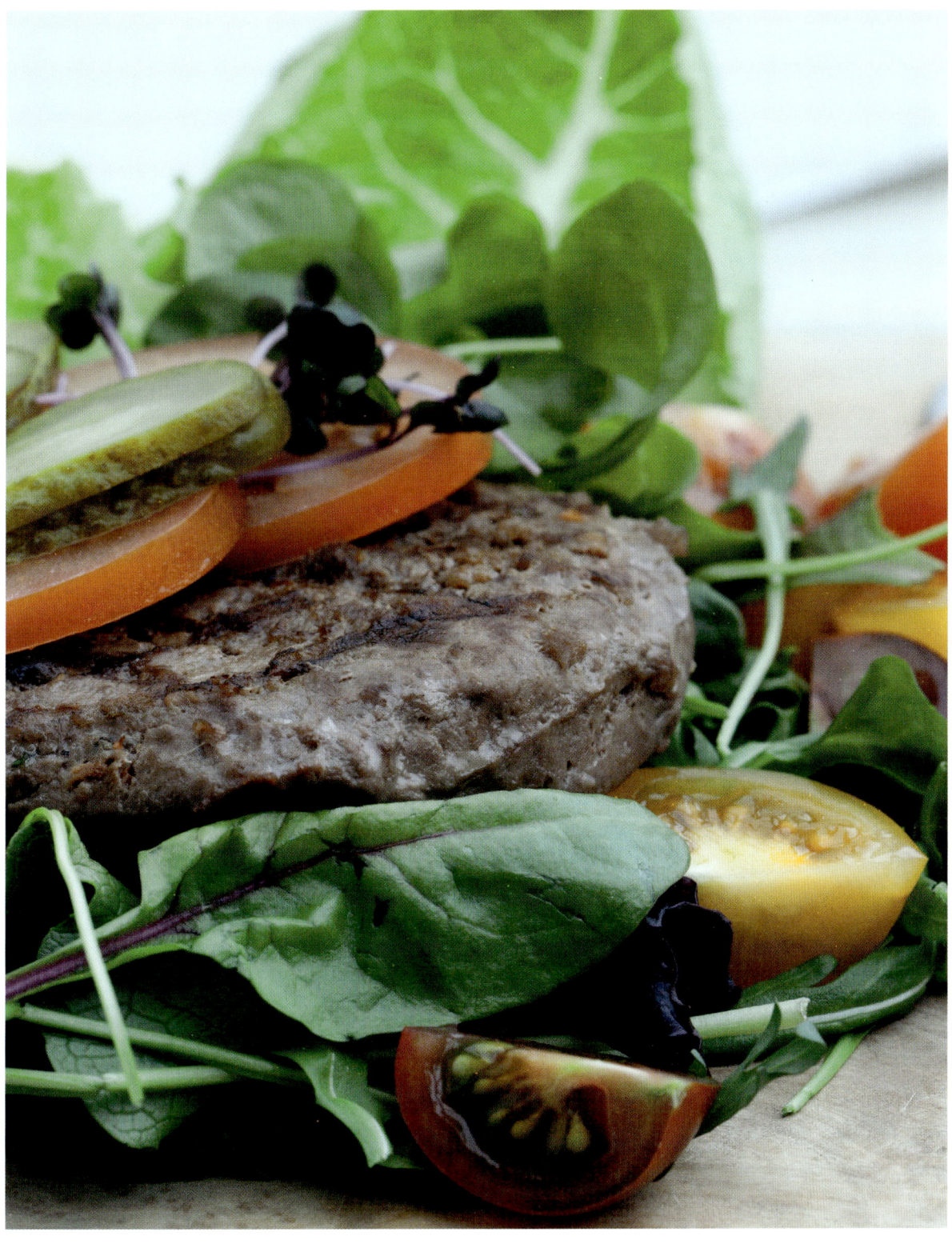

Abendessen
ZUCCHINI-SPAGHETTI MIT FRISCHKÄSE

KALORIEN	FETT	KH	EIWEISS
293,25 kcal	14,48 g	13,57 g	25,64 g

ZUTATEN
für 2 Personen

1 Zucchini

1 rote Zwiebel

1 Knoblauchzehe

200 g geräuchertes Hühnerfilet

1 Frühlingszwiebel

175 g (ca. 1 Packung) Frischkäse light

Salz und Pfeffer

ZUBEREITUNG

1 Mit einem Spiralschneider Zucchini-Spaghetti schneiden; alternativ mit einem Gemüsehobel Zucchini in feine Scheiben hobeln.

2 Fein gewürfelte Zwiebel und gehackten Knoblauch in einer Pfanne anbraten.

3 Gewürfeltes geräuchertes Hühnerfilet und in dünne Ringe geschnittene Frühlingszwiebel dazugeben und kurz mitbraten

4 Frischkäse hinzufügen und vorsichtig umrühren. Mit Salz und Pfeffer abschmecken.

5 In einer anderen Pfanne die Zucchini-Spaghetti kurz anbraten.

6 Frischkäsesoße über die Zucchini-Spaghetti geben und servieren.

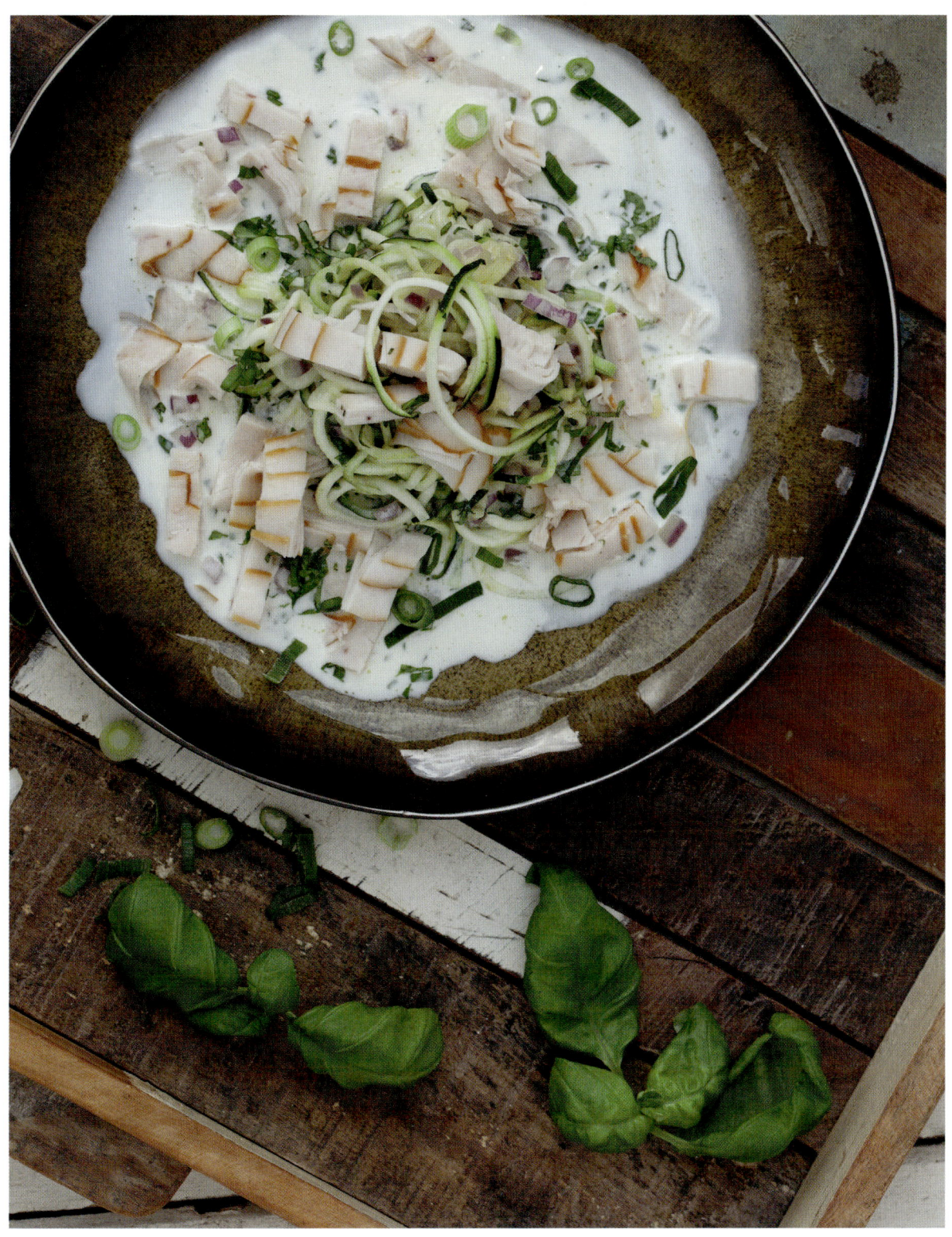

Abendessen

SCHARFE PENNE MIT GERÄUCHERTER FORELLE

ZUTATEN
für 2 Portionen

100 g Penne (Vollkorn)

1 Stange Porree

2 Knoblauchzehen

½ Chilischote, rot

1 Tomate

100 g Crème fraîche

150 g geräucherte Forelle

Kürbiskerne

KALORIEN	FETT	KH	EIWEISS
520,34 kcal	31,7 g	40,19 g	30,92 g

ZUBEREITUNG

1 Penne laut Packungsangabe bissfest kochen.

2 Porreestreifen mit zerkleinertem Knoblauch, zerkleinerter Chilischote und Tomate anbraten.

3 Crème fraîche zufügen und rührend kurz aufkochen lassen.

4 Soße über die Penne geben und mit der zerkleinerten geräucherten Forelle anrichten.

5 Mit trocken angerösteten Kürbiskernen garnieren.

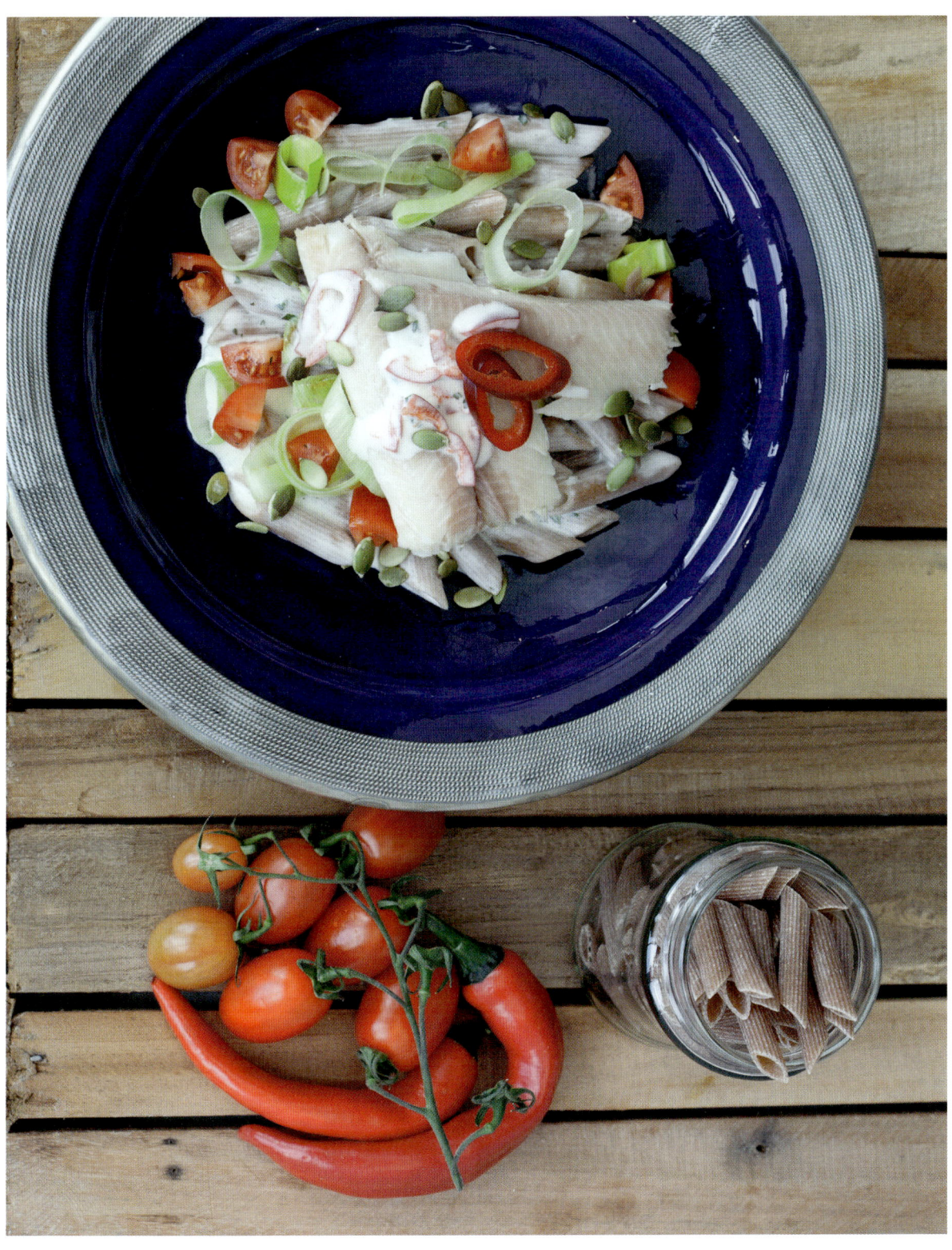

Smoothie
WASSERMELONE-GURKE-SPINAT

ZUTATEN
für 3 bis 4 Gläser

700 g Wasser-
melone, in Stücken

300 g Salatgurke,
in Stücken

120 g frischer Spinat

2 EL Baobab-
Fruchtpulver*

1 EL Chiasamen

1 EL frischer Basilikum

75 ml Wasser

* ggf. online bestellen

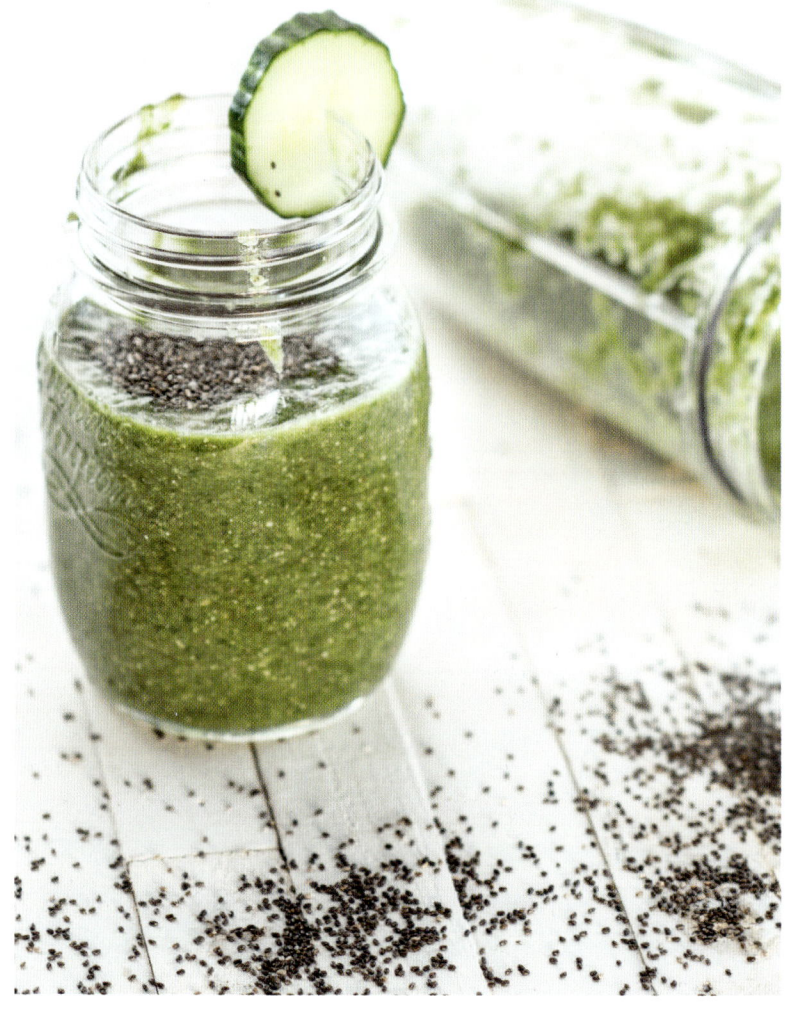

ZUBEREITUNG

Alle Zutaten in den Mixer
geben, 1 bis 2 Minuten
cremig pürieren.

Smoothie
SWEET ANTIOXIDANT

ZUTATEN
für 3 bis 4 Gläser

1 Banane, in Stücken

450 g Cantaloupe-Melone, in Stücken

½ Salatgurke, in Stücken

1 EL Vitamineral Green*

1 EL Baobab-Fruchtpulver*

1 EL Camu-Camu-Pulver*

1 TL Bourbon-Vanillepulver

Saft von ½ Limone

3 Zweige frische Minze

* ggf. online bestellen

ZUBEREITUNG

Alle Zutaten in den Mixer geben, 1 bis 2 Minuten cremig pürieren.

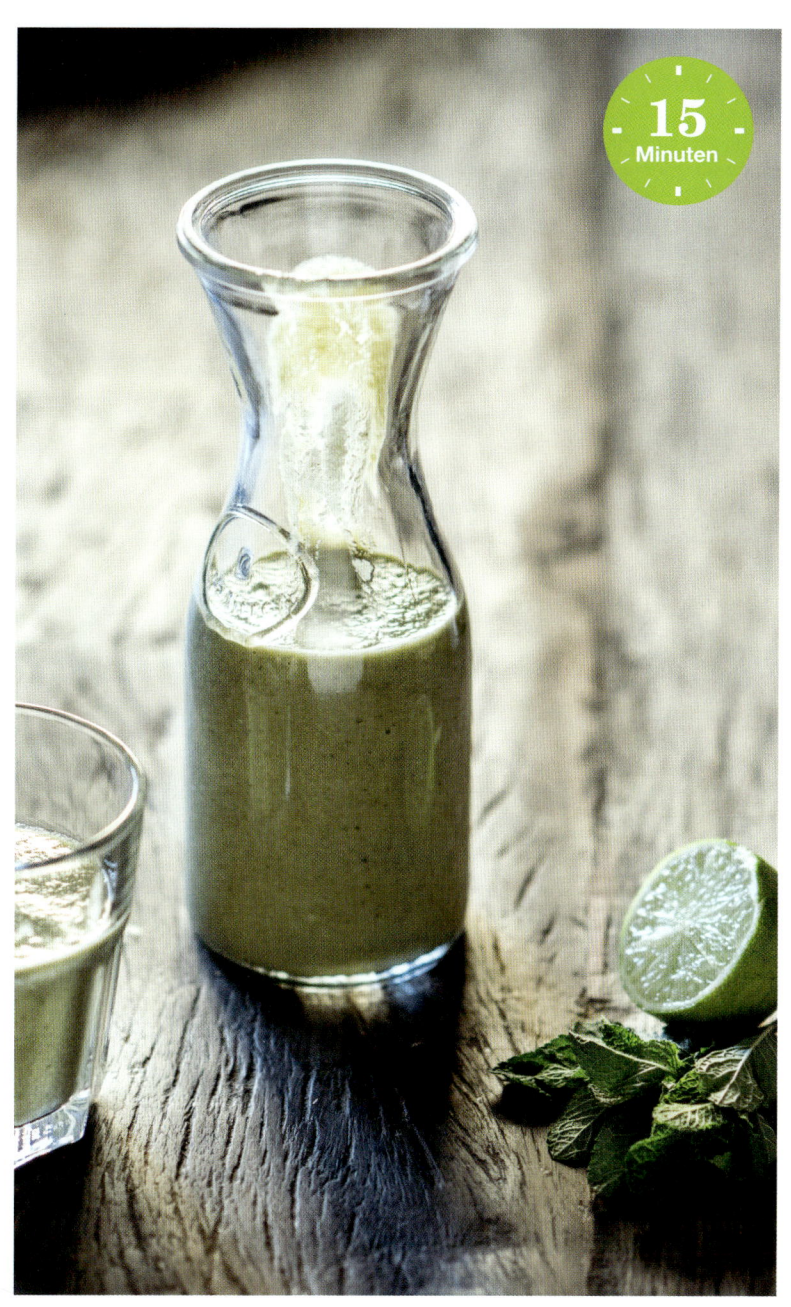

- 15 -
Minuten

Smoothie
ALOË-GURKE

ZUTATEN
für 3 Gläser

300 g Ananas,
in Stücken

450 g Salatgurke,
in Stücken

40 g Petersilie

2 EL Baobab-
Fruchtpulver*

1 EL Chiasamen

75 ml Aloe-
vera-Saft

optional: einige
Stücke Fenchel zur
Geschmacks-
intensivierung

* ggf. online bestellen

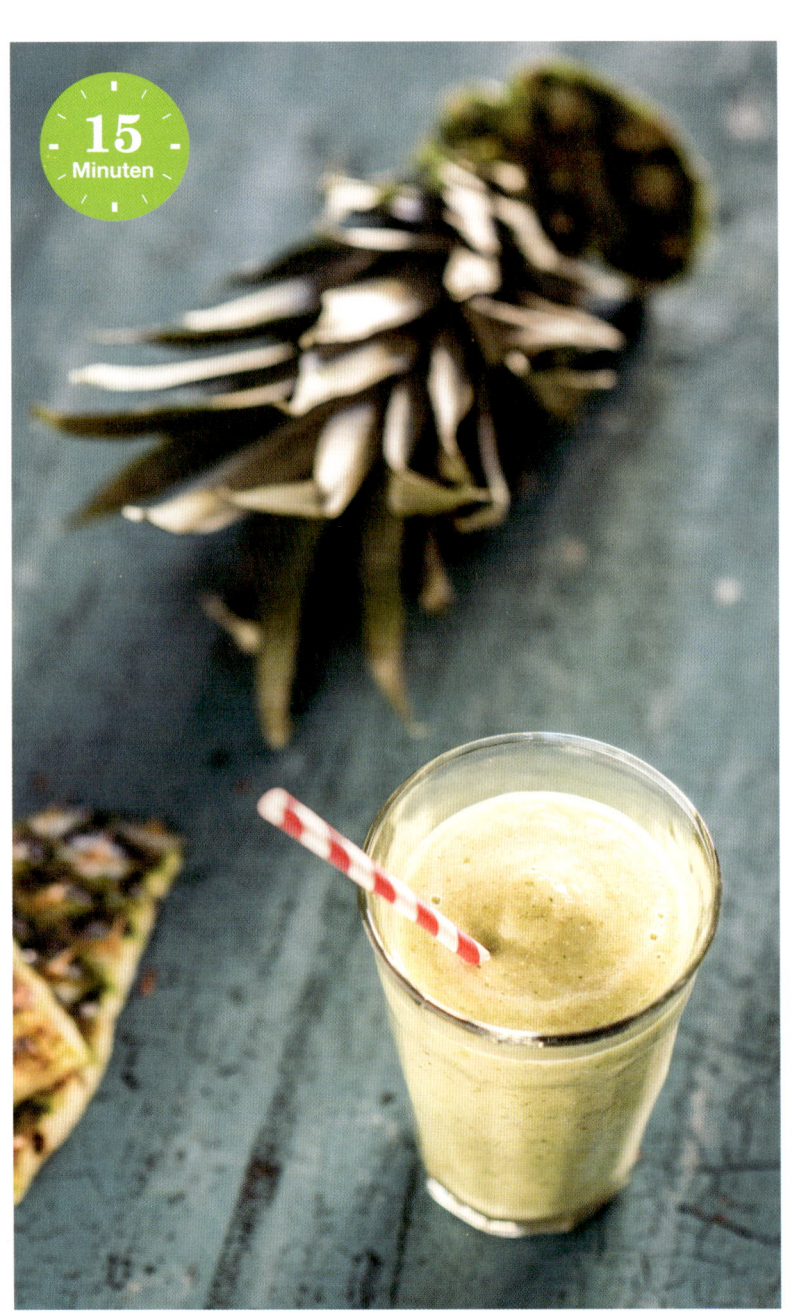

- 15 -
Minuten

ZUBEREITUNG

Alle Zutaten in den Mixer
geben, 1 bis 2 Minuten
cremig pürieren.

Smoothie
BODY & MIND

ZUTATEN
für 2 Gläser

500 g Navel-Orange, in Stücken

2 EL essbares Aloe-vera-Gel*

2 EL Gojibeeren (eingeweicht)

1 EL Kakaopulver, entölt

1 TL Camu-Camu-Pulver*

1 TL Chaga-Pilzpulver*

1 TL frischer Ingwer

5 Datteln, zerkleinert

Topping: Kakao-bohnensplitter (Nibs)

* ggf. online bestellen

ZUBEREITUNG

Alle Zutaten in den Mixer geben, 1 bis 2 Minuten cremig pürieren. Mit Kakaobohnensplittern garnieren.

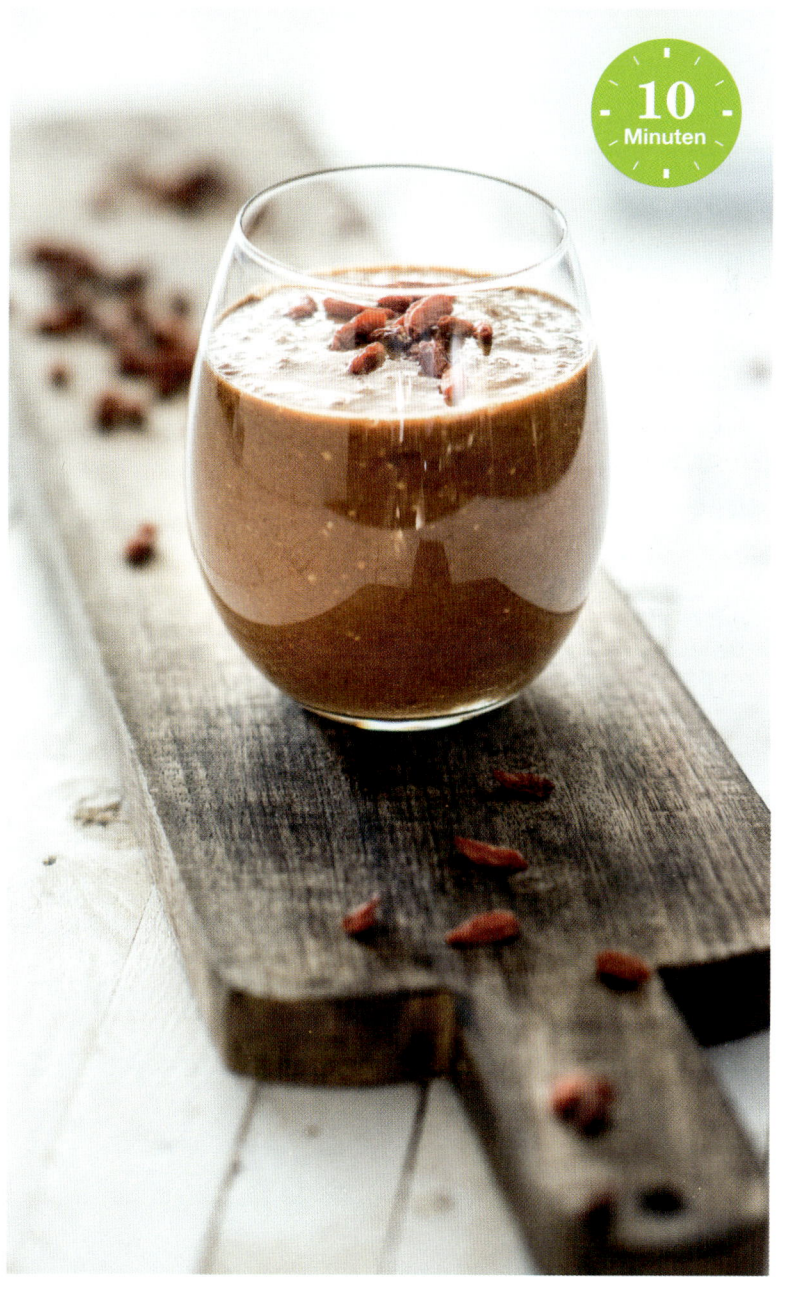

10 Minuten

Smoothie
SLIM BODY

ZUTATEN
für 2 Gläser

1 Mango, in Stücken

⅓ kleine Wasser-
melone, in Stücken

20 frische Minzblätter

3 EL Gojibeeren
(eingeweicht)

2 EL Baobab-
Fruchtpulver*

1 EL
Açaibeerenpulver*

150 ml roter
Traubensaft

* ggf. online bestellen

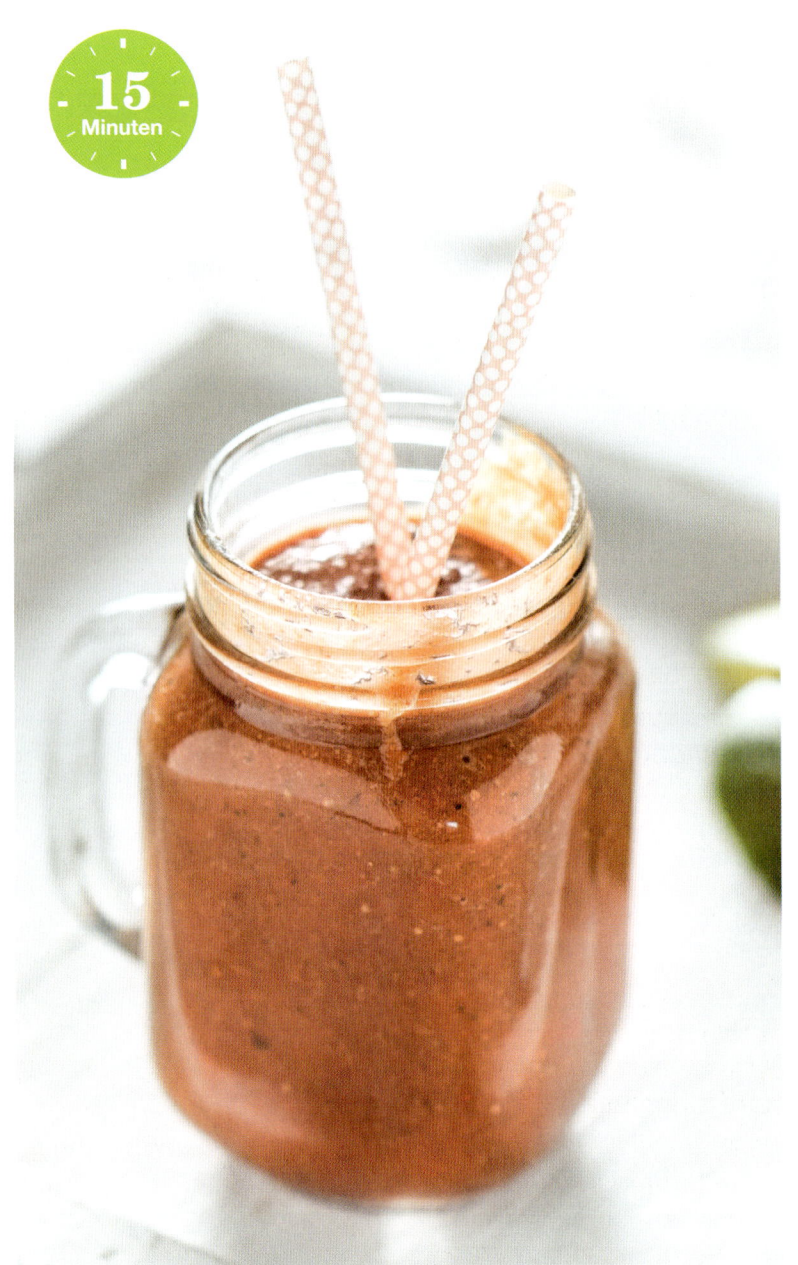

15 Minuten

ZUBEREITUNG

Alle Zutaten in den Mixer
geben, 1 bis 2 Minuten
cremig pürieren.

Smoothie
DRACHENFRUCHT-MANGO

ZUTATEN
für 2 Gläser

120g Drachenfrucht (Pitahaya), in Stücken (evtl. durch einen Apfel ersetzen)

1 Banane, in Stücken

150g Mango, in Stücken

2 EL essbares Aloe-vera-Gel*

1 EL Gerstengraspulver

150 g Mandelmilch-Eiswürfel (selbst eingefroren)

* ggf. online bestellen

ZUBEREITUNG

Drachenfrucht halbieren, Fruchtfleisch mit einem Löffel herauslösen. Fruchtfleisch mit den anderen Zutaten in den Mixer geben, 1 bis 2 Minuten cremig pürieren.

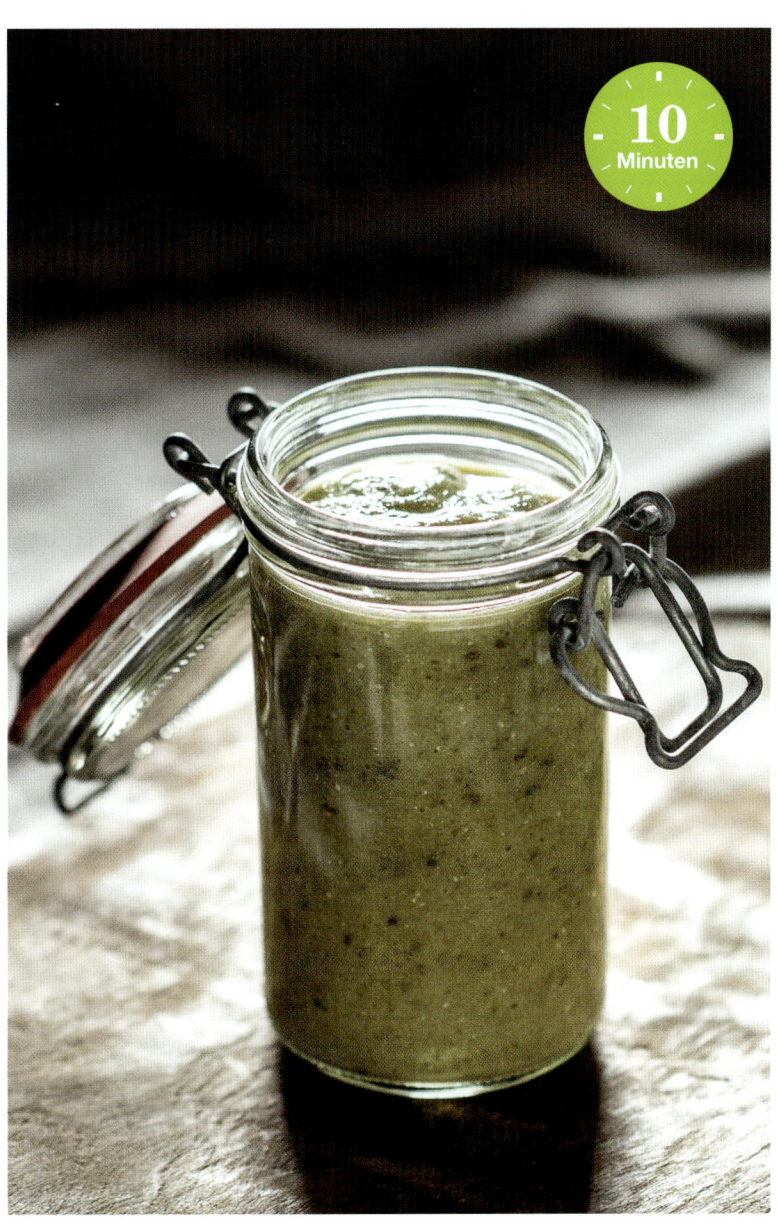

10 Minuten

Smoothie
ICY MACA

ZUTATEN
für 2 Gläser

1 Banane, in Stücken

2 EL Kakaopulver, entölt

3 EL Maca-Pulver*

2 EL Hanfsamen (geschält)

1 TL gemahlener Zimt

12 Tropfen Stevia oder 1 EL Ahornsirup

300 g Mandel-milch-Eiswürfel (selbst eingefroren)

optional: mehr Stevia oder Ahornsirup für extra Süße

* ggf. online bestellen

ZUBEREITUNG

Alle Zutaten in den Mixer geben, 1 bis 2 Minuten cremig pürieren.

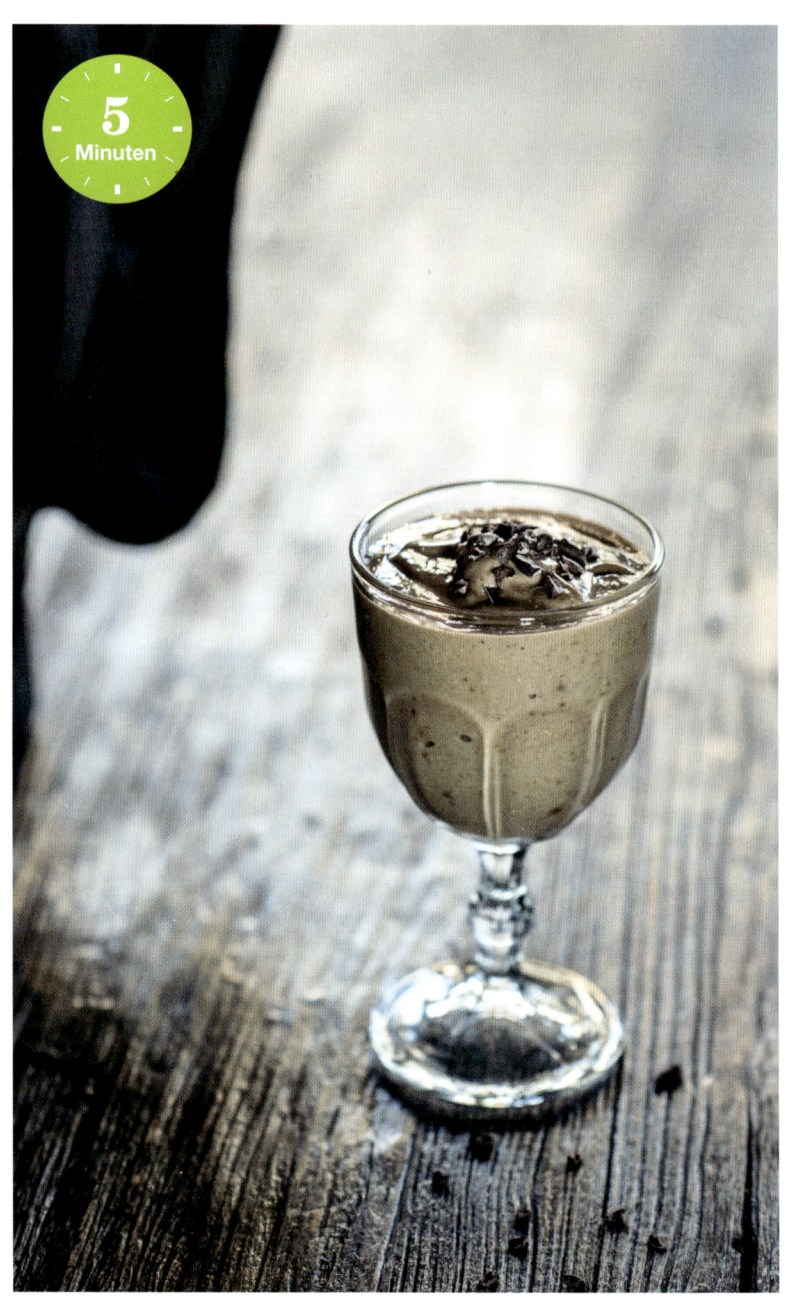

5 Minuten

ZUTATEN
für 2 Gläser

2 Bananen, in Stücken

500 g Erdbeeren

½ Salatgurke, in Stücken

40 g Eichblattsalat

1 Handvoll Dill (frisch)

1 Handvoll Basilikumblätter

1 EL Maca-Pulver*

1 EL Affenbrotbaum-Pulver*

½ TL gemahlener Zimt

½ Vanilleschote, ausgeschabt

* ggf. online bestellen

Smoothie
MUSCLES & BONES

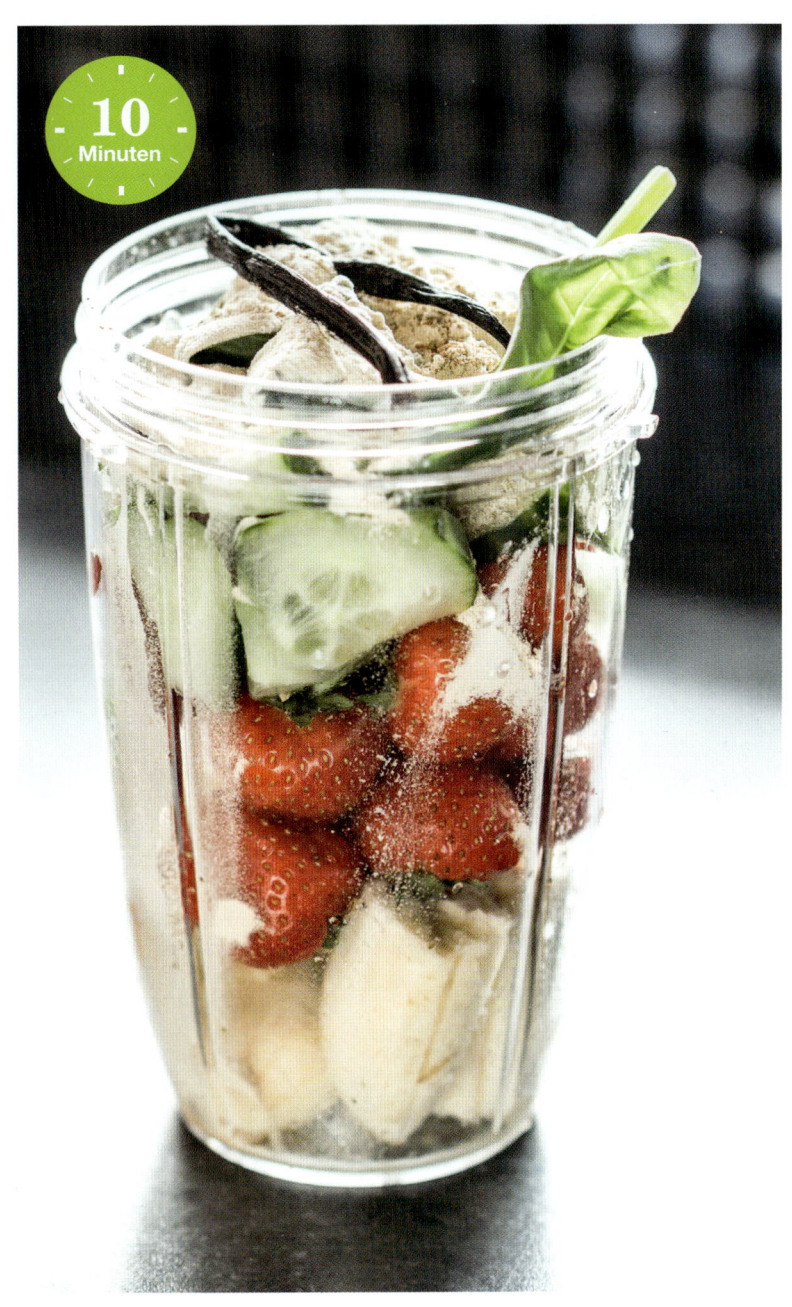

10 Minuten

ZUBEREITUNG

Alle Zutaten in den Mixer geben, 1 bis 2 Minuten cremig pürieren.

Smoothie
KLARER KOPF

FÜR NACH DER
12-WOCHEN-ABNEHM-DIÄT

ZUTATEN
für 2 Gläser

100 g rote Johannisbeeren

100 g rote Stachelbeeren

1 EL Hanfsamen

2 EL Lucuma-Pulver*

3 EL Erdbeerpulver*

150 ml Reismilch oder Kokosmilch

Topping: getrocknete schwarze oder weiße Maulbeeren

* ggf. online bestellen

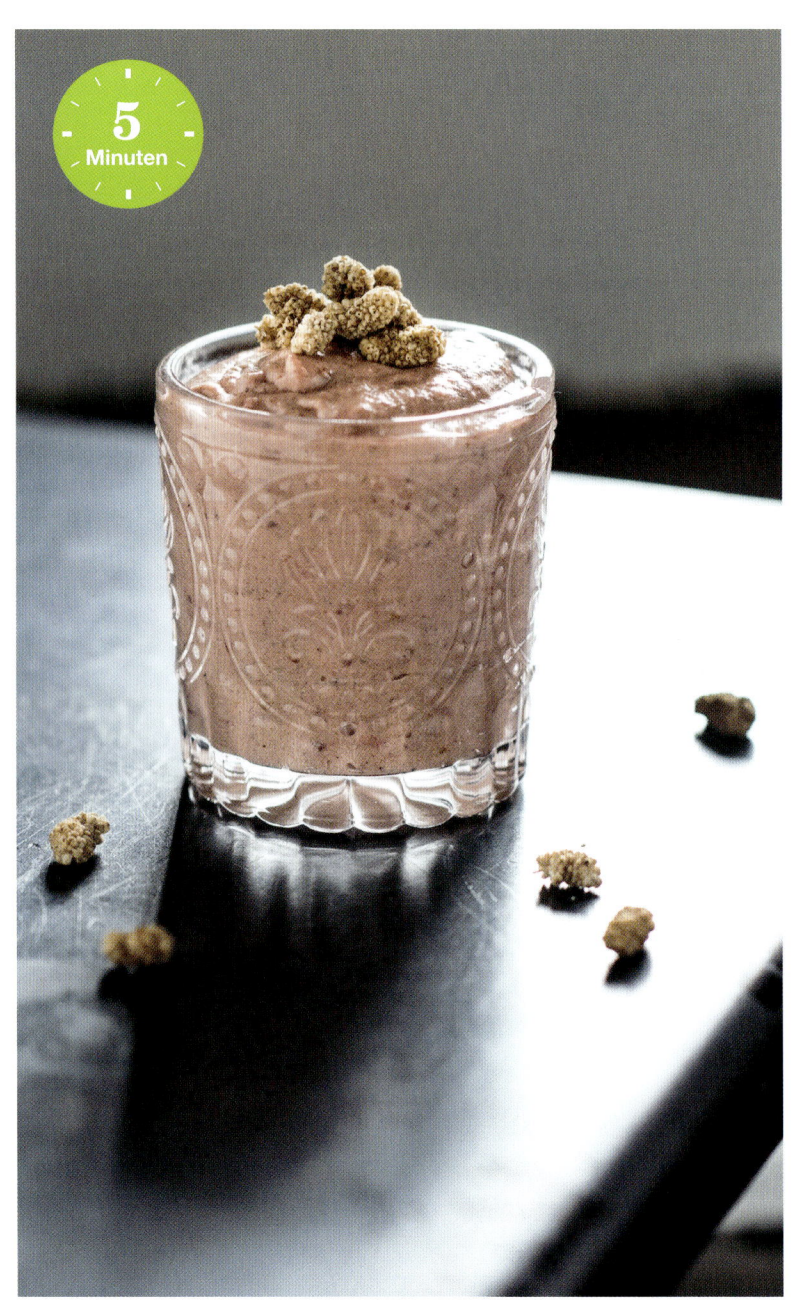

5 Minuten

ZUBEREITUNG

Alle Zutaten in den Mixer geben, 1 bis 2 Minuten cremig pürieren. Mit Maulbeeren garnieren.

Smoothie
ZWEITES-TRIMESTER-SMOOTHIE (FÜR SCHWANGERE)

ZUTATEN
für 2 Gläser

½ Banane, in Stücken

Saft von 1 Zitrone

100 g Pfirsiche, in Stückchen

150 ml Bio-Ananassaft

10 g Spinatblätter

1 EL Chiasamen

6 Medjool-Datteln, in Stückchen

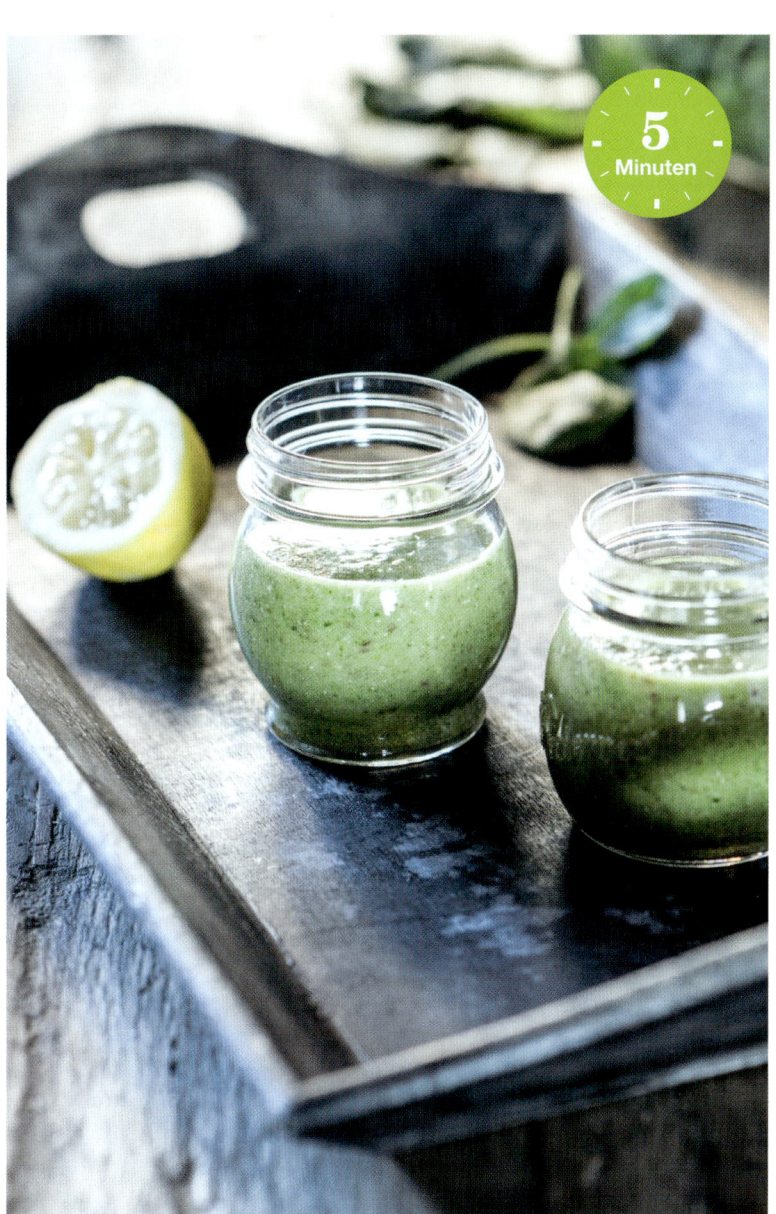

5 Minuten

ZUBEREITUNG

Alle Zutaten in den Mixer geben, 1 bis 2 Minuten cremig pürieren.

Einkaufslisten

Hier sind alle Lebensmittel aufgeführt, die du pro Person und pro Woche für die verschiedenen Phasen benötigst. Ich gehe davon aus, dass du die folgenden Lebensmittel im Haus hast: Salz, Pfeffer, Olivenöl, Kokosöl, Sojasoße, Senf, Pesto (Genovese), Honig, Zimt (Pulver), Erdnussbutter, Butter, ein Netz rote Zwiebeln, Knoblauch und außerdem ein Casein-Protein (über meinen niederländischen Onlineshop erhältst du mit dem Code „MKBMproteine", 10% Rabatt – Versand aus den Niederlanden), Vitamin D, Multivitamintabletten und Fischöl-Kapseln. Wenn du von etwas zu viel gemacht hast, kannst du das natürlich einfrieren und für einen späteren Zeitpunkt in der gleichen Phase aufbewahren.

PHASE 1

Äpfel (6 Stück)
Avocado (1¼ Stück)
Banane (1 Stück)
Brokkoli (200 g)
Champignons (50 g)
Cherrytomaten
  (ca. 1½ Handvoll)
Chilischote, rot (¼ Stück)
Crème fraîche (50 g)
Eier (17 Stück)
Forelle, geräuchert (75 g)
Frischkäse light (ca. 60 g)
Grissini (1 Stück)
Grüne Bohnen (50 g)
Gurke (2 Stück)
Haferflocken, zart (60 g)
Haferflocken, kernig (40 g)
Hähnchenbrust
  (8 Scheiben)
Hühnerfilet (225 g)
Hühnerfilet, gegrillt (80 g)
Hühnerfilet, geräuchert
  (100 g)
Hummus (10 g)
Hüttenkäse (190 g)

Joghurt, griechischer
  0,2 % Fett (200 g)
Kakaopulver, entölt
  (optional)
Kapern (optional)
Kichererbsen
  (Konserve, 50 g)
Knusperbrot oder leichtes
  Knäckebrot (6 Stück)
Lauchzwiebel (½ Stück)
Magerquark (350 g)
Magerquark mit
  Aroma (200 g)
Maiskörner (50 g)
Mandelmilch (100 ml)
Müslibrötchen,
  klein (1 Stück)
Obst, frisch nach Wahl
Orange (1 Stück)
Paprika (½ Stück)
Pfannengemüse (200 g)
Porree (½ Stange)
Proteinpulver mit
  Vanillegeschmack
  (2 Messlöffel)
Radieschen (½ Handvoll)

Räucherlachs (50 g)
Reis (240 g)
Rinderhackfleisch,
  mager (100 g)
Salat nach Wahl (275 g)
Spargel (5 Stück)
Stangenbohnen (200 g)
Süßkartoffel (80 g)
Tatar (80 g)
Thunfisch (½ Dose,
  im eigenen Saft)
Tomaten (3 Stück)
Vollkorn-Penne (50 g)
Vollkornbrot (1 Scheibe)
Vollkornwraps
  (2 Stück à 40 g)
Walnüsse (½ Handvoll)
Weißfisch-Filet (200 g)
Zitrone (1 Stück)
Zucchini (½ Stück)

1x für diese Phase:

fettfreie Bouillon
Kürbiskerne
Schwarze Oliven
  (5–8 Stück)

PHASE 2

Ananas, frisch (6 Scheiben)
Äpfel (5 Stück)
Aubergine (½ Stück)
Avocado (¾ Stück)
Banane (1 Stück)
Basilikum (½ Handvoll)
Brokkoli (200 g)
Cherrytomaten
  (ca. ½ Handvoll)
Chilischote, rot (¼ Stück)
Eier (12 Stück)
Garnelen oder
  Hühnerfilet (100 g)
Gemüse nach Wahl (200 g)

Gemüse, zusätzlich
  (optional)
Gewürzgurke (optional)
Grissini (4 Stück)
Grüne Bohnen (250 g)
Gurke (1¼ Stück)
Haferflocken, fein (60 g)
Hähnchenbrust
  (22 Scheiben)
Hühnerfilet (300 g)
Hühnerfilet,
  geräuchert (50 g)
Hummus (1 EL)
Hüttenkäse (30 g)
Kichererbsen
  (Konserve, 50 g)
Kiwi (2 Stück)
Knusperbrot oder
  leichtes Knäckebrot
  (1 Stück)
Koriander (½ Zweig)
Kürbis (¼ Stück)
Magerquark (400 g)
Magerquark (200 g)
Maiskörner (50 g)
Mozzarella (1 Kugel)
Mozzarella light (80 g)
Orange (1 Stück)
Paprika (1 Stück)
Radieschen (½ Handvoll)
Reis (80 g)
Reiswaffeln (4 Stück)
Rinderhackfleisch,
  mager (425 g)
Rinderhackfleisch,
  mager (Bällchen) (100 g)
Rinderrauchfleisch (80 g)
Salat nach Wahl (175 g)
Serrano-Schinken
  (einige Scheiben)
Spinat (200 g)

Suppengemüse (200 g)
Süßkartoffel
Thunfisch (½ Dose,
  im eigenen Saft)
Tomaten (ca. 2 kg)
Tomatenmark (25 g)
Vollkornbrot (3 Scheiben)
Vollkornnudeln (80 g)
Vollkornwraps
  (2 Stück à 40 g)
Weißfisch-Filet (100 g)
Whey-Protein-Pulver (20 g)
Zitrone (1 Stück)
Zucchini (1 Stück)

1x für diese Phase:
fettfreie Bouillon
Gemüsebrühe
italienische Kräuter
Pinienkerne
Protein mit
  Vanillegeschmack
Schwarze Oliven
  (1 kleine Dose)
Walnüsse

PHASE 3
Äpfel (2 Stück)
Avocado (1 Stück)
Bananen (2 Stück)
Basilikum (½ Handvoll)
Brokkoli (½ Stück)
Carpaccio (100 g)
Champignons (100 g)
Cherrytomaten
  (ca. 1 Handvoll)
Datteln (2 Stück)
Eier (16 Stück)
Garnelen oder
  Weißfisch (75 g)
Gemüse, grün (200 g)
Gemüse, zusätzlich
  (optional)
Gewürzgurke (optional)
Grissini (7 Stück)
Grüne Bohnen (50 g)
Gurke (1¼ Stück)

Haferflocken, zart (100 g)
Hähnchenbrust in
  Scheiben (120 g)
Hühnerfilet (450 g)
Hüttenkäse (150 g)
Kiwis (5 Stück)
Knusperbrot oder
  leichtes Knäckebrot
  (4 Stück)
Magerjoghurt (150 g)
Magerquark (600 g)
Müsli (30 g)
Müslibrötchen,
  klein (3 Stück)
Orangen (2 Stück)
Pfannengemüse (200 g)
Pilze (100 g)
Pommes frites (10 Stück)
Radieschen (½ Handvoll)
Räucherfisch
  (50 g, oder zwei Heringe)
Reis (160 g)
Reiswaffeln (2 Stück)
Rinderrauchfleisch (30 g)
Rindhackfleisch,
  mager (200 g)
Roastbeef (70 g)
Rucola (200 g)
Salat nach Wahl (375 g)
Serrano-Schinken
  (einige Scheiben)
Spinat (200 g)
Stangenbohnen (200 g)
Süßkartoffel (80 g)
Thunfisch (½ Dose,
  im eigenen Saft)
Tomaten (ca. 600 g)
Tomatenmark (25 g)
Vollkornbrot (4 Scheiben)
Vollkornnudeln (80 g)
Vollkornwraps
  (2 Stück à 40 g)
Zucchini (½ Stück)

1x für diese Phase:
fettfreie Bouillon
Pinienkerne

Proteinpulver mit
  Vanillegeschmack
Schwarze Oliven
  (1 kleine Dose)
Walnüsse

Austauschliste

BROT & FRÜHSTÜCKSPRODUKTE
Vollkornbrot, Knusperbrot/
Reiswaffel, Vollkornzwieback, Haferflocken, Weizen-Grießbrei, Müsli

STÄRKE-KOMPONENTEN
Kartoffeln, Süßkartoffeln,
Vollkornreis, Vollkornnudeln, Couscous, Quinoa

MILCHPRODUKTE
Hüttenkäse, Käse 20 %
i. Tr., Schmelzkäse 20 %
i. Tr., Magerquark, Magerjoghurt, Magermilch

FLEISCH/GEFLÜGEL
Tatar, Putenbrust,
Hähnchenbrust, Hühnerfilet, Rinderrauchfleisch,
Beefsteak

FLEISCHERSATZ
Kidney- oder andere Bohnen, Fleischersatzprodukte
verschiedener Anbieter,
Tofu, Tempeh, Sojabohnen, Linsen, Eier, Erbsen

FISCH
Weißfisch-Filet (ohne
Panade), Makrele, Thunfisch, Lachs, Forelle, Aal,
Garnelen (< als 2x pro
Woche)

BROTBELAG
Hüttenkäse, Hummus,
Erdnussbutter, Hähnchenbrust, Rinderrauchfleisch, 10 g Tatar, Obst
(Apfelscheiben, Banane,
Erdbeeren), Gemüse (Gurke, Radieschen, Tomate),
Apfelkraut

GEMÜSE
*Alle Gemüsesorten oder
Rohkost sind erlaubt. Mindestens 200 Gramm pro
Person pro Tag. Gemüse
enthalten viele Ballaststoffe
und sind daher gut für die
Darmfunktion.*
Endiviensalat, Spargel,
Aubergine, Rote Bete,
Zucchini, Champignons,
Kohlsorten, Gurke, Paprika, Porree, Radieschen,
grüne Bohnen, Stangenbohnen, Spinat, Rosenkohl, Tomaten, Zwiebeln,
Karotten

OBST
Apfel, rote Beeren (Heidelbeeren, Himbeeren etc.),
Kiwi, Orange, Grapefruit,
Ananas, Weintrauben,
Melone, Mandarine, Zitrone, Granatapfel, Mango,
Pfirsich

FETTE UND ÖLE
Butter, Olivenöl, Avocado
und ungesalzene und nicht
geröstete Nüsse, fetter
Fisch, Kokosöl

GETRÄNKE
Wasser, Kaffee und Tee
ohne Zucker und Milch

Quellen

LEBENSMITTEL

Henselmans, M.: "9 reasons why women should not train like men" (21.01.2015), einsehbar unter: http://bayesianbodybuilding.com/why-women-should-not-train-like-men (Stand: 29.08.2017)

ISS DEIN FETT WEG! REFEED!

Bubbico, A. & Kravitz, L.: "Muscle hypertrophy: New Insights and Training Recommendations" (2011), einsehbar unter: https://www.unm.edu/~lkravitz/Article%20folder/hypertrophy2011UNM.html (Stand: 29.08.2017)

van Oosterwijck, M.: Vet verliezen 1.0 – De ultieme strategie.

WIE VIEL PROTEIN BRAUCHST DU WÄHREND DES TRAININGS?

Hartman, J. W., Moore, D. R., Phillips, S. M.: "Resistance training reduces whole-body protein turnover and improves net protein retention in untrained young males", Appl Physiol Nutr Metab 31. Okt. 2006, 31(5):557–564.

Hoffman J. R., Ratamess N. A., Kang J., Falvo M. J., Faigenbaum A. D.: "Effect of protein intake on strength, body composition and endocrine changes in strength/power athletes", J Int Soc Sports Nutr. 13. Dez. 2006, 3:12–18.

Lemon, P. W., "Effects of exercise on dietary protein requirements", Int J Sport Nutr Dez. 1998, 8(4):426-447.

Lemon P. W., Tarnopolsky M. A., MacDougall J. D., Atkinson S. A.: "Protein requirements and muscle mass/strength changes during intensive training in novice bodybuilders",J Appl Physiol (1985), Aug. 1992, 73(2):767–775.

McCargar L. J., Clandinin M. T., Belcastro A. N., Walker K., "Dietary carbohydrate-to-fat ratio: influence on whole-body nitrogen retention, substrate utilization, and hormone response in healthy male subjects", Am J Clin Nutr Juni 1989, 49(6):1169–1178.

Millward, D. J., "Macronutrient Intakes as Determinants of Dietary Protein and Amino Acid Adequacy", J Nutr Juni 2004, 134(6 Suppl):1588S–1596S.

Moore, D. R., Del Bel, N. C., Nizi, K. I., Hartman, J. W., Tang, J. E., Armstrong, D., Phillips S. M., "Resistance training reduces fasted- and fed-state leucine turnover and increases dietary nitrogen retention in previously untrained young men", J Nutr Apr. 2007, 137(4):985–991.

Phillips S. M., Van Loon L. J., "Dietary protein for athletes: from requirements to optimum adaptation", J Sports Sci 2011, 29 Suppl 1:S29–38.

Pikosky M. A., Smith T. J., Grediagin A., Castaneda-Sceppa C., Byerley L., Glickman E. L., Young A. J., "Increased protein maintains nitrogen balance during exercise-induced energy deficit", Med Sci Sports Exerc März 2008, 40(3):505–512.

Rennie M. J., Tipton K. D., "Protein and amino acid metabolism during and after exercise and the effects of nutrition", Annu Rev Nutr 2000, 20:457–483.

Rozenek R., Ward P., Long S., Garhammer J., "Effects of high-calorie supplements on body composition and muscular strength following resistance training", J Sports Med Phys Fitness Sept. 2002, 42(3):340–347.

Tarnopolsky, M. A., Atkinson, S. A., MacDougall, J. D., Chesley, A., Phillips, S., Schwarcz, H. P.: "Evaluation of protein requirements for trained strength athletes", J Appl Physiol (1985), Nov. 1992, 73(5):1986–1995.

Tarnopolsky M. A., MacDougall J. D., Atkinson S. A., "Influence of protein intake and training status on nitrogen balance and lean body mass", J Applied Physiol (1985), Jan. 1988, 64(1):187–193.

Walberg J. L., Leidy M. K., Sturgill D. J., Hinkle D. E., Ritchey S. J., Sebolt D. R.: "Macronutrient content of a hypoenergy diet affects nitrogen retention and muscle function in weight lifters", Int J Sports Med Aug. 1988, 9(3):261–266.